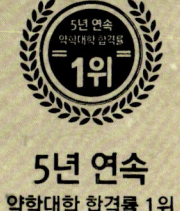

5년 연속
약학대학 합격률 1위

MD for PEET

물리추론

메가엠디 자연과학추론연구소 지음

2018학년도 대비
**PEET에 적합한
M·DEET 기출문제집**

MEGA 431

CURRICULUM 4. PEET 문제풀이 완성 I
SUBJECT 3. Physics
REVISION 1. 신규발간

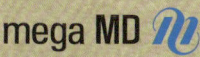

1등의 책임감 | mega MD

*5년 연속, 합격률 1위
(2012학년도~2016학년도)

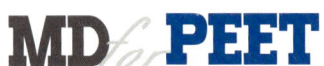

물리추론

발행	초판 1쇄 2017년 2월 28일
펴낸곳	메가엠디㈜
연구개발	서민호
편집기획	한영미 김경희 박새미 신슬기 김주원 홍현정 김송이
판매영업	서우식 이은석 최성준 김영호 권택범

출판등록	2007년 12월 12일 제 322-2007-000308호
주소	(06643) 서울시 서초구 효령로 321, 덕원빌딩 8층
문의	도서 070-4014-5145 / 인·현강 1661-8587 / 팩스 02-537-5144
홈페이지	www.megamd.co.kr

ISBN	978-89-6634-398-0 93510
정가	15,000원

Copyright ⓒ 2017 메가엠디㈜

* 메가엠디㈜는 메가스터디교육㈜가 설립한 전문대학원입시교육 자회사입니다.
* 이 책은 저작권법에 따라 보호받는 저작물이므로 무단전재와 무단복제를 금지하며 책 내용의 전부 또는 일부를 이용하려면 반드시 메가엠디㈜의 서면동의를 받아야 합니다.

2018학년도 대비

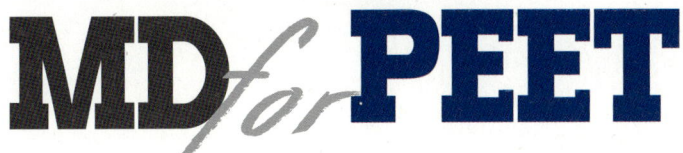

메가엠디 자연과학추론연구소 지음

mega MD

메가엠디는
당신의 꿈을 응원합니다

megaMD Roots for You, Your Victory!

MEGAMD PEET SERIES

9월	10월	1월	2월	3월	6월
BEST SELECTION+	**ALL ONE**	**OX 문제집**	**MD for PEET**	**단피트**	**FINAL** 적중 모의고사
국가시행시험 기출문제집	PEET 기출문제집	실전추론형 OX문제집	PEET에 적합한 M·DEET 기출문제집	단원별·단계별 문제집	실전형 시험지 (6회)
PEET 기본 완성	**PEET 기출 완성**	**PEET 개념 완성**	**PEET 문제풀이 완성 I**	**PEET 문제풀이 완성 II**	**PEET 실전 완성**

왜?
MD for PEET 인가?

PEET 고득점 완성을 위해
메가엠디 자연과학추론연구소가 M·DEET를 만났다!

"M·DEET 문제가 왜 PEET 수험생에게 중요한가요?"
"그 많은 M·DEET 문제를 모두 풀어봐야 할까요?"

PEET와 M·DEET는 출제 방식과 출제 과목/범위/유형이 유사합니다.
때문에 많은 수험생들이 M·DEET 기출문제를
PEET 기출문제 다음으로 중요하게 생각합니다.
하지만 길지 않은 수험기간 동안 총 15회(예비고사 포함)의
모든 M·DEET 문제를 학습할 수 없습니다.

PEET 고득점을 위한 효율적인 M·DEET 활용법

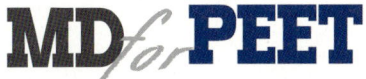

2009년부터 PEET/MEET/DEET만 연구한 메가엠디 자연과학추론연구소에서
PEET 출제 유형에 맞는 M·DEET 문제를 선별하여
난이도/단원별로 구성하였습니다.

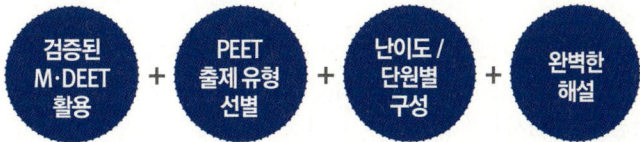

검증된 M·DEET 활용 + PEET 출제 유형 선별 + 난이도/단원별 구성 + 완벽한 해설

M·DEET로 PEET 물리추론 대비하기!
PEET vs M·DEET 출제 경향 비교

1) 출제 문항 내용 영역 분석 (총 출제 문항 기준)

※ 비율(%) 자료는 소수점 첫째 자리에서 반올림하여 표기

단원	PEET		M·DEET	
	문항 수	비율(%)	문항 수	비율(%)
Ⅰ. 역학	28	22	40	25
Ⅱ. 유체역학	6	5	11	7
Ⅲ. 열역학	19	15	22	14
Ⅳ. 파동과 빛	37	28	42	26
Ⅴ. 전자기학	25	19	24	15
Ⅵ. 현대물리학	15	12	20	13
합계	130	100	159	100

※ 물리 과목은 2017학년도부터 M·DEET 출제 범위에서 제외

 PEET와 M·DEET의 출제 범위가 동일하며 단원별 출제 비율 역시 크게 다르지 않다.

[출제 유형]

**단순 암기형보다는
자료해석과 분석 중심**

PEET와 M·DEET 모두 물리 과목의 특성을
반영하여 단순 암기 및 지식형 문항보다는 도표나
그래프 등의 자료 해석과 분석을 중심으로 문제
해결력, 사고력 측정에 중점을 두고 있다.

[출제 난이도]

**M·DEET 상 난이도
≒ PEET 중상 난이도**

전반적으로 PEET의 난이도에 비해 M·DEET의
난이도가 비교적 낮게 출제되는 경향이 있다.
M·DEET의 상 난이도 문항이 PEET의 중상 난이도
이상에 해당된다고 할 수 있다.

 M·DEET 기출문항을 통해 PEET에 출제되는 기본 이론을 정리하고
실전에 가까운 분석 및 추론 능력을 향상시킬 수 있다.

2) 출제 문항 비교 분석

2016학년도 DEET 43번

43. 그림 (가)와 같이 저항값이 40Ω인 저항, 코일, 축전기, 스위치를 전압의 최댓값이 100V로 같고 진동수가 각각 f_0, $2f_0$인 교류 전원에 연결하여 회로를 구성하였다. 그림 (나)는 스위치를 a에 연결하였을 때, 저항과 코일 양단의 전압을 시간에 따라 나타낸 것이다.

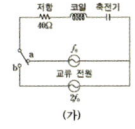 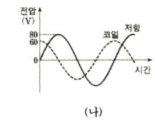

(가)　　　　　　(나)

이에 대한 설명으로 옳은 것만을 <보기>에서 있는 대로 고른 것은?

<보 기>
ㄱ. 스위치를 b에 연결하였을 때, 회로에 흐르는 전류의 최댓값은 2A이다.
ㄴ. 스위치를 b에 연결하였을 때, 코일 양단에 걸리는 전압의 최댓값은 120V이다.
ㄷ. 회로의 공명 진동수는 $\sqrt{2}f_0$이다.

① ㄱ　② ㄴ　③ ㄱ, ㄴ
④ ㄴ, ㄷ　⑤ ㄱ, ㄴ, ㄷ

▶ 교류회로 단원의 교류전원 진동수가 바뀌는 상황에서 회로의 전류와 전압, 공명 진동수를 묻는 문항

2017학년도 PEET 6번

6. 그림 (가)는 전압의 최댓값과 진동수가 일정한 교류 전원, 저항값이 R인 저항, 자체 유도 계수가 L인 코일, 전기용량이 C인 축전기로 구성된 회로를 나타낸 것이다. 그림 (나)는 (가)에서 코일을 전기용량이 $2C$인 축전기로 바꾸어 구성한 회로를 나타낸 것이다. 교류 전원의 진동수가 f_0일 때 (가)와 (나)의 저항에서 소모되는 평균 전력이 서로 같다.

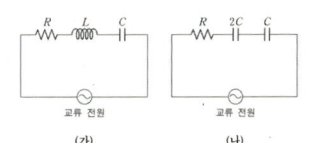

f_0은? [5점]

① $\frac{1}{2\pi}\sqrt{\frac{1}{2LC}}$　② $\frac{1}{2\pi}\sqrt{\frac{3}{2LC}}$　③ $\frac{1}{2\pi}\sqrt{\frac{2}{LC}}$
④ $\frac{1}{2\pi}\sqrt{\frac{5}{2LC}}$　⑤ $\frac{1}{2\pi}\sqrt{\frac{3}{LC}}$

▶ 회로 장치가 변하는 상황에서 평균 전력이 같음을 이용하여 교류전원의 진동수를 묻는 문항

두 문항 모두 매회 출제되는 영역으로 회로의 위상차와 임피던스에 대한 공통적인 이해를 요구하므로 출제 문항의 유사성이 매우 높다고 할 수 있다.

2016학년도 DEET 38번

38. 그림은 1몰의 이상 기체의 상태가 A→B→C→A를 따라 변화할 때 부피와 절대 온도를 나타낸 것이다. A→B 과정은 등적 과정, B→C 과정은 단열 과정, C→A 과정은 등온 과정이다.

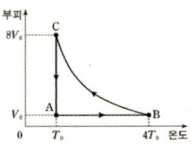

이에 대한 설명으로 옳은 것만을 <보기>에서 있는 대로 고른 것은? (단, 기체 상수는 R이다.) [2.5점]

<보 기>
ㄱ. B에서의 압력은 C에서의 8배이다.
ㄴ. A→B 과정에서 기체가 흡수한 열은 B→C 과정에서 기체가 한 일과 같다.
ㄷ. 한 순환 과정 동안 기체가 한 일은 $3RT_0\ln 2$이다.

① ㄱ　② ㄴ　③ ㄱ, ㄴ
④ ㄴ, ㄷ　⑤ ㄱ, ㄴ, ㄷ

▶ 부피와 온도에 대한 그래프에서 기체의 압력과 외부로부터 받은 열량, 기체가 하는 일을 묻는 문항

2017학년도 PEET 20번

20. 그림은 카르노 기관에서 단원자 분자 이상 기체 1몰의 상태가 A→B→C→D→A를 따라 변화할 때 압력과 부피의 관계를 나타낸 것이다. A→B와 C→D는 등온과정이고, B→C와 D→A는 단열과정이다. A~D에서의 기체의 부피는 각각 V_A~V_D이고 $V_C = 16V_A$이며, 기체의 압력은 A에서가 C에서의 64배이다. 기체의 몰비열비 $\gamma = \frac{5}{3}$이다.

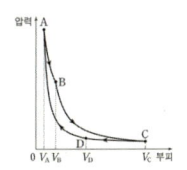

이에 대한 설명으로 옳은 것만을 <보기>에서 있는 대로 고른 것은? (단, 기체 상수는 R이다.) [5점]

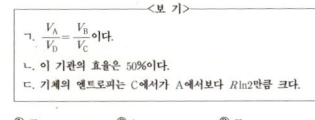

① ㄱ　② ㄴ　③ ㄷ
④ ㄱ, ㄴ　⑤ ㄱ, ㄷ　⑥ ㄴ, ㄷ
⑦ ㄱ, ㄴ, ㄷ

▶ 압력과 부피에 대한 그래프에서 부피 사이의 관계와 열기관의 효율, 엔트로피를 묻는 문항

두 문항 모두 매회 출제되는 영역으로 이상기체 상태 방정식과 기체가 외부에 하는 일에 대한 공통적인 이해를 요구하므로 유사성이 매우 높다고 할 수 있다.

교재 구성

2018 MEGAMD PEET

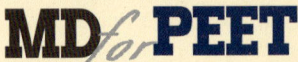

MD for PEET
어떻게 구성되어 있을까

문제편

PEET 출제 유형에 맞는 M·DEET 문제 선별 수록
개인별 학습 진도에 따라 활용 가능한 난이도/단원별 구성

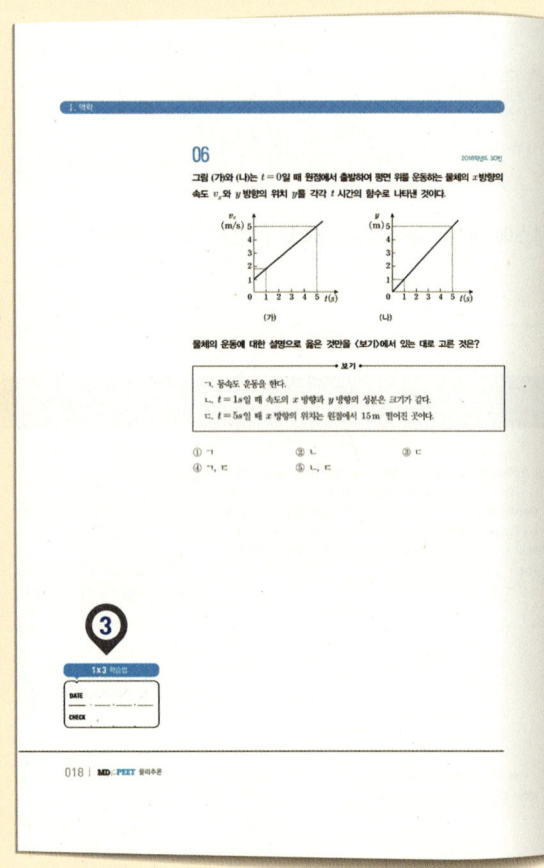

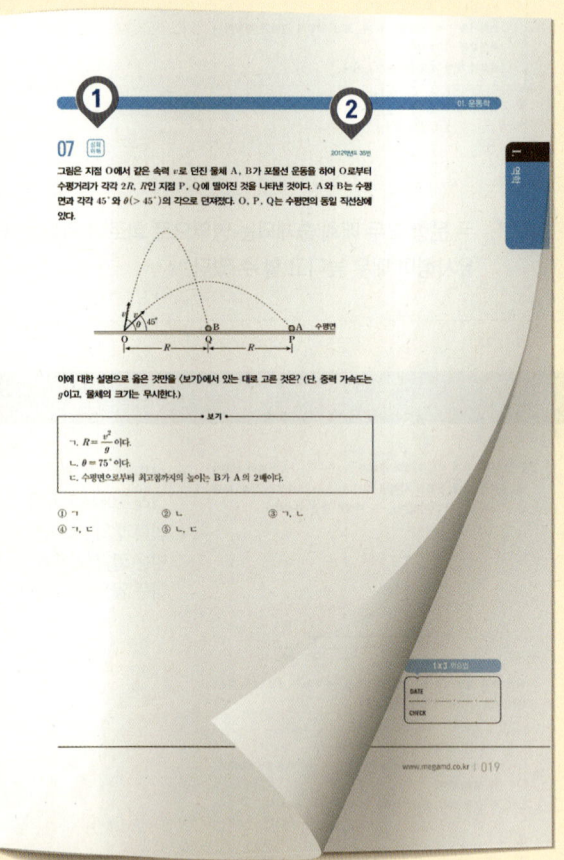

1 난이도
PEET 본고사 대비
M·DEET 문항 난이도 구분

2 기출년도 표시 (치의학 홀수 기준)
문항별 M·DEET 출제 연도를 참고하여
출제 유형, 난이도 등 PEET 학습에 활용

3 1x3 학습법
PEET 핵심이론 및 문제적용 포인트를
완벽하게 파악할 수 있도록
메가엠디가 제안하는 PEET 고득점 학습법

교재 구성

해설편

메가엠디 자연과학추론연구소에서 제공하는 오역, 오류 없는 완벽해설
출제 의도 및 문항을 완벽하게 이해할 수 있도록 자료해석, 정답해설, 오답해설 등 다각면 문항 분석 풀이

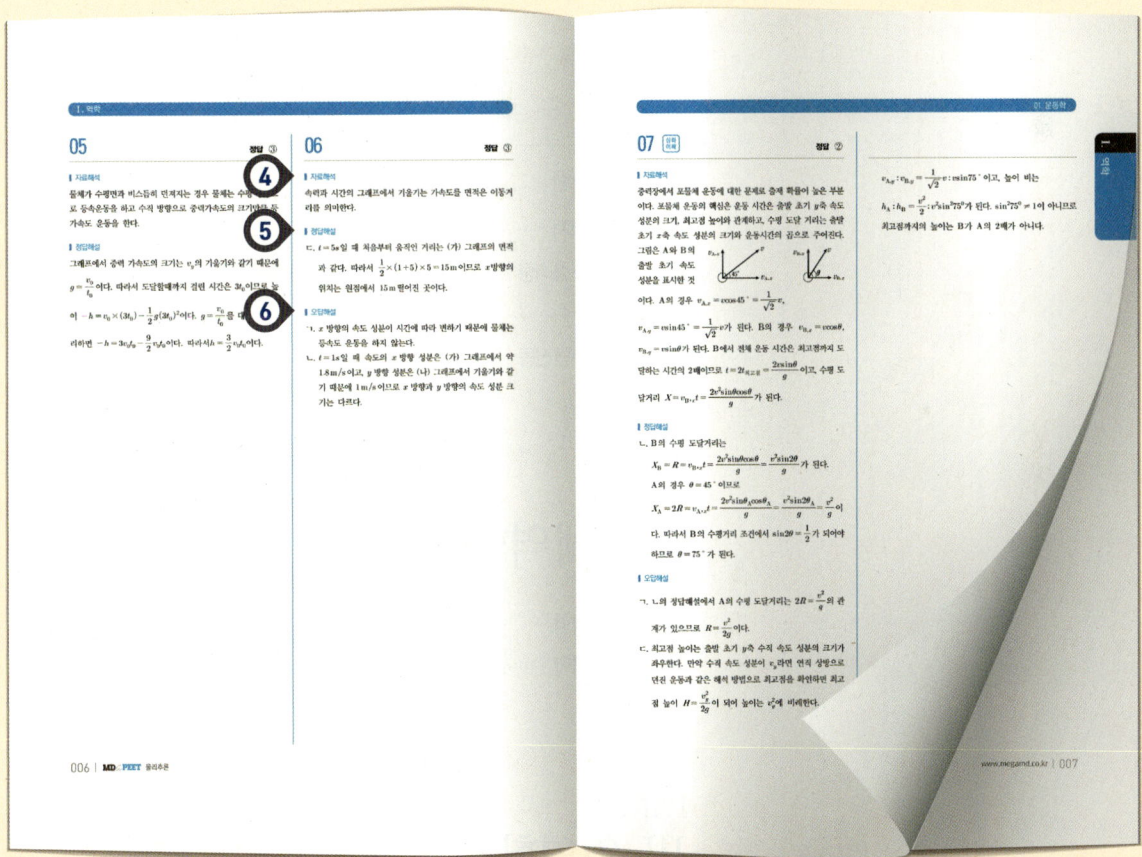

4 자료해석
해당 문항의 핵심 내용을 설명한
자료해석으로 문항의 출제 의도와
학습 주안점 파악

5 정답해설
출제자의 의도에 근거하여 문제의 정답을
찾는 방법과 정답이 도출되는 과정을
담은 상세한 해설로 실제 시험에서
답을 찾아내는 훈련

6 오답해설
정답이 아닌 오답에 대한 근거를
짚어보고 오답을 걸러내는 연습을 반복

www.megamd.co.kr

MD for PEET

◆ **PEET vs M·DEET** | M·DEET로 PEET 물리추론 대비하기! **PEET vs M·DEET** 출제 경향 비교
◆ **교재 구성** | 2018학년도 PEET 고득점을 위한 MD for PEET 활용법

PART I. 역학

- **01** 운동학 ········ 012
- **02** 운동의 법칙 ········ 022
- **03** 일과 에너지 ········ 027
- **04** 운동량과 충격량 ········ 030
- **05** 강체역학 ········ 035
- **06** 원운동과 단진동 ········ 042

PART II. 유체역학

- **07** 유체 정역학 ········ 056
- **08** 유체 동역학 ········ 063

PART III. 열역학

- **09** 기체분자운동론 ········ 070
- **10** 열역학 법칙 ········ 081

PART IV. 파동과 빛

11 파동 094
12 빛 104

PART V. 전자기학

13 전기장과 전위 120
14 직류회로 133
15 자기장과 전자기력 140
16 전자기유도와 교류 151

PART VI. 현대물리학

17 양자물리 164
18 원자모형과 원자핵 177

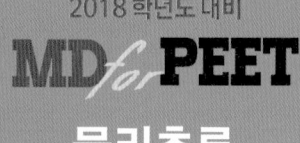

2018 학년도 대비
MD for PEET
물리추론

2018 MEGAMD
PHARMACY EDUCATION ELIGIBILITY TEST

PART I
역학

01	운동학
02	운동의 법칙
03	일과 에너지
04	운동량과 충격량
05	강체역학
06	원운동과 단진동

01

2007학년도 30번

다음은 마찰이 없는 에어트랙(air track)을 이용하여 뉴턴의 제2법칙을 확인하는 실험 과정과 결과의 일부이다.

〈실험 과정〉

(1) 그림과 같이 에어트랙이 수평이 되게 한 후 포토게이트 1, 포토게이트 2를 설치한다. 두 포토게이트 사이의 거리 L은 활차의 길이 d에 비하여 충분히 크게 하고 L과 d를 측정한다.
(2) 활차가 각 포토게이트를 통과하는 동안 발광부에서 나와 수광부로 들어가는 빛이 차단되는 시간 간격을 측정하도록 각 포토게이트를 설정한다.
(3) 질량 m인 추를 질량 M인 활차와 실로 연결하여 그림과 같이 장치하고 활차를 가만히 놓아 출발시킨다.
(4) 활차가 포토게이트 1을 지나면서 빛을 차단하는 시간 간격 Δt_1을 측정한다. 같은 방법으로 활차가 포토게이트 2를 지나면서 빛을 차단하는 시간 간격 Δt_2를 측정한다.
(5) 포토게이트 1과 포토게이트 2 위치에서의 활차의 속력 v_1, v_2를 각각 구하고 이를 순간 속력으로 간주하여 활차의 가속도 크기 a를 구한다.

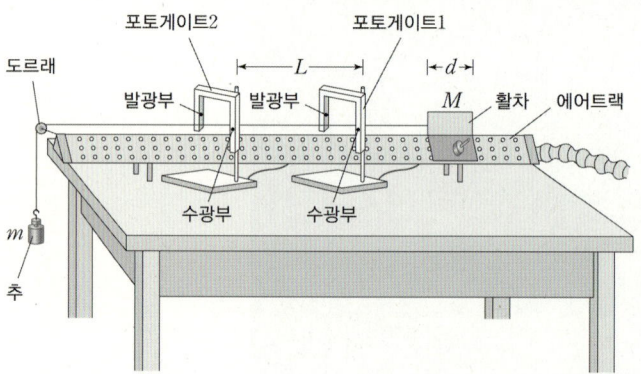

측정값						계산값		
L (m)	d (m)	m (kg)	M (kg)	Δt_1 (s)	Δt_2 (s)	v_1 (m/s)	v_2 (m/s)	a (m/s^2)
0.50	0.10	0.40	0.20	0.037	0.027	(가)	3.7	(나)

실험 결과의 계산값에서 (가)와 (나)를 구하는 식으로 가장 적절한 것을 바르게 짝지은 것은?

① $\dfrac{L}{\Delta t_1}$, $\dfrac{v_2^2 - v_1^2}{d}$ ② $\dfrac{L}{\Delta t_1}$, $\dfrac{v_2^2 + v_1^2}{2d}$ ③ $\dfrac{d}{\Delta t_1}$, $\dfrac{v_2^2 + v_1^2}{L}$

④ $\dfrac{d}{\Delta t_1}$, $\dfrac{v_2^2 + v_1^2}{2L}$ ⑤ $\dfrac{d}{\Delta t_1}$, $\dfrac{v_2^2 - v_1^2}{2L}$

02

그림은 수평면상의 지점 P로부터 거리가 각각 $2d$, d인 지점에서 동일한 두 물체 A, B를 각각 수평면에 대해 θ_A, θ_B의 각으로 동시에 쏘아 올리는 것을 나타낸 것이다.

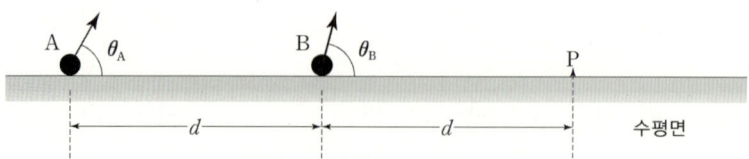

A, B가 포물선 운동을 하여 P에 동시에 떨어질 때, 이에 대한 설명으로 옳은 것만을 〈보기〉에서 있는 대로 고른 것은? (단, 공기의 저항과 물체의 크기는 무시한다.)

― 보기 ―

ㄱ. 속도의 수평성분 크기는 A가 B의 2배이다.
ㄴ. 최고점에 도달하는 데 걸리는 시간은 A가 B의 2배이다.
ㄷ. $\tan\theta_B = 2\tan\theta_A$ 이다.

① ㄱ　　② ㄴ　　③ ㄱ, ㄴ
④ ㄱ, ㄷ　　⑤ ㄴ, ㄷ

03

그림은 물체 A를 수평면으로부터 높이 h인 지점에서 가만히 놓는 순간, 물체 B를 수평면에 대해 30°의 각으로 속력 v_0으로 던지는 것을 나타낸 것이다. A, B는 질량이 서로 같고, 수평면에 동시에 도달한다.

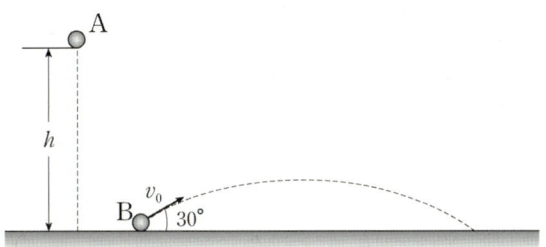

이에 대한 설명으로 옳은 것만을 〈보기〉에서 있는 대로 고른 것은? (단, 중력 가속도는 g이고, 물체의 크기와 공기 저항은 무시한다.)

― 보기 ―

ㄱ. $v_0 = \sqrt{2gh}$ 이다.
ㄴ. 운동하는 동안 역학적 에너지는 A와 B가 서로 같다.
ㄷ. 수평면에 도달할 때의 속력은 A가 B보다 크다.

① ㄱ   ② ㄷ   ③ ㄱ, ㄴ
④ ㄴ, ㄷ   ⑤ ㄱ, ㄴ, ㄷ

04

2015학년도 33번

그림과 같이 수평면으로부터 높이 h인 지점에서 수평 방향에 대해 $45°$의 각으로 던져진 물체가 포물선 운동을 하고 있다. 물체가 최고점을 지날 때, 던져진 위치에서 수평 방향으로 이동한 거리는 h이다.

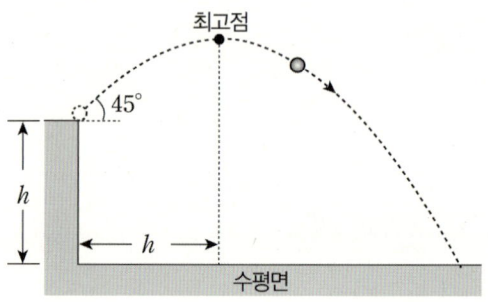

수평면에 도달하는 순간 물체의 속력은? (단, 중력 가속도는 g이고, 물체의 크기는 무시한다.)

① $2\sqrt{gh}$ ② $\sqrt{\dfrac{5}{2}gh}$ ③ $\sqrt{2gh}$

④ $\sqrt{\dfrac{3}{2}gh}$ ⑤ $\sqrt{gh}$

05

그림 (가)와 같이 수평면으로부터 높이 h인 곳에서 물체 A가 발사된다. 그림 (나)는 xy 평면에서 운동하는 A가 발사된 순간부터 수평면에 도달할 때까지, 속도의 x, y 성분 v_x, v_y를 각각 시간 t에 따라 나타낸 것이다.

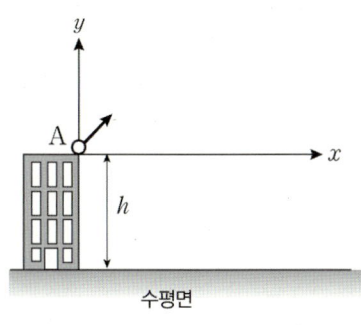

(가)   (나)

h는? (단, A의 크기는 무시한다.)

① $\frac{1}{2}v_0 t_0$ ② $v_0 t_0$ ③ $\frac{3}{2}v_0 t_0$

④ $2v_0 t_0$ ⑤ $\frac{5}{2}v_0 t_0$

06

그림 (가)와 (나)는 $t=0$일 때 원점에서 출발하여 평면 위를 운동하는 물체의 x방향의 속도 v_x와 y방향의 위치 y를 각각 t시간의 함수로 나타낸 것이다.

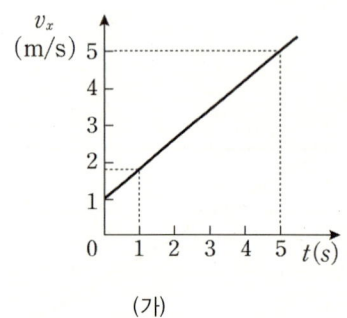
(가)

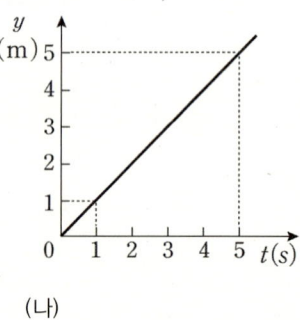
(나)

물체의 운동에 대한 설명으로 옳은 것만을 〈보기〉에서 있는 대로 고른 것은?

─── 보기 ───
ㄱ. 등속도 운동을 한다.
ㄴ. $t=1s$일 때 속도의 x방향과 y방향의 성분은 크기가 같다.
ㄷ. $t=5s$일 때 x방향의 위치는 원점에서 $15\,\text{m}$ 떨어진 곳이다.

① ㄱ   ② ㄴ   ③ ㄷ
④ ㄱ, ㄷ   ⑤ ㄴ, ㄷ

07

2012학년도 35번

그림은 지점 O에서 같은 속력 v로 던진 물체 A, B가 포물선 운동을 하여 O로부터 수평거리가 각각 $2R$, R인 지점 P, Q에 떨어진 것을 나타낸 것이다. A와 B는 수평면과 각각 $45°$와 $\theta(>45°)$의 각으로 던져졌다. O, P, Q는 수평면의 동일 직선상에 있다.

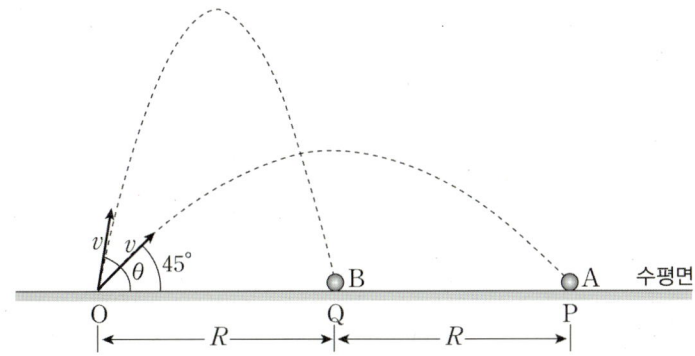

이에 대한 설명으로 옳은 것만을 〈보기〉에서 있는 대로 고른 것은? (단, 중력 가속도는 g이고, 물체의 크기는 무시한다.)

─── 보기 ───

ㄱ. $R = \dfrac{v^2}{g}$ 이다.

ㄴ. $\theta = 75°$ 이다.

ㄷ. 수평면으로부터 최고점까지의 높이는 B가 A의 2배이다.

① ㄱ ② ㄴ ③ ㄱ, ㄴ
④ ㄱ, ㄷ ⑤ ㄴ, ㄷ

08

2010학년도 33번

그림은 마찰이 없고 수평면에 대한 경사각이 일정한 빗면의 한 지점 O에 있는 물체 A와 지점 P에 있는 물체 B를 나타낸 것이다. P는 O로부터 수평 방향으로 거리 $2d$, 빗면 방향으로 거리 d만큼 떨어진 지점이다. 서로를 향해 동시에 던져진 A, B는 빗면 상에서 포물선 운동을 하여 O로부터 수평 방향으로 d, 빗면 방향으로 h만큼 떨어진 지점 Q에서 충돌한다.

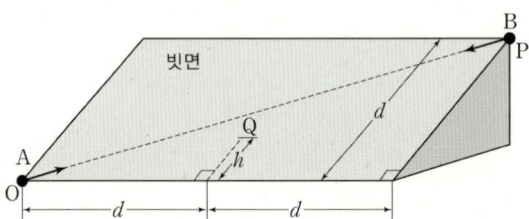

이에 대한 설명으로 옳은 것만을 〈보기〉에서 있는 대로 고른 것은? (단, 공기의 저항과 물체의 크기는 무시한다.)

—— 보기 ——

ㄱ. 던져진 순간의 속력은 A와 B가 서로 같다.
ㄴ. Q에서의 속력은 A와 B가 서로 같다.
ㄷ. $h = \dfrac{d}{2}$이다.

① ㄱ 　　② ㄴ 　　③ ㄷ
④ ㄱ, ㄴ 　⑤ ㄴ, ㄷ

09

그림은 질량이 m인 물체가 공기 중에서 초기 속력 $v_0 = 0$으로 연직 방향으로 낙하하는 것을 나타낸 것이다. 낙하하는 동안 물체는 공기에 의한 저항력을 받는다. 저항력의 크기와 물체에 작용하는 중력의 크기가 같아지면 물체는 등속 운동을 하게 되며, 이 때 물체의 속력 v_t를 종단 속력이라고 한다.

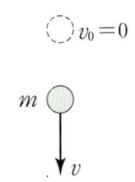

속력이 v인 물체가 받는 공기 저항력의 크기가 kv일 때, 물체의 운동에 대한 설명 중 옳은 것을 〈보기〉에서 있는 대로 고른 것은? (단, 중력 가속도는 g이며, k는 상수이고, 물체의 회전은 무시한다.)

---- 보기 ----
ㄱ. 이 물체의 가속도의 크기가 $\dfrac{g}{2}$가 되는 지점에서 속력은 $\dfrac{v_t}{2}$이다.
ㄴ. 이 물체의 속력 v가 종단 속력에 도달하기 전까지, v는 낙하 시간에 정비례한다.
ㄷ. k가 일정할 때, 질량이 m인 물체의 종단 속력은 질량이 $2m$인 물체의 종단 속력과 같다.

① ㄱ   ② ㄴ   ③ ㄱ, ㄴ
④ ㄱ, ㄷ   ⑤ ㄴ, ㄷ

10

그림과 같이 질량이 각각 $2m$, m인 물체 A, B가 천장에 매달린 도르래를 통해 A가 B 위에 놓인 상태에서 수평면과 나란하게 평형을 유지하고 있다.

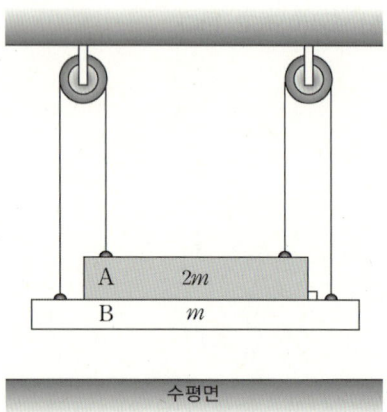

B가 A에 작용하는 수직 항력의 크기는? (단, 중력 가속도는 g이고, 모든 마찰과 줄의 질량은 무시하며, 물체와 연결된 각각의 줄은 서로 평행하다.)

① $\frac{1}{4}mg$ ② $\frac{1}{2}mg$ ③ mg

④ $\frac{3}{2}mg$ ⑤ $2mg$

11

2005학년도 예비검사 31번

그림은 질량 m인 추, 도르래, 줄로 구성된 기구로 골절상을 입은 환자의 다리를 고정시키고 있는 것을 나타낸다. 기구가 다리에 작용하는 힘 F_a와 F_b의 크기는? (단, 줄의 질량과 도르래의 마찰은 무시하고, 중력 가속도는 g이다.)

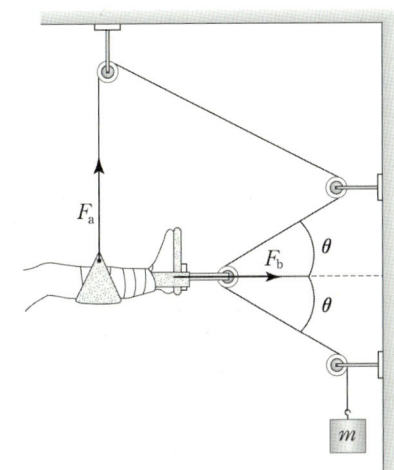

	F_a의 크기	F_b의 크기		F_a의 크기	F_b의 크기
①	mg	$2mg\cos\theta$	②	mg	$2mg\sin\theta$
③	$2mg\cos\theta$	$mg\sin\theta$	④	$2mg\sin\theta$	mg
⑤	$2mg\sin\theta$	$mg\cos\theta$			

12

2006학년도 30번

그림은 줄다리기를 하는 두 사람 A와 B가 힘의 평형을 이루고 있는 모습을 나타낸 것이다. A와 B는 각각 힘 F_A와 F_B로 줄을 당기고 있고, 줄은 수평면과 평행하다.

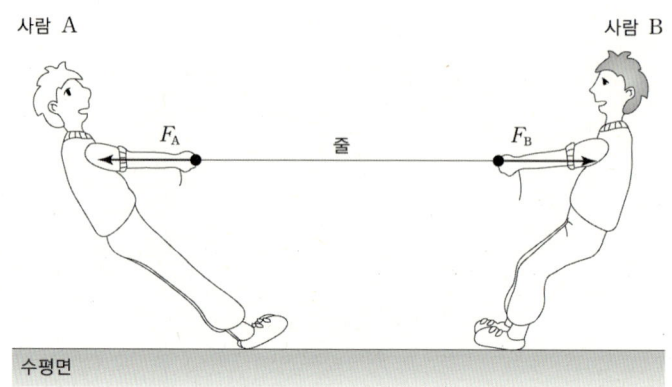

이에 대한 설명으로 옳은 것을 〈보기〉에서 있는 대로 고른 것은? (단, 줄의 질량은 무시한다.)

— 보기 —

ㄱ. F_A와 F_B의 크기는 같다.
ㄴ. 줄의 장력의 크기는 $|F_A|+|F_B|$이다.
ㄷ. A와 수평면 사이의 마찰력과 B와 수평면 사이의 마찰력은 크기가 같다.

① ㄱ ② ㄴ ③ ㄱ, ㄴ
④ ㄱ, ㄷ ⑤ ㄴ, ㄷ

13

2012학년도 33번

그림 (가)는 용수철상수가 k이고 길이가 l_0인 용수철이 수평면상에 연직 방향으로 세워져 있는 것을 나타낸 것이다. 그림 (나)는 (가)의 용수철 위에 질량 M인 물체가 놓여 정지해 있는 것을 나타낸 것이고, l은 용수철의 길이이다.

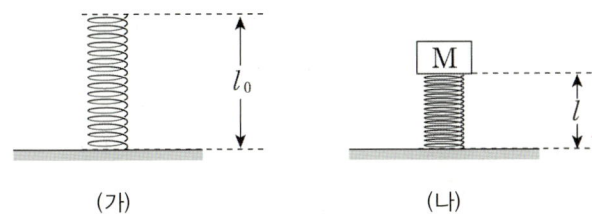

(가)   (나)

이에 대한 설명으로 옳은 것만을 〈보기〉에서 있는 대로 고른 것은? (단, 중력 가속도는 g이고, 용수철의 질량은 무시한다.)

─── • 보기 • ───

ㄱ. 수평면이 용수철에 작용하는 힘의 크기는 Mg이다.
ㄴ. 물체에 작용하는 중력과 수평면이 용수철에 작용하는 힘은 작용-반작용 관계에 있다.
ㄷ. $l_0 - l = \dfrac{2Mg}{k}$이다.

① ㄱ   ② ㄴ   ③ ㄷ
④ ㄱ, ㄴ   ⑤ ㄱ, ㄷ

14

2016학년도 31번

그림 (가)는 경사각 θ인 빗면 위에 질량 m인 물체 A가 놓여 있는 것을 나타낸 것이다. A는 $\theta = 30°$가 되었을 때 미끄러지기 시작하여 $\dfrac{g}{10}$의 일정한 가속도로 운동한다.

그림 (나)는 (가)와 동일한 빗면에서 $\theta = 30°$일 때 질량 $2m$인 물체 B에 실로 연결된 A가 빗면을 따라 일정한 가속도 a로 올라가는 모습을 나타낸 것이다.

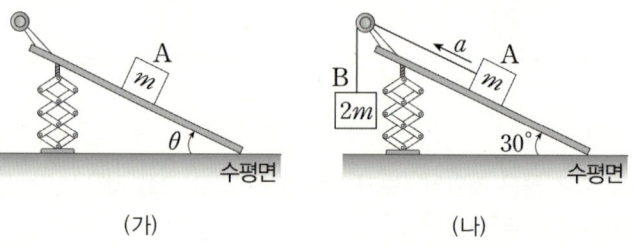

(가)   (나)

이에 대한 설명으로 옳은 것만을 〈보기〉에서 있는 대로 고른 것은? (단, 중력 가속도는 g이며, 공기 저항 및 도르래와 실의 마찰은 무시한다.)

● 보기 ●

ㄱ. 빗면과 A 사이의 정지 마찰 계수는 $\dfrac{\sqrt{3}}{3}$이다.

ㄴ. 빗면과 A 사이의 운동 마찰력은 $\dfrac{2}{5}mg$이다.

ㄷ. $a = \dfrac{11}{30}g$이다.

---

① ㄱ   ② ㄷ   ③ ㄱ, ㄴ
④ ㄴ, ㄷ   ⑤ ㄱ, ㄴ, ㄷ

15

2007학년도 24번

그림은 어떤 선형 고분자의 한 끝을 고정하고 다른 끝을 당길 때 선형 고분자의 늘어난 길이 x에 대한 당기는 힘 F의 크기를 나타낸 것이다. A, B, C는 각각 x의 구간을 나타낸다.

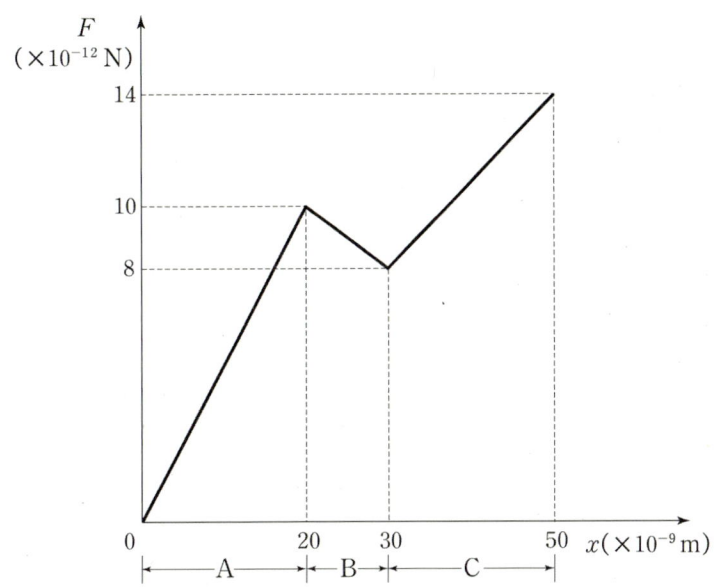

이에 대한 설명으로 옳은 것을 〈보기〉에서 있는 대로 고른 것은?

―● 보기 ●―

ㄱ. A에서 이 선형 고분자를 용수철로 간주한다면 용수철 상수는 $5 \times 10^{-4} \text{N/m}$이다.
ㄴ. B에서 F는 음($-$)의 일을 한다.
ㄷ. C에서 F가 한 일은 1eV보다 크다.

① ㄱ ② ㄴ ③ ㄱ, ㄴ
④ ㄱ, ㄷ ⑤ ㄴ, ㄷ

16

2009학년도 34번

그림 (가)는 마찰이 없는 수평면 위에서 질량 m인 물체 A가 수직면에 고정된 용수철 상수 k인 용수철을 향해 일정한 속력 v_0로 운동하는 것을 나타낸 것이며, 그림 (나)는 A가 용수철과 접촉하는 순간부터 용수철로부터 받는 힘의 크기 F를 시간 t에 따라 나타낸 것이다. A는 용수철이 놓여 있는 직선상에서 운동한다.

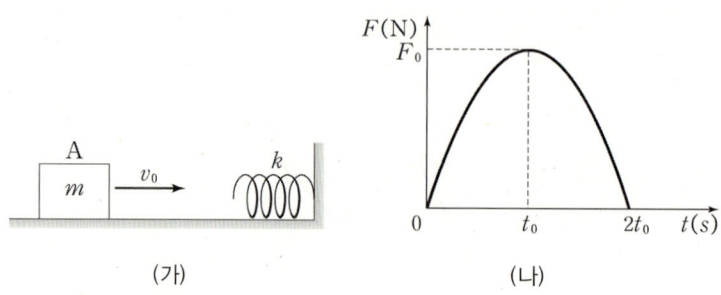

(가) (나)

이에 대한 설명으로 옳은 것만을 〈보기〉에서 있는 대로 고른 것은? (단, 용수철은 훅의 법칙을 만족하며, 용수철의 질량과 공기의 저항은 무시한다.)

─── 보기 ───

ㄱ. 시간 t_0일 때 물체 A의 속력은 0이다.

ㄴ. 시간 t_0일 때 용수철이 압축된 길이는 $v_0\sqrt{\dfrac{m}{k}}$이다.

ㄷ. (나)에서 시간 축과 곡선이 만드는 면적은 $2mv_0$이다.

① ㄱ ② ㄷ ③ ㄱ, ㄴ
④ ㄴ, ㄷ ⑤ ㄱ, ㄴ, ㄷ

17

그림 (가)는 벽에 고정된 용수철에 연결된 물체 A에 물체 B를 접촉시켜 마찰이 없는 수평면 위에서 용수철을 압축시킨 모습을 나타낸 것이다. A, B의 질량은 서로 같고 용수철상수는 k이며 평형 위치로부터 압축된 길이는 L이다. 그림 (나)는 용수철을 압축시킨 힘을 제거한 직후부터 A의 속도 v를 시간 t에 따라 나타낸 것이다.

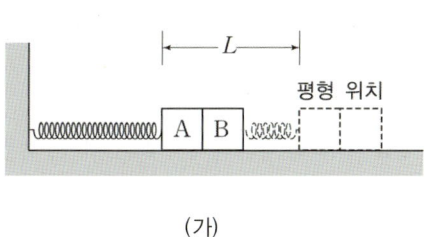
(가)

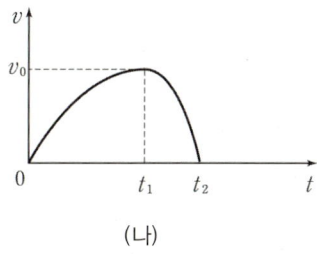
(나)

이에 대한 설명으로 옳은 것만을 〈보기〉에서 있는 대로 고른 것은?

─── 보기 ───
ㄱ. t_1일 때 A가 B를 미는 힘의 크기는 0이다.
ㄴ. t_1일 때 A의 운동에너지는 $\frac{1}{2}kL^2$이다.
ㄷ. t_2일 때 평형 위치로부터 용수철이 늘어난 길이는 L이다.

① ㄱ　　② ㄴ　　③ ㄷ
④ ㄱ, ㄷ　　⑤ ㄴ, ㄷ

18

2011학년도 34번

다음은 마찰이 없는 에어트랙(air track) 위에서 두 물체의 충돌에 관한 실험 과정과 결과의 일부이다.

〈실험 과정〉
(1) 그림과 같이 빛가리개가 달린 활차 A와 빛가리개가 없는 활차 B를 충돌 후 붙어서 함께 운동하도록 수평인 에어트랙 위에 설치한다.
(2) A와 B의 질량과 빛가리개의 길이 d를 측정한다.
(3) A를 정지 상태에 있는 B를 향해 출발시킨다.
(4) A가 포토게이트1을 지나는 동안 빛이 차단되는 시간 Δt_1을 측정한다.
(5) A가 B와 충돌한 후 붙어서 함께 운동할 때 A가 포토게이트 2를 지나는 동안 빛이 차단되는 시간 Δt_2를 측정한다.

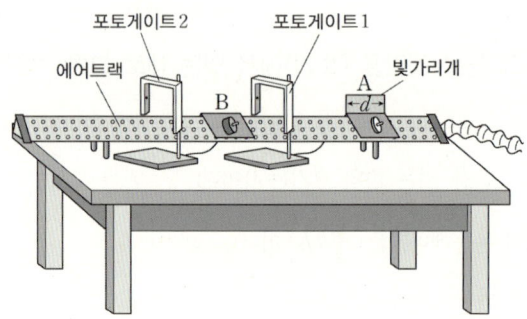

〈실험 결과〉

측정값				
A의 질량(kg)	B의 질량(kg)	d(m)	Δt_1(s)	Δt_2(s)
0.10	0.30	0.10	0.025	0.100

이 실험에 대한 설명으로 옳은 것만을 〈보기〉에서 있는 대로 고른 것은?

● 보기 ●
ㄱ. 충돌 직전 A의 속력은 4.0 m/s이다.
ㄴ. 충돌 직후 A와 B의 총 운동량의 크기는 0.40 kg·m/s이다.
ㄷ. A와 B의 충돌 직전의 총 에너지는 충돌 직후의 총 운동 에너지와 같다.

① ㄱ ② ㄴ ③ ㄷ
④ ㄱ, ㄴ ⑤ ㄱ, ㄴ, ㄷ

19

그림 (가)와 같이 질량이 각각 $2m$, m인 두 물체 A, B가 일정한 속력 v_0으로 마찰이 없는 수평면 상의 동일 직선 상에서 서로를 향해 운동하고 있다. 그림 (나)는 A에 대한 B의 속도를 시간 t에 따라 나타낸 것이다.

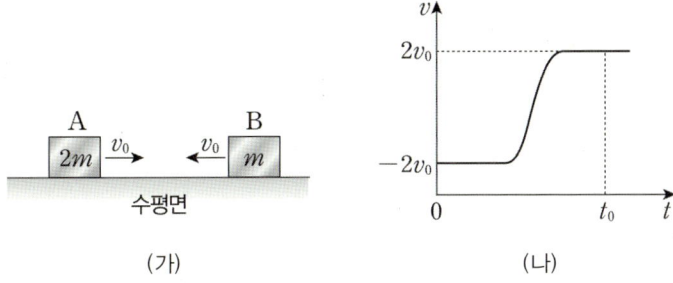

시간이 t_0일 때, 수평면에 대한 B의 속도는?

① $\dfrac{5}{3}v_0$ ② $\dfrac{4}{3}v_0$ ③ v_0

④ $\dfrac{2}{3}v_0$ ⑤ $\dfrac{1}{3}v_0$

20

2014학년도 34번

그림은 일정한 속력 v_0으로 운동하던 질량 m인 물체가 정지해 있던 질량 $2m$인 물체와 충돌하여 함께 일정한 속력 v_1로 운동하는 것을 나타낸 것이다. 충돌 전과 후의 총 운동 에너지는 각각 E_0, E_1이다.

$E_0 : E_1$은?

① 9 : 1
② 4 : 1
③ 3 : 1
④ 2 : 1
⑤ 1 : 1

21

다음은 2차원 충돌장치를 이용한 실험 과정과 그 결과를 나타낸 것이다.

〈실험 과정〉

(1) 그림과 같이 2차원 충돌장치를 설치하고, 모눈종이 위에 수직기가 가리키는 지점을 O로 표시한다.
(2) 레일에 출발점 표시를 하고, 입사구를 출발점에 가만히 놓아 모눈종이 위에 떨어지도록 한다. 이 때 떨어진 위치를 A로 표시한다.
(3) 표적구 받침대를 입사구의 운동 경로에서 약간 오른쪽으로 벗어나게 한다.
(4) 입사구와 질량이 동일한 구를 표적구 받침대에 올려놓고, 입사구를 (2)에서 표시한 출발점에 가만히 놓아 표적구와 충돌시킨 후, 두 구가 모눈종이 위에 떨어지도록 한다. 이 때 입사구가 떨어진 위치를 A′, 표적구가 떨어진 위치를 B로 표시한다.

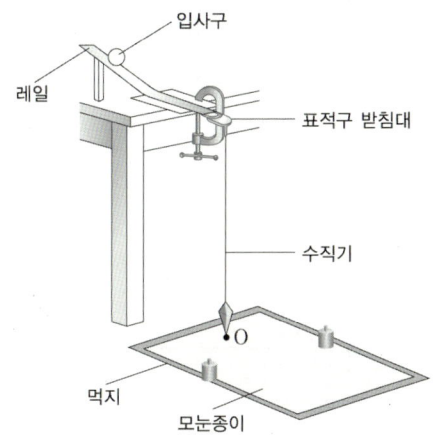

〈실험 결과〉

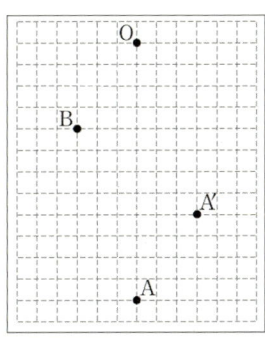

이 실험에서 측정한 충돌 전 입사구의 운동량의 크기가 $0.036 \text{kg} \cdot \text{m/s}$ 이었다. 충돌 직후 표적구의 운동량의 크기에 가장 가까운 값은?

① $0.005 \text{kg} \cdot \text{m/s}$ ② $0.010 \text{kg} \cdot \text{m/s}$ ③ $0.015 \text{kg} \cdot \text{m/s}$
④ $0.020 \text{kg} \cdot \text{m/s}$ ⑤ $0.025 \text{kg} \cdot \text{m/s}$

22

2005학년도 36번

그림은 수평면 위에서 속력 v로 등속 운동하던 물체 A가 수평면 위에 정지해 있던 질량이 같은 물체 B와 탄성 충돌하는 것을 나타낸 것이다. 충돌 직후 A와 B는 충돌 전 A의 진행 방향과 각각 30°와 60°의 각으로 튕겨졌다. 그 후 A와 B는 곡면을 따라 올라가다가 최고점에 도달한 후 내려온다.

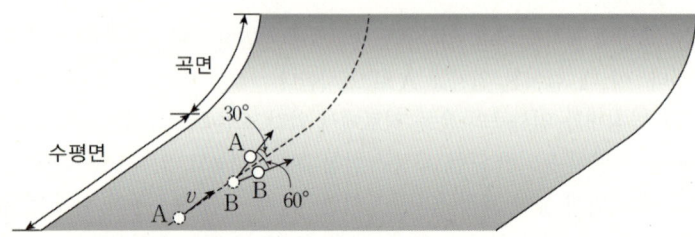

이에 대한 설명 중 옳은 것을 〈보기〉에서 있는 대로 고른 것은? (단, 물체의 크기와 모든 마찰은 무시한다.)

─── 보기 ───

ㄱ. 충돌 직후 A의 선운동량의 크기는 충돌 직후 B의 선운동량의 크기보다 크다.
ㄴ. 충돌 직후 A의 운동에너지는 충돌 전 A의 운동 에너지보다 작다.
ㄷ. 충돌 직후 B의 운동에너지는 B가 최고점에 도달하는 동안 전부 위치에너지로 바뀌었다.

① ㄱ ② ㄴ ③ ㄷ
④ ㄱ, ㄴ ⑤ ㄴ, ㄷ

23

2007학년도 26번

그림은 유압 장치를 이용하여 물체 D에 힘을 작용하는 것을 나타낸 것이다. 피스톤 A를 미는 힘은 10N이며, 이 힘이 서로 연결된 두 실린더 내부의 비압축성 유체에 미치는 압력은 피스톤 B에 힘을 작용한다. B는 고정된 회전축을 중심으로 돌 수 있는 강체 C의 한 지점(회전축으로부터의 거리가 L인 곳)을 수직으로 밀며, C의 끝 부분은 D를 민다. A, B의 단면적은 각각 $10cm^2$, $100cm^2$이고, 유압 장치와 모든 물체는 힘의 평형을 이루어 정지 상태에 있다.

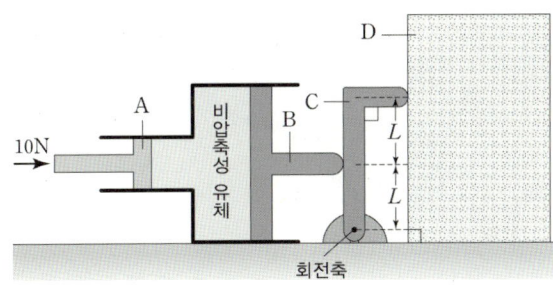

이에 대한 설명으로 옳은 것을 〈보기〉에서 있는 대로 고른 것은? (단, 실린더는 고정되어 있으며, 유체에 미치는 중력의 영향, C의 질량과 굵기, 실린더 내부 및 회전축의 마찰, 유체의 점성, 모든 변형은 무시한다.)

─ 보기 ─

ㄱ. B가 C를 미는 힘은 $100N$이다.
ㄴ. 회전축에 대한 C에 작용하는 돌림힘(토크)의 합은 0이다.
ㄷ. C가 D를 미는 힘은 $200N$이다.

① ㄴ
② ㄷ
③ ㄱ, ㄴ
④ ㄱ, ㄷ
⑤ ㄱ, ㄴ, ㄷ

24

그림 (가)는 반지름이 a인 원통의 양쪽에 반지름이 b인 동일한 원통 두 개를 중심축이 일치하도록 연결하여 만든 질량이 3kg인 물체를 나타낸 것이다. 이 물체를 마찰이 있는 수평면 위에 놓고, 반지름이 a인 원통의 중앙에 감긴 실의 한쪽 끝을 물체의 중심축과 수직 방향으로 크기가 2N인 힘으로 잡아당기고 있다. 이 힘의 방향과 수평면 사이의 각은 60°이다.

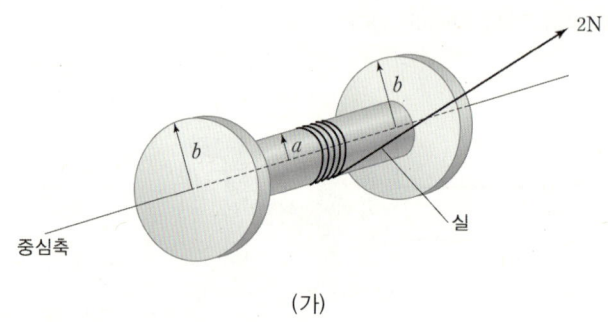

(가)

그림 (나)는 이 물체의 측면도를 나타낸 것이고, f는 물체와 수평면 사이의 마찰력의 크기이다.

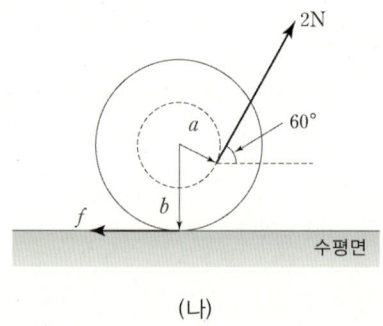

(나)

이 물체가 회전하지 않고 정지해 있다면, a와 b 사이의 관계를 옳게 나타낸 것은? (단, 물체의 밀도는 균일하고 실의 질량은 무시한다.)

① $b = \dfrac{2}{\sqrt{3}}a$ ② $b = \sqrt{2}\,a$ ③ $b = \sqrt{3}\,a$
④ $b = 2a$ ⑤ $b = 3a$

25

2014학년도 35번

그림 (가), (나)는 경사면의 높이 h인 지점에 가만히 놓인 동일한 원통이 각각 구르지 않고 미끄러지는 것과 미끄러지지 않고 구르는 것을 나타낸 것이다. 경사면을 벗어나는 순간, (가)와 (나)에서 원통의 운동 에너지는 각각 $E_\text{가}$, $E_\text{나}$ 이다.

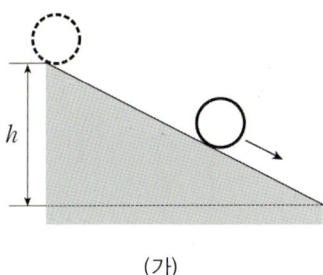
(가)

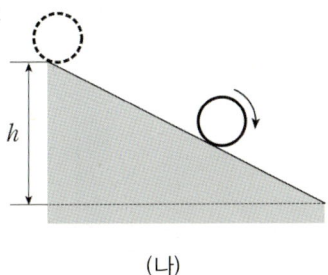
(나)

$\dfrac{E_\text{나}}{E_\text{가}}$는? (단, 원통의 밀도는 균일하다.)

① $\dfrac{2}{3}$ ② $\dfrac{1}{\sqrt{2}}$ ③ $\sqrt{\dfrac{2}{3}}$

④ 1 ⑤ $\dfrac{3}{2}$

26

2008학년도 23번

그림과 같이 균일한 원판 A에 감긴 줄이 동일한 원판 B에 걸쳐서 물체에 연결되어 있다. 물체가 낙하운동을 하면, A와 B는 각각 원판의 중심을 지나는 고정된 회전축을 중심으로 회전한다. A, B의 관성 모멘트는 서로 같고, 줄은 A, B에서 미끄러지지 않는다.

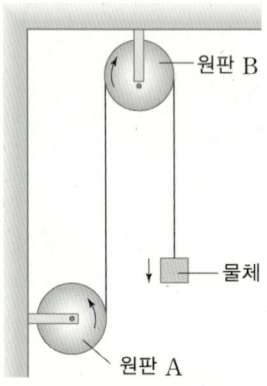

이에 대한 설명으로 옳은 것을 〈보기〉에서 있는 대로 고른 것은? (단, A, B는 동일한 연직면상에 있고, 회전축과 원판 사이의 마찰, 줄의 질량, 공기 저항은 무시하며, 줄은 팽팽하게 유지되고, 중력 가속도는 g이다.)

─── 보기 ───
ㄱ. 각가속도의 크기는 A와 B가 서로 같다.
ㄴ. 회전축에 대한 돌림힘(토크)의 크기는 A와 B가 서로 같다.
ㄷ. 물체의 가속도는 g이다.

① ㄱ   ② ㄷ   ③ ㄱ, ㄴ
④ ㄴ, ㄷ   ⑤ ㄱ, ㄴ, ㄷ

27

2005학년도 41번

그림은 오토바이가 수평면과 θ_0의 각을 이루는 빗면으로 이루어진 도약대에서 뛰어오르는 모습을 나타낸 것이다.

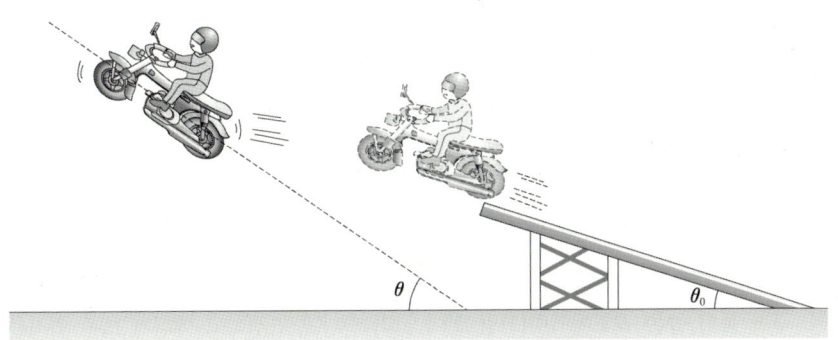

공중에서 가속 핸들을 조작해서 뒷바퀴의 각속도의 크기를 증가시켰더니, 이 효과에 의해 오토바이의 두 바퀴축을 연결하는 선이 수평면과 이루는 각 θ가 증가하였다. 이에 대한 설명 중 옳은 것을 〈보기〉에서 있는 대로 고른 것은? (단, 오토바이 바퀴의 각속도 방향은 변하지 않으며 운전자는 가속 핸들과 브레이크 조작 외에 아무 동작도 하지 않는다.)

─── 보기 ●───

ㄱ. 공기 저항이 없다면 이와 같은 현상은 발생하지 않는다.
ㄴ. 운전자의 몸무게가 클수록 그 효과에 의해 θ는 더 빨리 커진다.
ㄷ. 도약 후 공중에서 브레이크를 사용하여 뒷바퀴의 회전을 멈추게 한다면 그 효과에 의해 θ는 줄어든다.

① ㄱ   ② ㄴ   ③ ㄷ
④ ㄱ, ㄴ   ⑤ ㄴ, ㄷ

28 심화이해

2008학년도 30번

다음은 구의 역학적 에너지 보존에 대한 실험 과정의 일부를 나타낸 것이다.

〈실험 과정〉
(1) 그림과 같이 수평인 실험대 위에 경사진 궤도, 원형 궤도, 수평 궤도로 구성된 실험 장치를 설치한다.
(2) 경사진 궤도의 한 지점에 반지름 r, 질량 m인 구를 가만히 놓아 경사진 궤도, 원형 궤도, 수평 궤도를 따라 순차적으로 운동하게 한다. 수평 궤도로부터 출발점까지의 높이를 변화시키면서 구가 최고점을 통과하여 원형 궤도를 따라 운동하는 최소 높이 h를 찾는다.
(3) 높이 h인 출발점에 구를 가만히 놓은 후, 수평 궤도를 떠나는 구의 속력 v를 측정한다.
(4) 구가 폭이 좁은 궤도에서 미끄럼 없이 굴러 간다고 가정하고 에너지 보존 법칙을 이용하여 구한 v의 이론값과 (3)에서 측정한 v를 비교한다. 여기서 구의 중심을 지나는 회전축에 대한 관성 모멘트는 $\frac{2}{5}mr^2$이다.

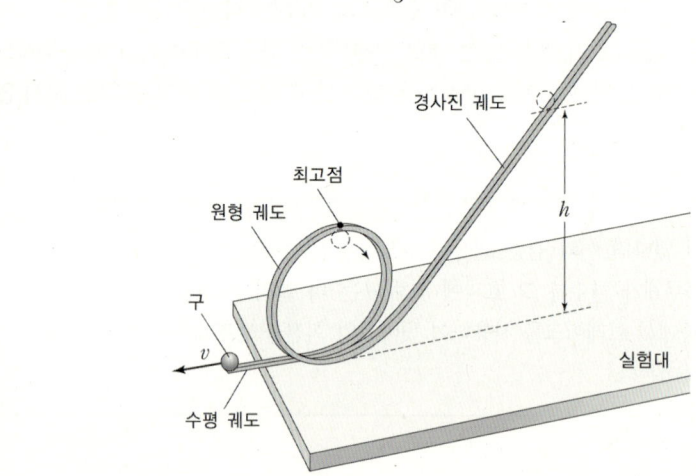

높이 h에서 구를 가만히 놓았을 때, 원형 궤도의 최고점에서 구에 작용하는 구심력의 크기와 (4)에서 구한 v의 이론값으로 가장 적절한 것은? (단, g는 중력 가속도이다.)

	구심력의 크기	v의 이론값		구심력의 크기	v의 이론값
①	0	$\sqrt{\dfrac{10}{9}gh}$	②	0	$\sqrt{\dfrac{10}{7}gh}$
③	0	$\sqrt{2gh}$	④	mg	$\sqrt{\dfrac{10}{7}gh}$
⑤	mg	$\sqrt{2gh}$			

29 [심화이해]

2009학년도 35번

그림은 중심을 지나는 고정된 회전축에 대해 일정한 각속도로 수평하게 회전하던 원반 위에 질량 m인 동일한 두 물체가 정지 상태에서 자유낙하하여 원반에 붙어 함께 회전하는 것을 나타낸 것이다. 두 물체는 회전축에 대해 대칭인 두 지점에서 동시에 낙하하였다.

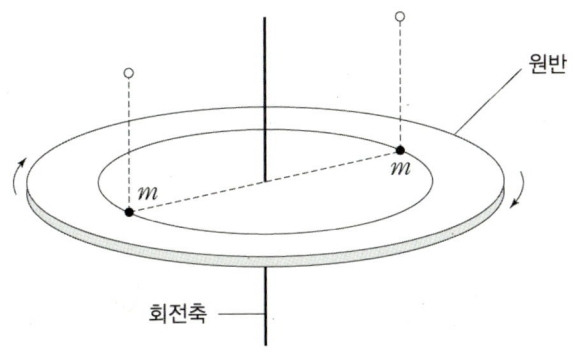

두 물체가 붙은 원반에 대한 설명으로 옳은 것을 〈보기〉에서 있는 대로 고른 것은? (단, 물체의 부피는 무시한다.)

─── 보기 ───

ㄱ. 회전축에 대한 관성 모멘트는 두 물체가 붙기 전의 원반의 관성 모멘트보다 크다.
ㄴ. 각속도는 두 물체가 붙기 전의 원반의 각속도보다 작다.
ㄷ. 회전운동에너지는 두 물체가 붙기 전의 원반의 회전운동에너지보다 크다.

① ㄴ ② ㄷ ③ ㄱ, ㄴ
④ ㄱ, ㄷ ⑤ ㄱ, ㄴ, ㄷ

30

그림 (가)는 질량이 같은 두 물체 A, B가 용수철상수 k, 길이 a인 용수철에 연결되어 마찰이 없는 수평면 위에 정지해 있는 것을 나타낸 것이다. 그림 (나)는 (가)의 용수철에 연결된 A, B가 반지름 a인 등속 원운동을 하는 것을 나타낸 것이다.

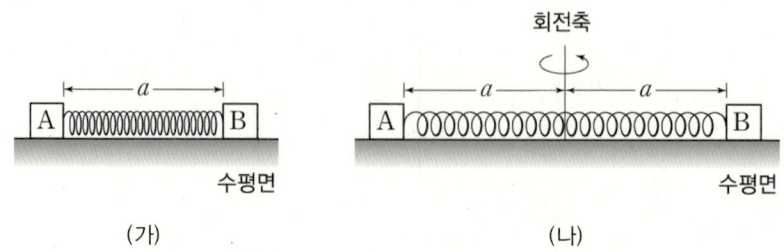

(가)   (나)

(나)에서 A, B의 회전운동에너지의 합은? (단, 물체의 크기와 용수철의 질량은 무시한다.)

① $\dfrac{1}{4}ka^2$ ② $\dfrac{1}{2}ka^2$ ③ ka^2

④ $2ka^2$ ⑤ $4ka^2$

31

그림은 xy 평면에서 속도의 크기가 일정하게 증가하는 입자의 운동 경로를 나타낸 것이다. 점선은 경로상의 두 지점 A, B에 접하는 원이며, 원의 중심은 O_A, O_B이고 반지름은 r_A, r_B $(r_A > r_B)$이다.

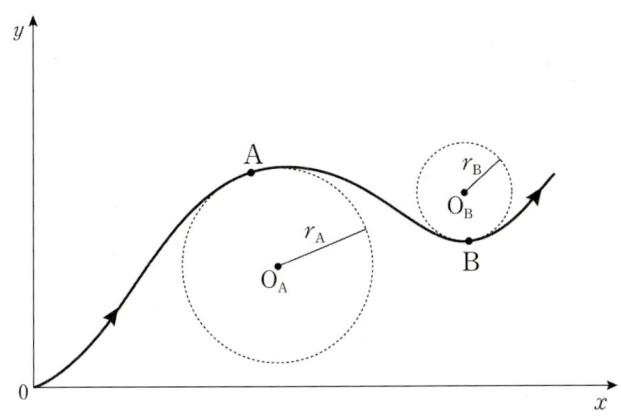

이에 대한 설명으로 옳은 것만을 〈보기〉에서 있는 대로 고른 것은?

───── 보기 ─────
ㄱ. A에서 입자에 작용하는 접선 방향의 힘의 크기는 B에서보다 작다.
ㄴ. A에서 입자의 가속도의 크기는 B에서보다 작다.
ㄷ. A에서 입자에 작용하는 O_A에 대한 토크의 크기는 B에서 입자에 작용하는 O_B에 대한 토크의 크기보다 크다.

① ㄱ   ② ㄴ   ③ ㄷ
④ ㄱ, ㄴ   ⑤ ㄴ, ㄷ

32

2005학년도 예비검사 40번

다음은 보다(Borda) 진자의 진동을 이용하여 중력 가속도를 측정하는 실험 과정의 일부를 나타낸 것이다.

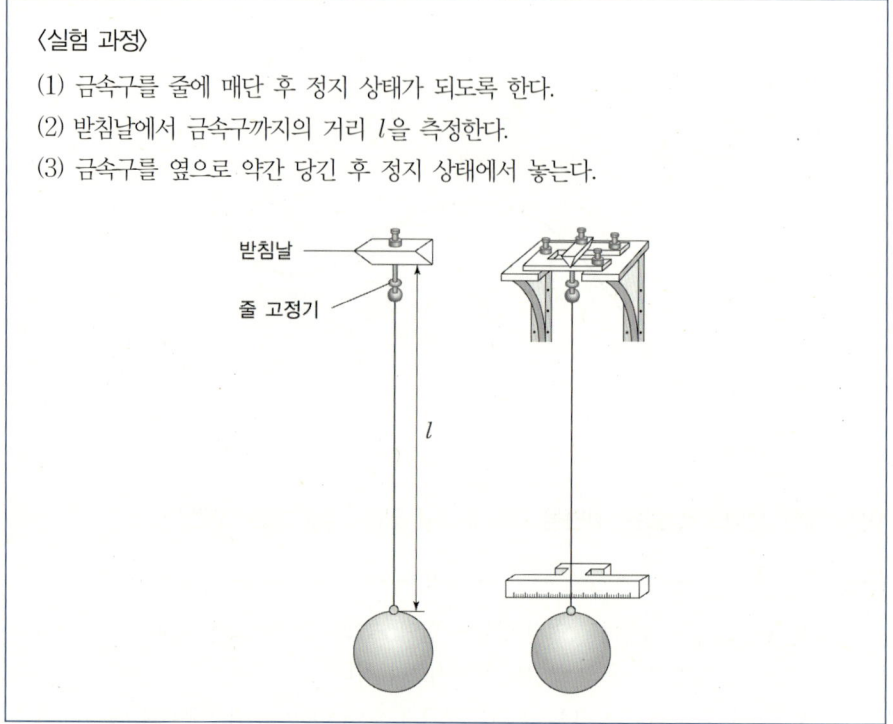

〈실험 과정〉
(1) 금속구를 줄에 매단 후 정지 상태가 되도록 한다.
(2) 받침날에서 금속구까지의 거리 l을 측정한다.
(3) 금속구를 옆으로 약간 당긴 후 정지 상태에서 놓는다.

중력 가속도를 구하기 위해서 측정해야 하는 물리량을 〈보기〉에서 있는 대로 고른 것은? (단, 받침날, 줄 고정기, 줄의 질량은 무시한다.)

● 보기 ●
ㄱ. 금속구의 질량
ㄴ. 진동 주기
ㄷ. 금속구의 반지름

① ㄴ
② ㄱ, ㄴ
③ ㄱ, ㄷ
④ ㄴ, ㄷ
⑤ ㄱ, ㄴ, ㄷ

33

다음은 용수철 진자를 이용하여 역학적 에너지 보존 법칙을 확인하는 실험 과정이다.

〈실험 과정〉
(1) 그림 (가)와 같이 용수철에 질량이 작은 추부터 차례로 매달아 용수철이 늘어난 길이 y를 측정한다.
(2) 과정 (1)에서 추의 질량을 x값, 늘어난 길이를 y 값으로 하여 그린 그래프의 기울기 a로부터 용수철 상수 k를 구한다.
(3) 그림 (나)와 같이 질량이 m인 추를 매달고, 이 추를 잡아 당겼다가 놓아 단진동을 시킨다.
(4) 단진동의 최고점과 최저점까지 늘어난 길이 y_1과 y_2를 측정한다.
(5) k, m, y_1, y_2를 이용하여 역학적 에너지 보존 법칙 식 $\boxed{A}$ 를 확인한다.

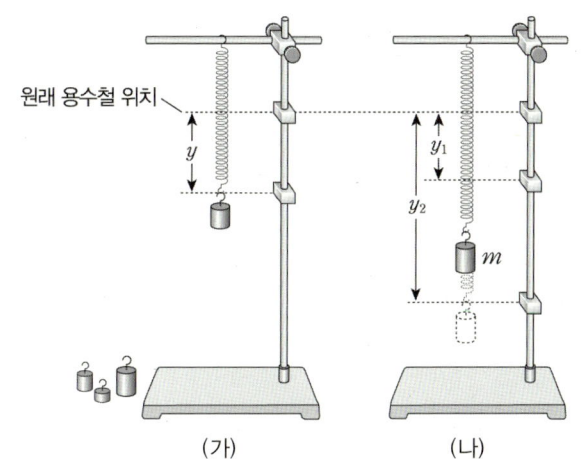

이에 대한 설명으로 옳은 것만을 〈보기〉에서 있는 대로 고른 것은? (단, 중력 가속도는 g이다.)

● 보기 ●

ㄱ. $k = \dfrac{g}{a}$ 이다.

ㄴ. 단진동의 진폭은 $\dfrac{1}{2}(y_2 - y_1)$이다.

ㄷ. (5)에서 A는 $\dfrac{1}{2}ky_2^2 - \dfrac{1}{2}ky_1^2 = mgy_2 - mgy_1$이다.

① ㄱ ② ㄷ ③ ㄱ, ㄴ
④ ㄴ, ㄷ ⑤ ㄱ, ㄴ, ㄷ

34

그림 (가)와 (나)는 길이가 $3L$인 용수철을 잘라 만든 두 용수철의 한 쪽 끝에 질량이 같은 물체 A, B를 연결한 모습을 나타낸 것이다. A, B에 동시에 같은 힘을 가하며 용수철을 서서히 압축시키다가 동시에 힘을 제거했더니 A, B가 단진동을 하였다. A의 진폭은 A_0이고, 주기는 T_0이다.

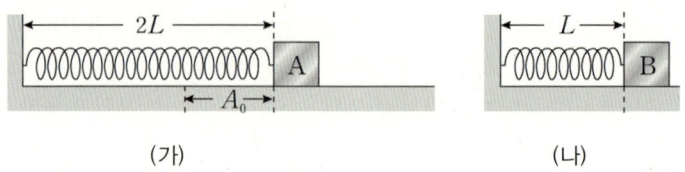

(가)   (나)

B의 진폭과 주기로 옳은 것은?

	진폭	주기
①	$\dfrac{A_0}{2}$	$\dfrac{T_0}{\sqrt{2}}$
②	$\dfrac{A_0}{2}$	$\sqrt{2}\,T_0$
③	A_0	$\dfrac{T_0}{\sqrt{2}}$
④	A_0	T_0
⑤	A_0	$\sqrt{2}\,T_0$

35

그림은 용수철 상수 k인 용수철에 연결된 질량 m_1인 물체 A에 질량 m_2인 물체 B를 접촉시킨 후 용수철을 평형 위치로부터 길이 d만큼 압축시킨 것을 나타낸 것이다. 손을 떼면, 평형 위치를 지나는 순간부터 A는 진폭 L인 단진동을 하고, B는 일정한 속력 v로 운동한다.

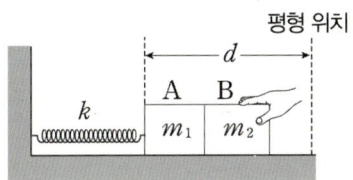

v와 L은? (단, A와 B의 크기는 무시한다.)

	v	L
①	$d\sqrt{\dfrac{2k}{m_1+m_2}}$	$d\sqrt{\dfrac{m_1}{m_1+m_2}}$
②	$d\sqrt{\dfrac{2k}{m_1+m_2}}$	$d\sqrt{\dfrac{m_2}{m_1+m_2}}$
③	$d\sqrt{\dfrac{2k}{m_1+m_2}}$	$d\sqrt{\dfrac{2m_2}{m_1+m_2}}$
④	$d\sqrt{\dfrac{k}{m_1+m_2}}$	$d\sqrt{\dfrac{m_1}{m_1+m_2}}$
⑤	$d\sqrt{\dfrac{k}{m_1+m_2}}$	$d\sqrt{\dfrac{2m_1}{m_1+m_2}}$

36

2006학년도 31번

그림은 수평면 위에서 질량이 $2m$인 물체 A가 중심이 O이고 반지름이 r인 원 궤도를 따라 일정한 속력 v로 운동하고, 질량이 m인 물체 B는 원궤도 위에 정지해 있는 모습을 모식적으로 나타낸 것이다.

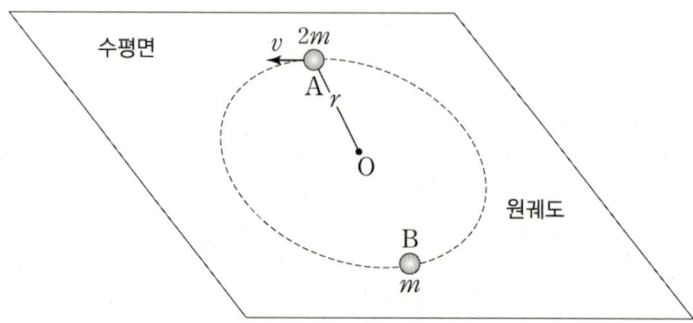

A와 B가 탄성 충돌한 후, 두 물체는 원궤도를 따라 운동한다. 이에 대한 설명으로 옳은 것을 〈보기〉에서 모두 고른 것은? (단, 물체의 크기와 모든 마찰은 무시한다.)

─── 보기 ───

ㄱ. 첫 충돌 후 A와 B의 속력의 차의 크기는 v이다.

ㄴ. 첫 충돌에서 두 번째 충돌까지 걸리는 시간은 $\dfrac{2\pi r}{v}$이다.

ㄷ. 첫 충돌에서 두 번째 충돌까지 A가 O를 중심으로 회전하는 각은 $120°$이다.

① ㄱ ② ㄴ ③ ㄱ, ㄴ
④ ㄴ, ㄷ ⑤ ㄱ, ㄴ, ㄷ

37

2012학년도 34번

그림은 물체가 수평면 상에서 v_0의 속력으로 미끄러져 반지름 R인 연직면 상의 반원 트랙을 따라 원운동을 한 후, 트랙의 끝점에서 수평 방향으로 운동하는 것을 나타낸 것이다. v_0은 물체가 트랙의 끝점까지 원운동을 하기 위한 최소 속력이다.

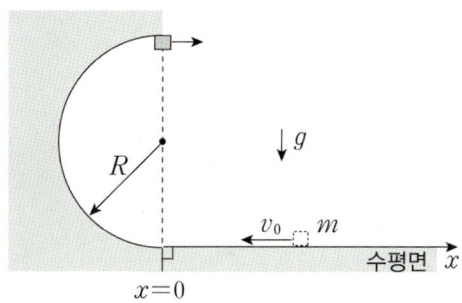

이에 대한 설명으로 옳은 것만을 〈보기〉에서 있는 대로 고른 것은? (단, 중력 가속도는 g이고, 물체의 크기, 공기 저항 및 모든 마찰은 무시한다.)

보기

ㄱ. 반원 트랙의 끝점에서 트랙이 물체에 작용하는 힘은 0이다.
ㄴ. $v_0 = 2\sqrt{Rg}$ 이다.
ㄷ. 물체는 수평면 상의 $x = 2R$인 지점에 떨어진다.

① ㄱ   ② ㄴ   ③ ㄱ, ㄷ
④ ㄴ, ㄷ   ⑤ ㄱ, ㄴ, ㄷ

38 [심화이해]

2005학년도 예비검사 38번

그림은 길이 l인 실에 매달려 정지해 있던 물체 A에 수평으로 날아온 물체 B가 충돌한 후 달라붙어 연직 평면에서 원운동을 계속하는 것을 나타낸 것이다. 두 물체의 질량이 같을 때, 물체 B가 충돌 직전 가져야 할 최소 속력은? (단, 물체의 크기, 실의 질량, 공기 저항은 무시하며, 중력 가속도 g는 일정하다.)

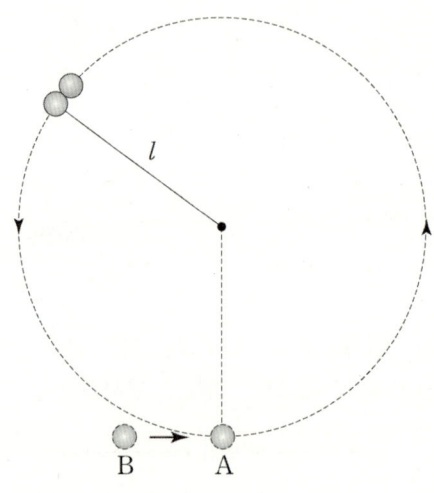

① $\sqrt{16gl}$ ② $\sqrt{18gl}$ ③ $\sqrt{20gl}$
④ $\sqrt{22gl}$ ⑤ $\sqrt{24gl}$

39

2011학년도 35번

그림은 반지름이 R인 균일한 원판이 고정된 회전축에 대해 단진동하는 것을 나타낸 것이다. 회전축은 원판에 수직이고, d는 원판의 질량 중심과 회전축 사이의 거리이다. 표는 반지름이 R로 같은 세 원판 A, B, C의 질량과 d를 나타낸 것이다.

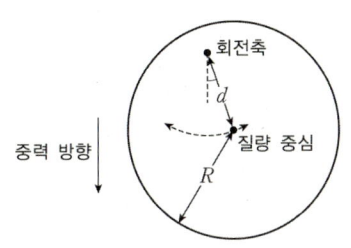

원판	질량	d
A	m	$\frac{3}{4}R$
B	m	$\frac{1}{2}R$
C	$2m$	$\frac{3}{4}R$

단진동하는 A, B, C에 대한 설명으로 옳은 것만을 〈보기〉에서 있는 대로 고른 것은?

─── 보기 ───

ㄱ. A가 단진동하는 동안 A에 작용하는 회전축에 대한 돌림힘(토크)의 크기는 일정하다.
ㄴ. 회전축에 대한 관성 모멘트는 A가 B보다 크다.
ㄷ. A와 C의 단진동 주기는 서로 같다.

① ㄱ　　② ㄴ　　③ ㄷ
④ ㄱ, ㄷ　　⑤ ㄴ, ㄷ

40

2016학년도 32번

그림과 같이 질량 m인 물체가 길이 l인 줄에 매달려 연직축 둘레를 일정한 각속도로 원운동을 하고 있다.

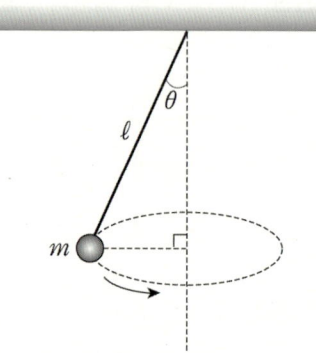

원운동의 주기는? (단, 중력 가속도는 g이고, 줄의 질량은 무시한다.)

① $2\pi\sqrt{\dfrac{l}{g}\cos\theta}$ ② $2\pi\sqrt{\dfrac{l}{g}\sin\theta}$ ③ $2\pi\sqrt{\dfrac{l}{g}\sin\theta\cos\theta}$

④ $2\pi\sqrt{\dfrac{l}{g}\tan\theta}$ ⑤ $2\pi\sqrt{\dfrac{l}{g}\cot\theta}$

PART II
유체역학

07   유체 정역학
08   유체 동역학

01

그림 (가)는 밀도가 균일한 직육면체 나무도막 M을 밀도가 ρ_A로 균일한 액체 A에 넣었을 때 나무도막 부피의 $\frac{7}{9}$이 A에 잠긴 것을, (나)는 M을 밀도가 ρ_B로 균일한 액체 B에 넣었을 때 나무도막 부피의 $\frac{5}{8}$가 B에 잠긴 것을 나타낸 것이다.

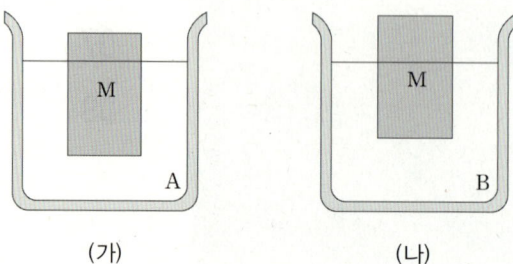

(가)   (나)

$\dfrac{\rho_A}{\rho_B}$는? (단, M은 A, B를 흡수하지 않는다.)

① $\dfrac{11}{72}$ ② $\dfrac{16}{27}$ ③ $\dfrac{45}{56}$

④ $\dfrac{56}{45}$ ⑤ $\dfrac{27}{16}$

02

2009학년도 36번

그림과 같이 추가 놓여 있는 비압축성 액체 내에 질량 m, 부피 V_1인 물체가 부피 V_2인 풍선에 매달려 정지해 있다.

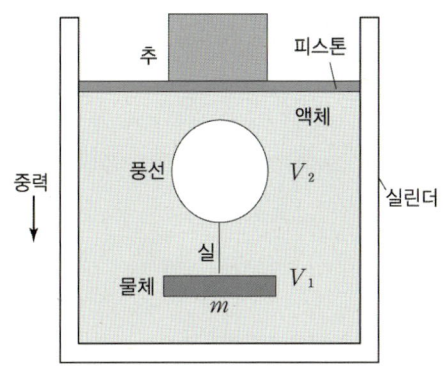

이에 대한 설명으로 옳은 것만을 〈보기〉에서 있는 대로 고른 것은? (단, 피스톤과 실린더 사이의 마찰, 액체의 점성, 풍선의 질량, 풍선 속의 기체의 질량, 실의 질량은 모두 무시하고, 액체의 밀도는 균일하다.)

---- 보기 ----

ㄱ. 액체의 밀도는 $\dfrac{m}{V_2}$ 보다 크다.

ㄴ. 물체를 아래쪽으로 당겨 정지 상태에서 놓으면 물체는 위쪽으로 움직인다.

ㄷ. 추를 하나 더 올려놓으면 물체는 아래쪽으로 움직인다.

① ㄱ   ② ㄷ   ③ ㄱ, ㄴ
④ ㄴ, ㄷ   ⑤ ㄱ, ㄴ, ㄷ

03

2006학년도 32번

그림은 물체가 풍선에 매달려 액체 속에 뜬 채로 정지해 있는 모습을 나타낸 것이다. 물체와 풍선의 부피는 각각 V와 $5V$이다.

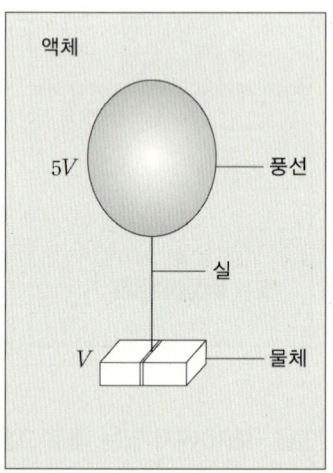

물체와 풍선 사이의 실을 끊은 직후 물체의 가속도는? (단, 액체의 점성, 풍선의 질량, 풍선 속 공기의 질량, 실의 질량은 모두 무시하고, 중력가속도는 g이며, 액체의 밀도는 균일하다.)

① $\dfrac{1}{6}g$ ② $\dfrac{1}{5}g$ ③ $\dfrac{1}{4}g$

④ $\dfrac{4}{5}g$ ⑤ $\dfrac{5}{6}g$

04

그림 (가)는 액체로 채워진 U자관의 피스톤 A 위로 모래를 조금씩 떨어뜨리는 것을 나타낸 것이다. 피스톤 A, B의 면적은 각각 S_A, S_B이다. 그림 (나)는 A위에 떨어진 모래의 질량 m에 따른 액체 기둥의 높이차 h를 나타낸 것이며, 직선의 기울기는 a이다.

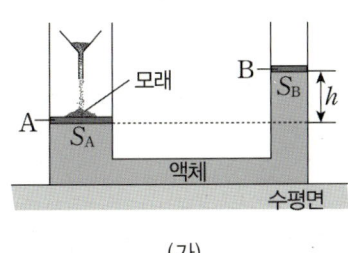
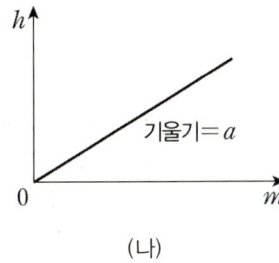

(가)   (나)

액체의 밀도는? (단, 피스톤의 질량 및 피스톤과 U자관 사이의 마찰은 무시한다.)

① $\dfrac{1}{aS_A}$ ② $\dfrac{1}{aS_B}$ ③ $\dfrac{1}{a(S_A - S_B)}$

④ $\dfrac{1}{a(S_A + S_B)}$ ⑤ $\dfrac{2}{a(S_A + S_B)}$

05

그림은 액체 속에서 반지름이 R인 구형 물체가 정지 상태에서 연직 방향으로 낙하하여 충분한 시간이 경과한 후 일정한 속력 v_T에 도달한 모습을 나타낸 것이다. 물체와 액체의 밀도는 각각 ρ와 ρ_F로 일정하다. 이 물체의 속력이 v일 때, 물체가 받는 액체에 의한 저항력의 크기는 bRv이다.

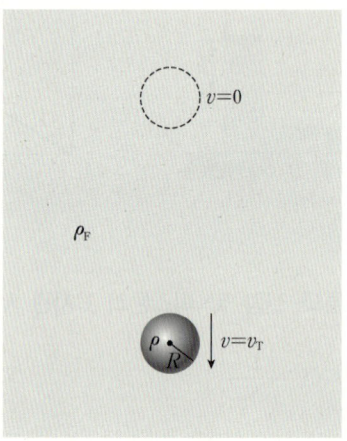

이에 대한 설명으로 옳은 것만을 〈보기〉에서 있는 대로 고른 것은? (단, b는 양의 상수이고 중력 가속도는 g이다.)

---- 보기 ----

ㄱ. 출발하는 순간 물체의 가속도 크기는 $\dfrac{\rho - \rho_F}{\rho}g$이다.

ㄴ. 속력이 v_T일 때, 물체에 작용하는 부력의 크기는 물체에 작용하는 중력의 크기와 같다.

ㄷ. v_T는 R^2에 비례한다.

① ㄱ   ② ㄴ   ③ ㄱ, ㄷ
④ ㄴ, ㄷ   ⑤ ㄱ, ㄴ, ㄷ

06

2008학년도 29번

그림과 같이 지면에 놓여 있는 동일한 실린더 A, B의 피스톤이 도르래에 걸쳐 있는 줄로 각각 동일한 물체와 연결되어 있다. 각 물체는 밀도가 ρ_1, ρ_2인 액체에 각각 잠겨 정지해 있다. A, B에는 같은 몰수, 같은 온도의 이상기체가 들어있고, 피스톤의 질량은 서로 같다. A에서 이상기체의 부피는 B에서보다 크다.

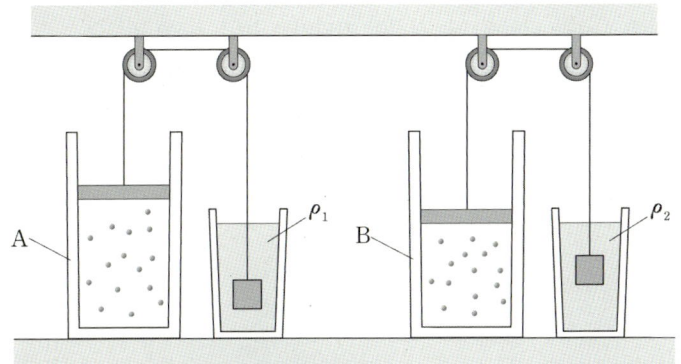

이에 대한 설명으로 옳은 것을 〈보기〉에서 있는 대로 고른 것은? (단, 줄의 질량과 모든 마찰은 무시하고, 줄은 팽팽하게 유지된다.)

─── 보기 ───

ㄱ. A에서 이상기체의 압력은 B에서보다 작다.
ㄴ. A의 피스톤에 연결된 줄의 장력은 B의 피스톤에 연결된 줄의 장력보다 크다.
ㄷ. ρ_1은 ρ_2보다 작다.

① ㄱ ② ㄷ ③ ㄱ, ㄴ
④ ㄴ, ㄷ ⑤ ㄱ, ㄴ, ㄷ

07

2012학년도 36번

다음은 물체의 비중을 측정하는 실험 과정을 나타낸 것이다.

〈실험 과정〉
(1) 그림과 같이 비중 측정 장치를 설치한다.
(2) 용수철에 시료를 달지 않았을 때, 용수철의 눈금 지침이 가리키는 눈금 n_0을 읽는다.
(3) 용수철에 시료를 달았을 때, 지침이 가리키는 눈금 n_1을 읽는다.
(4) 비커 속의 물의 온도 T를 측정한 후, 비커를 받침대 위에 올려놓는다.
(5) 용수철에 시료를 달고 받침대를 올려 시료가 물에 완전히 잠기게 한 후, 지침이 가리키는 눈금 n_2를 읽는다.
(6) n_0, n_1, n_2 및 온도 T에서 물의 비중 S_T를 사용하여 시료의 비중 S를 계산한다.

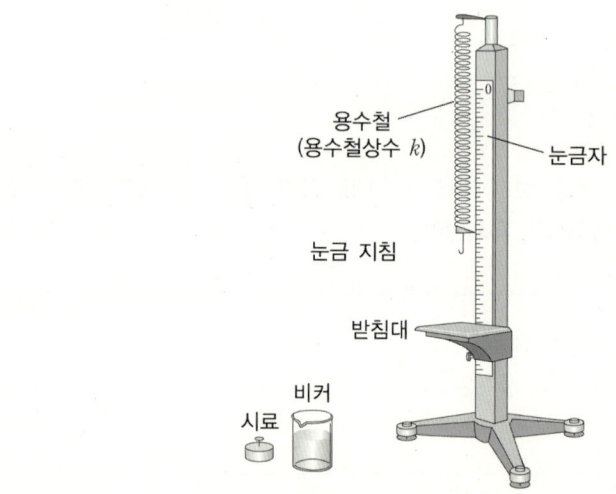

이에 대한 설명으로 옳은 것만을 〈보기〉에서 있는 대로 고른 것은?

─ 보기 ─
ㄱ. 시료에 작용하는 부력의 크기는 $k(n_1 - n_2)$이다.
ㄴ. 과정 (6)에서, $S = \left(\dfrac{n_1 - n_0}{n_1 - n_2}\right) S_T$이다.
ㄷ. 시료와 재질은 같고 부피는 2배인 다른 시료로 측정하면, 비중은 $2S$이다.

① ㄱ ② ㄴ ③ ㄷ
④ ㄱ, ㄴ ⑤ ㄴ, ㄷ

08

그림은 정맥 주사를 맞고 있는 모습을 모식적으로 나타낸 것이다. 주사 바늘로부터 밀도가 $1100\,\text{kg/m}^3$인 주사액 윗면까지의 높이는 h이고, 정맥의 혈압은 대기압보다 $2200\,\text{N/m}^2$만큼 높다.

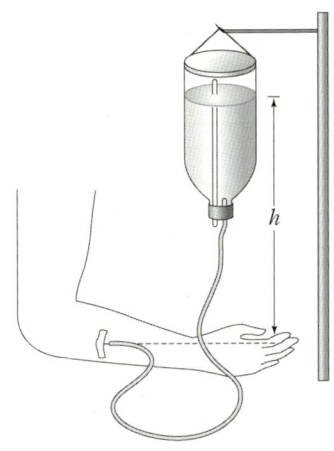

주사액이 $0.2\,\text{m/s}$의 속력으로 정맥 속으로 주입되고 있을 때 높이 h에 가장 가까운 값은? (단, 중력 가속도는 $9.8\,\text{m/s}^2$이고, 병 속의 공간은 대기압으로 유지되며, 주사액의 점성을 무시한다.)

① $0.15\,\text{m}$ ② $0.20\,\text{m}$ ③ $0.25\,\text{m}$
④ $0.30\,\text{m}$ ⑤ $0.35\,\text{m}$

09

2014학년도 36번

그림과 같이 밀도 ρ인 이상 유체가 단면적이 각각 $3S$, S, $2S$인 세 부분으로 이루어진 관 속을 정상 흐름으로 통과하고 있다. 점 A, B, C는 수평면으로부터 높이가 모두 같고, B에서 유체의 속력은 v이다.

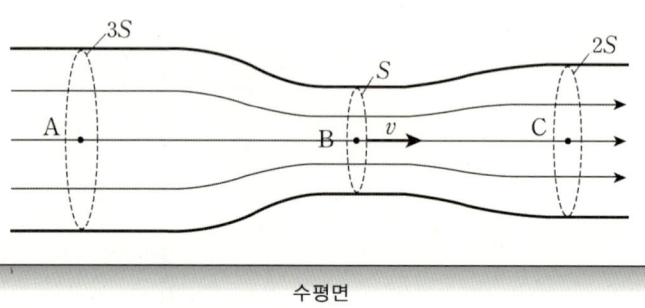

수평면

A, C에서 압력이 각각 P_A, P_C일 때, $P_A - P_C$는?

① $\dfrac{1}{72}\rho v^2$ ② $\dfrac{5}{72}\rho v^2$ ③ $\dfrac{7}{72}\rho v^2$

④ $\dfrac{11}{72}\rho v^2$ ⑤ $\dfrac{13}{72}\rho v^2$

10 심화이해

2013학년도 36번

그림과 같이 이상 유체가 관 속의 영역 Ⅰ, Ⅱ, Ⅲ을 정상 흐름으로 통과하고 있다. Ⅰ, Ⅱ, Ⅲ에서 관의 단면적은 $A_1, A_2, A_3 (A_1 > A_2 > A_3)$이고, 유체의 속력은 v_1, v_2, v_3이며, 압력은 P_1, P_2, P_3이다. Ⅰ과 Ⅱ, Ⅰ과 Ⅲ의 관의 높이 차는 h이다.

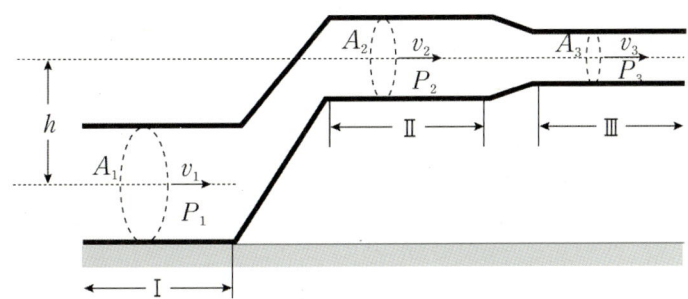

이에 대한 설명으로 옳은 것만을 〈보기〉에서 있는 대로 고른 것은?

──── 보기 ────

ㄱ. $v_1 < v_2$이다.
ㄴ. h가 클수록 v_2는 작아진다.
ㄷ. $P_2 < P_3$이다.

① ㄱ ② ㄷ ③ ㄱ, ㄴ
④ ㄴ, ㄷ ⑤ ㄱ, ㄴ, ㄷ

11 심화이해

그림은 주사기 안에 들어 있는 밀도 ρ인 유체가, 단면적이 각각 S, $\dfrac{S}{9}$인 영역 I, II에서 속력 v_1, v_2로 흐르는 것을 나타낸 것이다. I, II에서 유체의 압력은 각각 P_1, P_2이다.

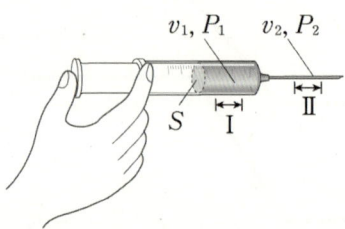

v_2는? (단, 유체는 베르누이 법칙을 만족한다.)

① $\sqrt{\dfrac{81(P_1 - P_2)}{100\rho}}$ ② $\sqrt{\dfrac{81(P_1 - P_2)}{80\rho}}$ ③ $\sqrt{\dfrac{81(P_1 - P_2)}{60\rho}}$

④ $\sqrt{\dfrac{81(P_1 - P_2)}{40\rho}}$ ⑤ $\sqrt{\dfrac{81(P_1 - P_2)}{20\rho}}$

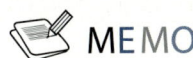

2018 학년도 대비
MD for PEET
물리추론

2018 MEGAMD
PHARMACY EDUCATION ELIGIBILITY TEST

PART III
열역학

09   기체분자운동론
10   열역학 법칙

01

2010학년도 39번

그림은 부피 V, 부피 팽창 계수 β, 온도 20℃ 인 금속과 단열 용기에 담긴 온도 40℃ 인 액체를 나타낸 것이다. 금속의 질량과 액체의 질량은 같고, 액체의 비열은 금속 비열의 4배이다. 금속을 액체에 넣은 후 금속과 액체가 온도 T에서 열평형 상태가 되었을 때, 금속의 부피와 금속의 엔트로피의 변화량은 각각 ΔV, ΔS이다.

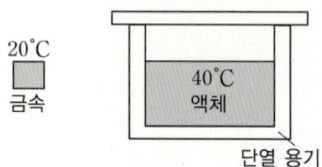

이에 대한 설명으로 옳은 것만을 〈보기〉에서 있는 대로 고른 것은? (단, 비열과 부피 팽창 계수의 온도에 따른 변화와 공기의 열역학적 변화는 무시한다.)

─── 보기 ───

ㄱ. $T = 36℃$ 이다.

ㄴ. $\dfrac{\Delta V}{V} = 16\beta$ 이다.

ㄷ. $\Delta S > 0$ 이다.

① ㄱ   ② ㄷ   ③ ㄱ, ㄴ
④ ㄴ, ㄷ   ⑤ ㄱ, ㄴ, ㄷ

02

2014학년도 37번

그림은 단열 용기에 담긴 90℃인 물과 0℃인 얼음을 나타낸 것이다. 물과 얼음의 질량은 같다.

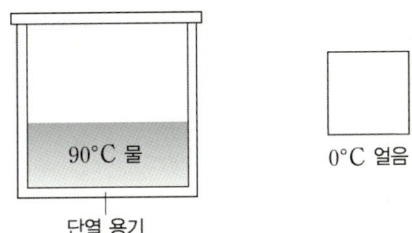

얼음을 물에 넣은 후 얼음이 모두 녹아 열평형 상태가 되었을 때, 물의 온도(℃)는? (단, 얼음의 녹는점은 0℃, 얼음의 융해열은 $L(\text{J/kg})$, 물의 비열은 $c(\text{J/kg℃})$이다.)

① $45 - \dfrac{L}{4c}$ ② $45 - \dfrac{L}{2c}$ ③ 45

④ $45 + \dfrac{L}{2c}$ ⑤ $45 + \dfrac{L}{4c}$

03

2007학년도 25번

그림은 온도 단위가 °Z인 어떤 온도 체계에 따라 0에서 30°Z까지 피스톤으로 밀폐된 두 실린더에 각각 담겨져 있는 이상기체 A, B의 부피를 나타낸 것이다. A, B의 압력은 일정하게 유지되며 서로 같다.

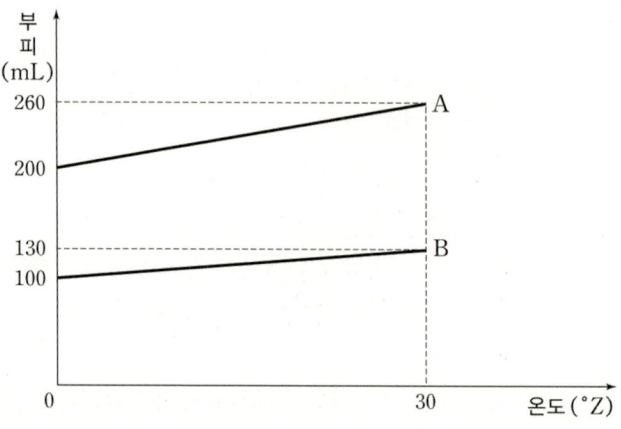

이에 대한 설명으로 옳은 것을 〈보기〉에서 있는 대로 고른 것은? (단, 1°Z 온도 변화를 나타내는 눈금의 크기는 일정하다.)

―― 보기 ――

ㄱ. A의 몰수는 B의 몰수의 2배이다.
ㄴ. 절대온도 0K는 −100°Z에 해당한다.
ㄷ. 100°Z에서 B의 부피는 200 mL가 된다.

① ㄴ　　　② ㄷ　　　③ ㄱ, ㄴ
④ ㄱ, ㄷ　　⑤ ㄱ, ㄴ, ㄷ

04

그림은 부피가 V인 실린더 내부에 1몰의 이상기체가 들어 있고, 피스톤 위의 수조에 물이 들어 있는 것을 나타낸 것이다. 실린더는 수평면 위에 놓여 있고, 면적이 A인 피스톤은 정지 상태에 있다.

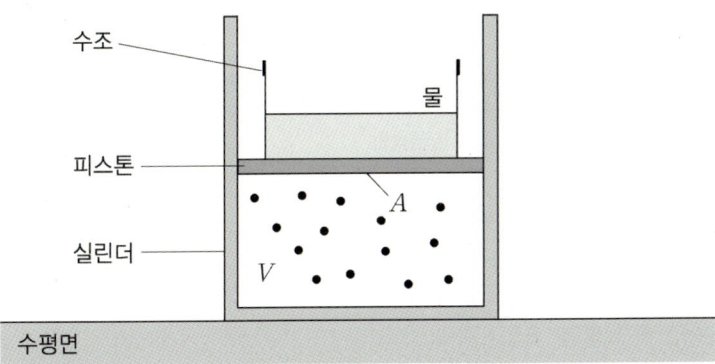

이상기체가 들어 있는 실린더 내부의 온도를 ΔT만큼 증가시키는 동시에 수조에 담긴 물의 질량을 ΔM만큼 증가시킬 때, V를 일정하게 유지하기 위한 $\dfrac{\Delta M}{\Delta T}$은? (단, 실린더와 피스톤은 단열재로 만들어져 있고, 실린더와 피스톤 사이의 마찰은 무시하며, 외부 기압은 일정하다. 중력 가속도는 g, 기체상수는 R이다.)

① $\dfrac{RA}{2gV}$　　② $\dfrac{RA}{gV}$　　③ $\dfrac{3RA}{2gV}$

④ $\dfrac{RV}{gA^2}$　　⑤ $\dfrac{3RV}{2gA^2}$

05

2015학년도 37번

그림과 같이 금속판에 의해 같은 부피로 나뉜 단열된 상자의 두 공간 A와 B에 질량이 각각 m, $2m$인 1몰의 단원자 분자 이상 기체가 들어 있다. A와 B에서 기체의 압력은 서로 같다.

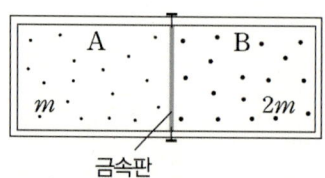

금속판

A와 B에서 같은 물리량만을 〈보기〉에서 있는 대로 고른 것은?

─── 보기 ───

ㄱ. 분자의 제곱 평균 제곱근 속력
ㄴ. 기체의 내부 에너지
ㄷ. 단위 시간당 금속판에 충돌하는 분자의 평균 개수

① ㄱ　　② ㄴ　　③ ㄱ, ㄷ
④ ㄴ, ㄷ　　⑤ ㄱ, ㄴ, ㄷ

06

그림과 같이 부피가 V, $2V$인 용기 A, B에 동일한 단원자 이상 기체의 분자가 각각 N, $2N$개씩 들어 있다. A, B 내부의 압력은 p로 서로 같다.

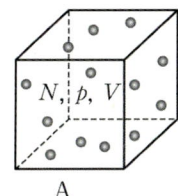
A

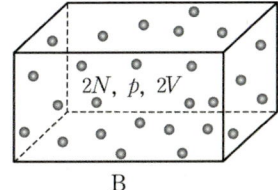
B

A, B의 기체의 물리량이 같은 것만을 〈보기〉에서 있는 대로 고른 것은?

─── 보기 ───

ㄱ. 온도
ㄴ. 내부 에너지
ㄷ. 기체 분자의 제곱 평균 제곱근(root-mean-square) 속력

① ㄱ   ② ㄴ   ③ ㄱ, ㄷ
④ ㄴ, ㄷ   ⑤ ㄱ, ㄴ, ㄷ

07

그림과 같이 부피가 같은 단열된 용기 A, B에 단원자 분자 이상 기체가 들어있다. A와 B의 기체의 압력은 P, $2P$이고 온도는 T, $2T$이다.

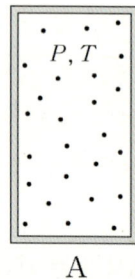
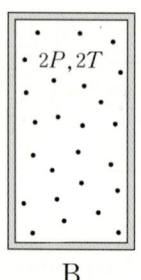

A와 B의 기체 분자의 평균 운동 에너지를 각각 E_A, E_B라 할 때, $\dfrac{E_A}{E_B}$는?

① $\dfrac{1}{2}$
② $\dfrac{1}{\sqrt{2}}$
③ 1
④ $\sqrt{2}$
⑤ 2

08

그림은 두 가지 물질 (가)와 (나)를 접합하여 만든 건물 벽 단면의 일부를 모식적으로 나타낸 것이다. A, B, C는 각 경계면을 표시하며, 실내 온도와 외부 온도는 각각 30℃와 0℃로 유지된다.

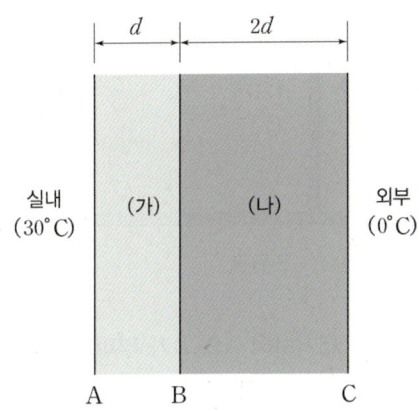

(가)와 (나)의 두께는 각각 d와 $2d$이고, 열전도도는 (가)가 (나)의 2배라고 할 때, 보기의 설명 중 옳은 것을 있는 대로 고른 것은? (단, 단위 시간당 전달되는 열량은 두 지점의 온도 차에 비례하고, 거리에 반비례한다.)

— 보기 —

ㄱ. 단위 시간당 면 A를 통과하는 열량은 면 C를 통과하는 열량보다 크다.
ㄴ. 면 A, B 사이의 온도 차는 면 B, C 사이의 온도 차보다 작다.
ㄷ. 면 B에서의 온도는 25℃이다.

① ㄱ ② ㄴ ③ ㄱ, ㄴ
④ ㄴ, ㄷ ⑤ ㄱ, ㄴ, ㄷ

09

2006학년도 35번

그림은 단열재로 만들어진 상자의 두 공간 A와 B에 각각 1몰의 이상기체가 들어 있는 것을 나타낸 것이다. A와 B는 금속판과 단열판에 의해 나뉘어져 있다. A와 B의 부피는 각각 V와 $2V$, 온도는 각각 T와 $2T$이다.

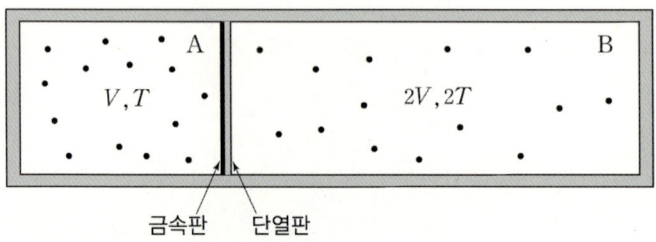

금속판은 남겨 두고 단열판을 제거하여 A와 B가 부피의 변화 없이 동일한 온도가 될 때, 이에 대한 설명으로 옳은 것을 〈보기〉에서 있는 대로 고른 것은? (단, 금속판과 단열판의 부피는 무시한다.)

― 보기 ―

ㄱ. A와 B는 온도가 $1.5T$인 열적 평형 상태에 도달한다.
ㄴ. 온도가 변하는 동안 A의 압력은 감소한다.
ㄷ. 온도가 변하는 동안 B에 있는 이상기체의 엔트로피는 항상 증가한다.

① ㄱ ② ㄴ ③ ㄱ, ㄷ
④ ㄴ, ㄷ ⑤ ㄱ, ㄴ, ㄷ

10

2012학년도 39번

그림 (가)는 질량 M인 모래가 놓인 단열 실린더 내의 단원자 분자 이상기체가 단열 피스톤 1과 2에 의해 A, B로 나뉘어져 있는 것을 나타낸 것이다. 이상기체는 평형 상태에 있고, A와 B의 부피는 각각 $2V$, V이며, 절대 온도는 각각 $3T$, T이다. 그림 (나)는 (가)의 피스톤 1 위에 놓인 모래를 서서히 증가시켜 질량이 $2M$이 되었을 때 이상기체가 평형 상태에 있는 것을 나타낸 것이다.

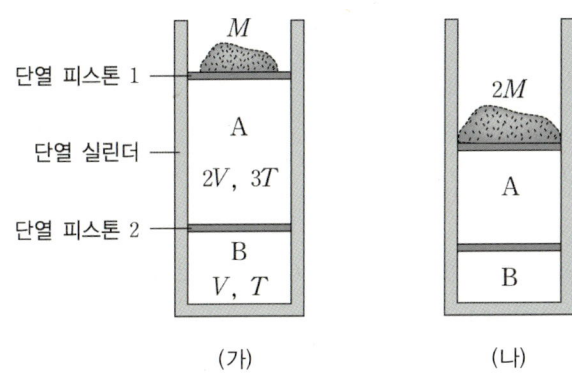

이에 대한 설명으로 옳은 것만을 〈보기〉에서 있는 대로 고른 것은? (단, 피스톤의 질량, 실린더와 피스톤 사이의 마찰은 무시한다.)

─── 보기 ●───
ㄱ. (가)에서 기체 분자 수는 A가 B보다 크다.
ㄴ. (나)에서 A와 B의 부피 비는 2 : 1이다.
ㄷ. (가) → (나) 과정에서 내부에너지 변화량은 B가 A보다 크다.

① ㄴ   ② ㄷ   ③ ㄱ, ㄴ
④ ㄱ, ㄷ   ⑤ ㄴ, ㄷ

11 심화이해

2016학년도 34번

그림과 같이 움직일 수 있는 금속판에 의해 나뉜 단열된 상자의 두 공간에 들어 있는 이상 기체 A, B가 평형을 유지한 상태에서 금속판이 정지해 있다. A와 B의 압력, 부피, 분자의 개수는 각각 P_1, V_1, N_1과 P_2, V_2, N_2이다.

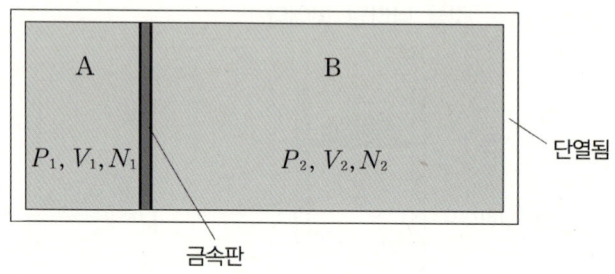

이에 대한 설명으로 옳은 것만을 〈보기〉에서 있는 대로 고른 것은? (단, 금속판과 상자 사이의 마찰은 무시한다.)

---- 보기 ----

ㄱ. $P_1 = P_2$

ㄴ. $\dfrac{V_1}{N_1} = \dfrac{V_2}{N_2}$

ㄷ. $N_1 = N_2$

① ㄱ ② ㄴ ③ ㄷ
④ ㄱ, ㄴ ⑤ ㄱ, ㄷ

12

그림 (가)는 일정량의 이상 기체가 A → B → C → D → A를 따라 순환하는 열역학적 과정에서 기체의 상태를 압력 p와 부피 V로 나타낸 그래프이다. A → B와 C → D는 등온 과정이고, B → C와 D → A는 단열 과정이다. 그림 (나)는 (가)의 과정에서 기체의 상태를 엔트로피 S와 온도 T로 나타낸 그래프이다.

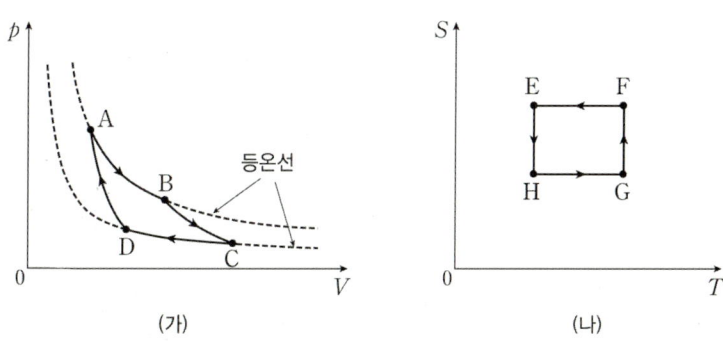

이에 대한 설명으로 옳은 것만을 〈보기〉에서 있는 대로 고른 것은?

―――― 보기 ――――
ㄱ. (가)의 B → C 과정은 (나)의 F → E 과정에 해당한다.
ㄴ. (나)의 H → G 과정에서 기체는 팽창한다.
ㄷ. (나)의 G → F 과정에서 흡수한 열량은 E → H 과정에서 방출한 열량과 같다.

① ㄱ ② ㄴ ③ ㄱ, ㄷ
④ ㄴ, ㄷ ⑤ ㄱ, ㄴ, ㄷ

13

2012학년도 40번

그림은 어느 열기관의 순환 과정을 온도-엔트로피($T-S$) 도표로 나타낸 것이다. a → b 과정과 c → d 과정에서 기체의 엔트로피는 일정하고, b → c 과정과 d → a 과정에서 기체의 부피는 일정하다.

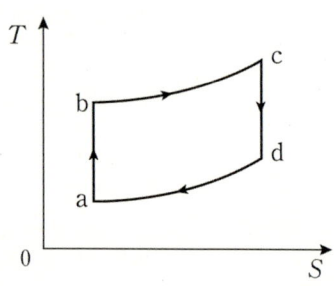

이 열기관의 순환 과정에 대한 설명으로 옳은 것만을 〈보기〉에서 있는 대로 고른 것은? (단, 기체는 이상기체이다.)

―― 보기 ――

ㄱ. a → b 과정에서 기체의 부피는 증가한다.
ㄴ. b → c 과정에서 기체의 내부에너지는 증가한다.
ㄷ. 폐곡선 내부의 면적은 한 순환 과정 동안 기체가 외부에 한 알짜 일과 같다.

① ㄱ ② ㄷ ③ ㄱ, ㄴ
④ ㄴ, ㄷ ⑤ ㄱ, ㄴ, ㄷ

14

2013학년도 38번

그림 (가)는 압력 P_0, 부피 V_0인 이상 기체가 들어 있는 실린더를 나타낸 것이다. 그림 (나)는 (가)의 기체에 열을 서서히 가해 부피를 $2V_0$으로 팽창시킨 것을, (다)는 (나)의 상태에서 피스톤에 힘을 가해 기체의 부피를 V_0으로 압축시킨 것을 나타낸 것이다.

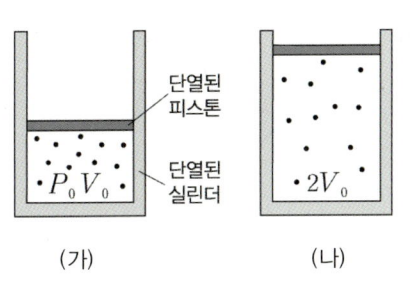
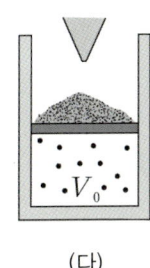

(가) → (나) → (다) 과정에서 기체의 압력과 부피의 관계를 가장 적절하게 나타낸 것은? (단, 그래프의 점선 곡선들은 등온 곡선이고, 실린더와 피스톤 사이의 마찰은 무시한다.)

①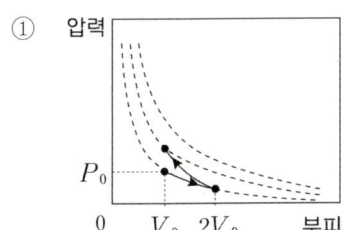

②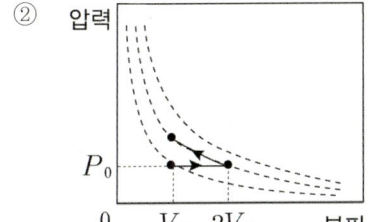

③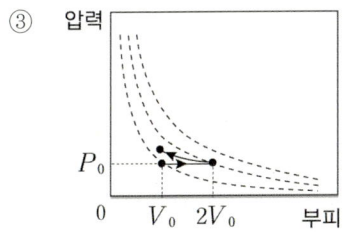

④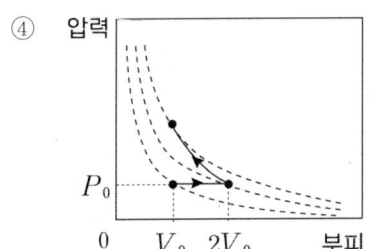

⑤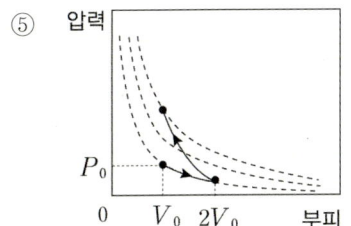

15

그림은 1몰의 이상기체가 상태 a → b → c로 변하는 열역학적 과정에서 압력 P와 부피 V 사이의 관계를 나타내는 그래프이다.

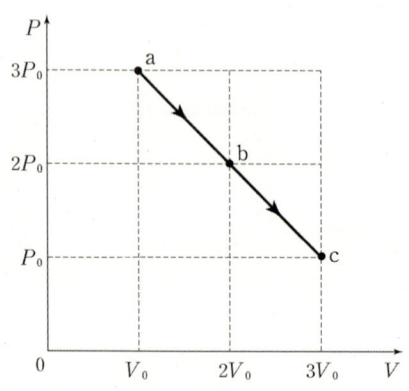

이에 대한 설명으로 옳은 것만을 〈보기〉에서 있는 대로 고른 것은?

----- 보기 -----

ㄱ. a와 c에서 이상기체의 온도는 서로 같다.
ㄴ. a → c 과정에서 이상기체의 내부에너지는 b에서 가장 크다.
ㄷ. a → b 과정에서 이상기체가 외부로부터 받은 열은 $\frac{5}{2}P_0V_0$이다.

① ㄱ   ② ㄷ   ③ ㄱ, ㄴ
④ ㄴ, ㄷ   ⑤ ㄱ, ㄴ, ㄷ

16

2009학년도 40번

그림은 실외 온도가 0℃인 어느 겨울날에 난방기를 이용하여 실내온도를 20℃로 유지하는 건물을 나타낸 것이다.

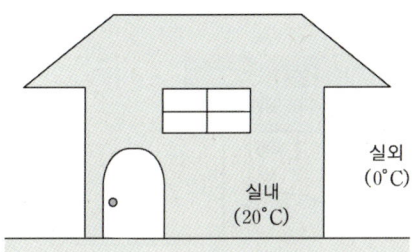

난방기가 작동을 멈추어 실내 온도가 내려가는 동안, 이에 대한 설명으로 옳은 것만을 〈보기〉에서 있는 대로 고른 것은? (단, 모든 열역학적 과정은 준정적으로 일어난다.)

— 보기 —

ㄱ. 건물 내부의 엔트로피는 감소한다.
ㄴ. 건물 내부와 외부의 엔트로피 총합은 변화가 없다.
ㄷ. 단위 시간당 벽을 통과하는 열량은 감소한다.

① ㄴ　　② ㄷ　　③ ㄱ, ㄴ
④ ㄱ, ㄷ　　⑤ ㄱ, ㄴ, ㄷ

17

2005학년도 31번

그림은 어떤 열기관을 모식적으로 나타낸 것이다. 이 열기관은 온도가 600 K인 열원 A로부터 500 J의 열을 흡수하여 200 J의 일을 하고, 온도가 300 K인 열원 B로 300 J의 열을 방출한다.

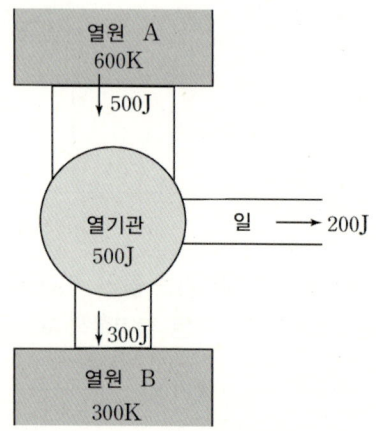

이에 대한 설명 중 옳은 것을 〈보기〉에서 있는 대로 고른 것은?

─────────── 보기 ●───────────
ㄱ. 이 열기관의 열효율은 40%이다.
ㄴ. 열원 A와 열원 B의 엔트로피 변화량의 합은 0이다.
ㄷ. 열원 A와 열원 B 사이에서 작동하는 카르노 기관이 500 J의 열을 흡수하면 240 J의 일을 한다.

① ㄱ   ② ㄴ   ③ ㄷ
④ ㄱ, ㄴ   ⑤ ㄴ, ㄷ

18

그림은 1몰의 이상 기체의 상태가 A → B → C → A를 따라 변화할 때 부피와 절대 온도를 나타낸 것이다. A → B 과정은 등적 과정, B → C 과정은 단열 과정, C → A 과정은 등온 과정이다.

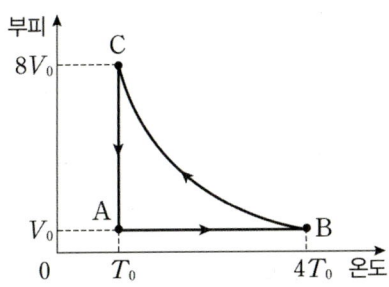

이에 대한 설명으로 옳은 것만을 〈보기〉에서 있는 대로 고른 것은? (단, 기체 상수는 R이다.)

― 보기 ―

ㄱ. B에서의 압력은 C에서의 8배이다.
ㄴ. A → B 과정에서 기체가 흡수한 열은 B → C 과정에서 기체가 한 일과 같다.
ㄷ. 한 순환 과정 동안 기체가 한 일은 $3RT_0 \ln 2$이다.

① ㄱ ② ㄴ ③ ㄱ, ㄷ
④ ㄴ, ㄷ ⑤ ㄱ, ㄴ, ㄷ

19

그림은 1몰의 이상기체가 상태 A → B → C → D → A를 따라 순환하는 열역학적 과정에서 압력 P와 부피 V 사이의 관계를 나타낸 그래프이다. A → B는 등압 과정, C → D는 등적 과정, B → C와 D → A는 등온 과정이다.

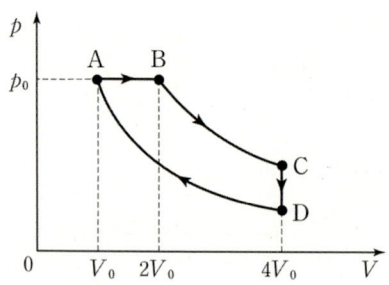

A → B → C → D → A의 과정 동안 기체가 한 일은?

① $p_0 V_0 \ln 2$ ② $p_0 V_0$ ③ $2 p_0 V_0 \ln 2$

④ $2 p_0 V_0$ ⑤ $3 p_0 V_0 \ln 2$

20

그림은 일정량의 이상 기체의 상태가 A → B → C → D를 따라 변할 때 압력과 절대온도를 나타낸 것이다. A → B, C → D 과정은 등압 과정, B → C, D → A 과정은 등온 과정이다.

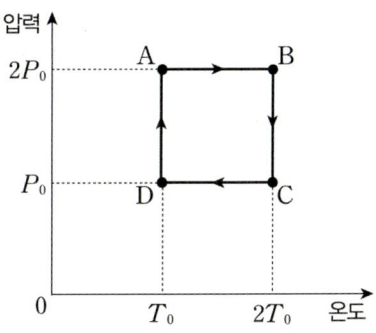

이에 대한 설명으로 옳은 것만을 〈보기〉에서 있는 대로 고른 것은?

─── 보기 ───

ㄱ. 기체의 부피는 C에서가 A에서의 2배이다.
ㄴ. A → B 과정에서 기체가 한 일은 C → D 과정에서 기체가 받은 일과 같다.
ㄷ. B → C 과정에서 기체의 엔트로피 증가량과 D → A 과정에서 기체의 엔트로피 감소량은 같다.

① ㄱ ② ㄴ ③ ㄷ
④ ㄴ, ㄷ ⑤ ㄱ, ㄴ, ㄷ

21

그림은 1몰의 이상기체의 상태가 A → B → C → A를 따라 변화할 때 부피와 압력의 관계를 나타낸 것이다. A → B는 등압 과정, B → C는 단열 과정, C → A는 등온 과정이다. A, B에서의 부피는 각각 V_0, $2V_0$이고, A에서의 온도는 T_0이다.

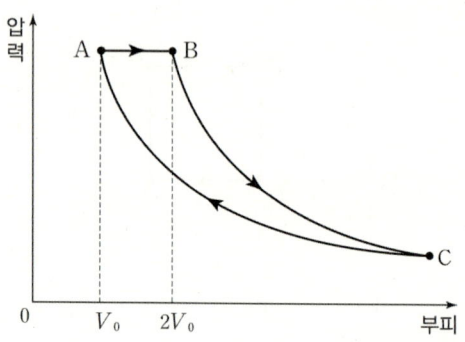

이에 대한 설명으로 옳은 것을 〈보기〉에서 모두 고른 것은? (단, R은 기체상수이고, T_0은 절대 온도이다.)

― 보기 ―

ㄱ. B에서의 온도는 $2T_0$이다.
ㄴ. A → B 과정에서 기체는 열을 흡수한다.
ㄷ. B → C 과정에서 기체가 외부에 한 일은 $\frac{5}{3}RT_0$이다.

① ㄱ ② ㄴ ③ ㄷ
④ ㄱ, ㄴ ⑤ ㄱ, ㄴ, ㄷ

22

2014학년도 38번

그림은 1몰의 이상 기체의 상태가 A → B → C → D → A를 따라 순환하는 열역학 과정의 압력과 부피를 나타낸 것이다. A → B, C → D는 등온 과정, B → C, D → A는 정적 과정이다.

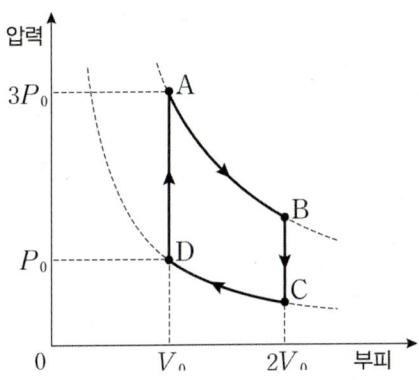

이에 대한 설명으로 옳은 것만을 <보기>에서 있는 대로 고른 것은?

— 보기 —

ㄱ. B에서의 압력은 $2P_0$이다.
ㄴ. A → B 과정에서 기체가 한 일은 C → D 과정에서 기체가 방출한 열량의 2배이다.
ㄷ. B → C 과정에서 기체가 방출한 열량은 D → A 과정에서 기체가 흡수한 열량과 같다.

① ㄱ   ② ㄷ   ③ ㄱ, ㄴ
④ ㄴ, ㄷ   ⑤ ㄱ, ㄴ, ㄷ

2018 학년도 대비
MD for PEET
물리추론

2018 MEGAMD
PHARMACY EDUCATION ELIGIBILITY TEST

PART IV
파동과 빛

11   파동
12   빛

01

그림은 매질 Ⅰ에서 Ⅱ로 진행하는 파동을 나타낸 것이다. 파동이 지점 A에서부터 지점 B까지 15m의 거리를 진행하는 데 걸리는 시간은 1초이고, Ⅰ에 대한 Ⅱ의 상대굴절률은 1.5이다.

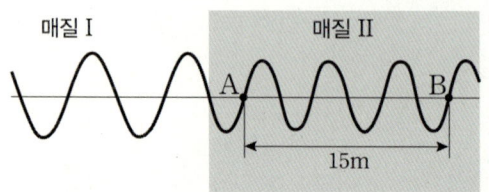

매질 Ⅰ에서의 파동에 대한 설명으로 옳은 것만을 〈보기〉에서 있는 대로 고른 것은?

─── 보기 ───

ㄱ. 속력은 18 m/s이다.
ㄴ. 파장은 6 m이다.
ㄷ. 진동수는 3 Hz이다.

① ㄱ   ② ㄷ   ③ ㄱ, ㄴ
④ ㄴ, ㄷ   ⑤ ㄱ, ㄴ, ㄷ

02

그림은 길이가 $100\,\text{cm}$인 줄의 양 끝이 벽에 고정되어 있는 것을 나타낸 것이다. $x = 50\,\text{cm}$인 위치에 고정대를 설치하여 줄을 고정시킬 때, 양쪽 줄 각각의 기본 진동수는 모두 f_0이다.

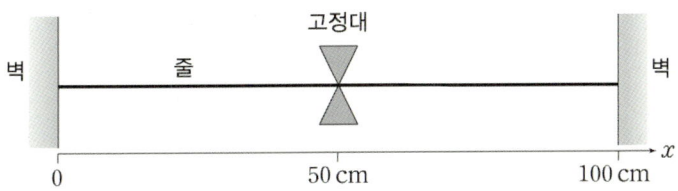

고정대를 $x = 51\,\text{cm}$인 위치로 이동시킨 후 양쪽 줄을 각각의 기본 진동수로 진동시켰더니 맥놀이 진동수가 $10\,\text{Hz}$이었다. f_0에 가장 가까운 값은? (단, 줄의 장력은 일정하다.)

① $50\,\text{Hz}$ ② $100\,\text{Hz}$ ③ $125\,\text{Hz}$
④ $250\,\text{Hz}$ ⑤ $500\,\text{Hz}$

03

그림 (가)는 동일 직선 상에서 위치가 고정된 음원과 음파 측정기를 나타낸 것이다. 그림 (나)는 (가)에서 음파 측정기로 측정된 진동수를 시간에 따라 나타낸 것이다. 음원에서 발생하는 음파의 진동수는 f_0이다.

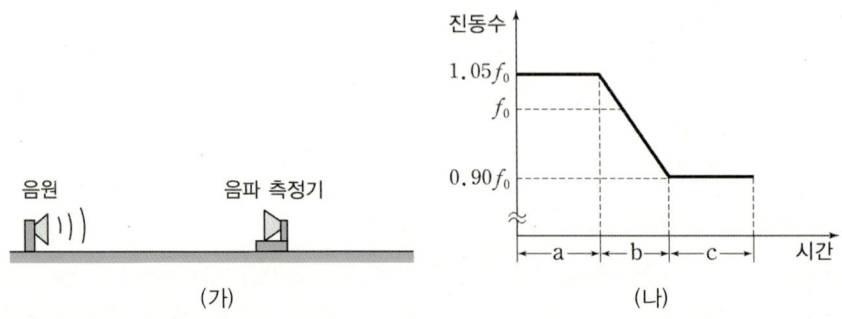

(가)   (나)

음파 측정기의 운동에 대한 설명으로 옳은 것만을 〈보기〉에서 있는 대로 고른 것은? (단, 매질은 균일하고 음원에 대해 정지해 있다.)

───── 보기 ─────

ㄱ. 구간 a에서 음원으로부터 멀어지는 방향으로 운동한다.
ㄴ. 구간 b에서 등속 운동을 한다.
ㄷ. 속력은 구간 a보다 구간 c에서 빠르다.

① ㄴ   ② ㄷ   ③ ㄱ, ㄴ
④ ㄱ, ㄷ   ⑤ ㄴ, ㄷ

04

2009학년도 37번

그림은 낙하산에 매달린 질량 m인 음파 측정기가 속력에 비례하는 공기 저항력을 받으며 지상에 놓여 있는 진동수 f인 음파를 발생하는 음원을 향해 수직으로 떨어지는 것을 나타낸 것이다.

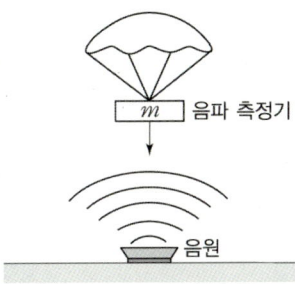

음파 측정기가 종단속도에 도달한 이후, 음파 측정기가 측정하는 음파에 대한 설명으로 옳은 것만을 〈보기〉에서 있는 대로 고른 것은? (단, 고도에 따른 공기의 성질 변화로 인한 음속의 변화는 무시한다.)

─── 보기 ───

ㄱ. 진동수는 f가 클수록 크다.
ㄴ. 파장은 m이 클수록 짧다.
ㄷ. 진동수는 m이 클수록 크다.

① ㄱ　　② ㄷ　　③ ㄱ, ㄴ
④ ㄱ, ㄷ　　⑤ ㄴ, ㄷ

05

그림은 가스 불꽃과 음파 반사판을 이용하여 음파의 진동수를 측정한 장치를 나타낸 것이다. 단일 진동수의 음파를 발생하는 장치와 반사판의 위치는 고정하고, 가스 불꽃을 음파발생장치 쪽으로 서서히 이동시키면서 가스 불꽃의 모양 변화를 관찰하여 공기 진동의 진폭이 최소인 곳을 찾았다. 그 결과 반사판으로부터의 거리가 3.2, 6.4, 9.6, 12.8, 16.0 cm인 곳에서 공기 진동의 진폭이 최소이었다.

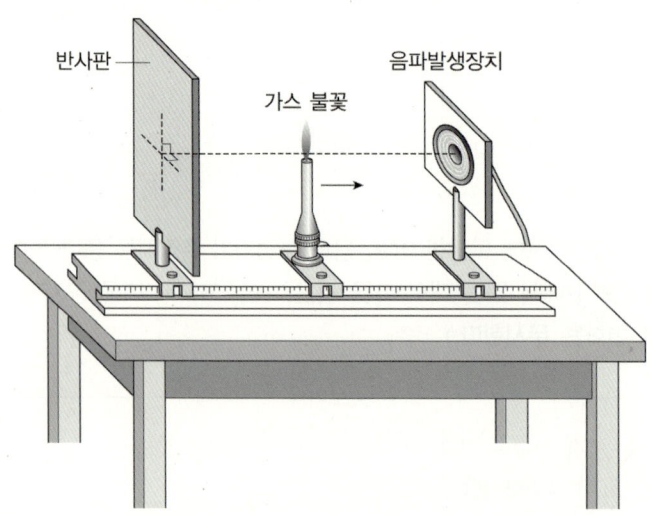

이 실험에서 음속이 $340\,\text{m/s}$이었을 때 음파발생장치에서 나온 음파의 진동수에 가장 가까운 값은?

① 4100 Hz ② 5300 Hz ③ 6500 Hz
④ 7700 Hz ⑤ 8900 Hz

06

그림 (가)는 공기 중에 있는 한쪽이 닫힌 길이 L인 관에 형성되는 정상파의 한 예를 나타낸 것이다. 그림 (나)는 (가)의 관에 형성되는 정상파의 진동수를 갖는 두 음파가 중첩된 파동을 나타낸 것이고, T는 맥놀이 주기이며, 공기 중에서 음파의 속력은 v이다.

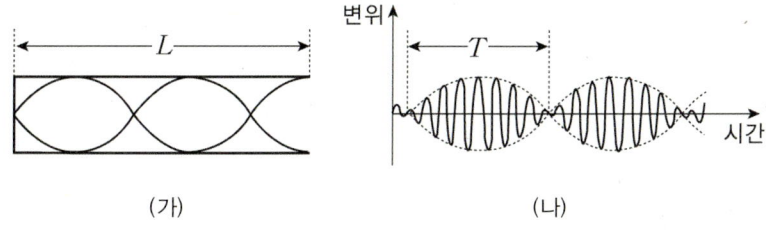

(가)   (나)

이에 대한 설명으로 옳은 것만을 〈보기〉에서 있는 대로 고른 것은?

— 보기 —

ㄱ. (가)의 관에 형성되는 정상파의 기본 진동수는 $\dfrac{v}{4L}$이다.

ㄴ. T의 최댓값은 $\dfrac{4L}{v}$이다.

ㄷ. 맥놀이 진동수의 최솟값은 $\dfrac{v}{2L}$이다.

① ㄴ   ② ㄷ   ③ ㄱ, ㄴ
④ ㄱ, ㄷ   ⑤ ㄱ, ㄴ, ㄷ

07

2005학년도 예비검사 42번

그림은 점 $A(-d_1, 0)$에 있는 구조원이 점 $B(d_2, s)$에 있는 물에 빠진 사람을 구하러 가는 것을 나타낸다.

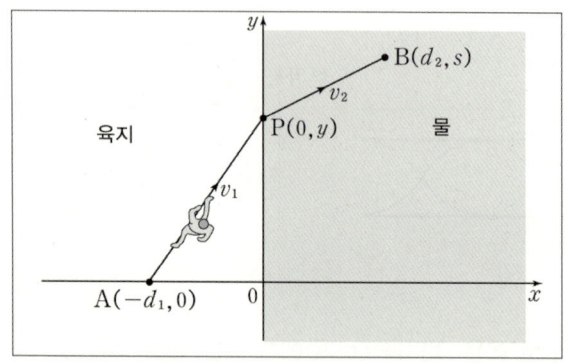

구조원의 속력이 육지와 물에서 각각 v_1, $v_2(<v_1)$일 때, 가장 빨리 B에 도달하기 위해 지나야 할 점 P의 y좌표가 만족하는 식은? (단, v_1과 v_2는 일정하고, 물은 정지해 있다고 가정한다.)

① $y = s$

② $\dfrac{y}{d_1} = \dfrac{s-y}{d_2}$

③ $\dfrac{v_1}{\sqrt{y^2+d_1^2}} = \dfrac{v_2}{\sqrt{(s-y)^2+d_2^2}}$

④ $\dfrac{d_1}{v_1\sqrt{y^2+d_1^2}} = \dfrac{d_2}{v_2\sqrt{(s-y)^2+d_2^2}}$

⑤ $\dfrac{y}{v_1\sqrt{y^2+d_1^2}} = \dfrac{s-y}{v_2\sqrt{(s-y)^2+d_2^2}}$

08

2015학년도 42번

그림 (가)는 진동수 f_0인 음파를 발생하는 음원이 정지한 관측자를 향해 속력 v_1로, (나)는 관측자가 진동수 f_0인 음파를 발생하는 정지한 음원을 향해 속력 v_2로 운동하는 것을 나타낸 것이다. (가), (나)에서 관측자가 듣는 음파의 진동수는 f로 서로 같다.

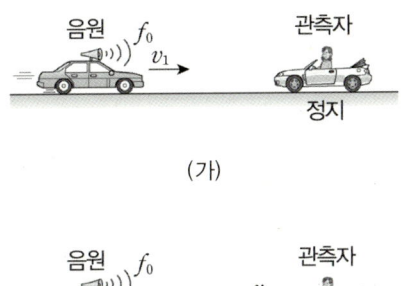

(가)

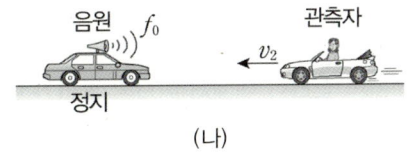

(나)

이에 대한 설명으로 옳은 것만을 〈보기〉에서 있는 대로 고른 것은? (단, 관측자와 음원은 동일 직선 상에 있다.)

―● 보기 ●―
ㄱ. 관측자에 도달하는 음파의 파장은 (가)에서가 (나)에서보다 작다.
ㄴ. $f > f_0$이다.
ㄷ. $v_1 > v_2$이다.

① ㄱ   ② ㄷ   ③ ㄱ, ㄴ
④ ㄴ, ㄷ   ⑤ ㄱ, ㄴ, ㄷ

09

2005학년도 34번

그림은 수평인 도로 위에서 움직이고 있는 자동차와 자동차 뒤쪽 도로 위에 정지해 있는 영희를 나타낸 것이다. 이 자동차는 멀리 떨어져 있는 벽을 향해 속력 v인 등속 운동을 한다.

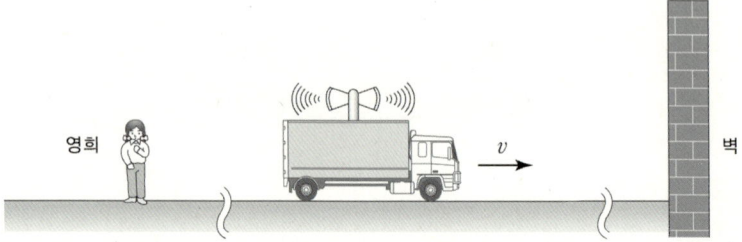

이 자동차 위에 설치된 스피커는 자동차의 앞뒤 방향으로 200 Hz의 음파를 방출하고 있다. 자동차 뒤쪽으로 향하는 음파와 벽에서 반사된 음파가 만드는 2 Hz의 맥놀이를 영희가 듣는다.

〈표〉는 스피커가 방출하는 음파의 진동수, 자동차의 속력과 진행 방향이 위의 상황과 다른 세 가지 경우를 나타낸 것이다. 이 때, 자동차는 영희와 벽 사이에서 등속 운동한다.

	스피커가 방출하는 음파의 진동수	자동차의 속력	자동차의 진행 방향
ㄱ	200 Hz	$2v$	벽을 향해
ㄴ	200 Hz	v	영희를 향해
ㄷ	300 Hz	v	벽을 향해

정지해 있는 영희가 듣는 맥놀이 진동수가 2 Hz보다 큰 경우를 〈표〉에서 모두 고른 것은? (단, 음속은 일정하며 스피커는 단일 진동수의 음파를 방출한다.)

① ㄴ　　② ㄱ, ㄴ　　③ ㄱ, ㄷ
④ ㄴ, ㄷ　　⑤ ㄱ, ㄴ, ㄷ

10

다음은 음속을 측정하는 실험 과정의 일부를 나타낸 것이다.

〈실험 과정〉
(1) 그림과 같이 기주공명 장치를 설치하고, 물통에 적당량의 물을 채운다.
(2) 진동수가 f인 소리굽쇠를 진동시킨 후, 유리관 위에 위치시킨다.
(3) 물통을 서서히 내리면서 유리관 내 소리가 첫 번째로 갑자기 커지는 수면 위치의 눈금 y_0을 읽는다.
(4) 물통을 더 낮추어 유리관 내 소리가 두 번째로 갑자기 커지는 수면 위치의 눈금 y_1을 읽는다.
(5) y_0과 y_1을 이용하여 음파의 파장 λ를 계산한다.

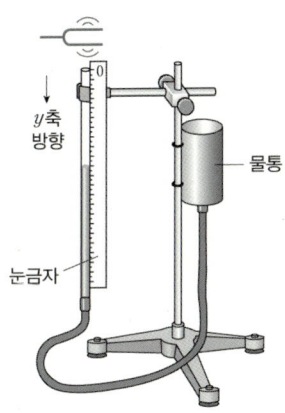

이에 대한 설명으로 옳은 것만을 〈보기〉에서 있는 대로 고른 것은?

— 보기 —
ㄱ. $\lambda = 2(y_1 - y_0)$이다.
ㄴ. 수면으로 입사하는 음파와 수면에서 반사되는 음파의 위상차는 $180°$이다.
ㄷ. 진동수가 f보다 큰 소리굽쇠를 사용하면 y_0이 작아진다.

① ㄱ ② ㄴ ③ ㄱ, ㄷ
④ ㄴ, ㄷ ⑤ ㄱ, ㄴ, ㄷ

11

2015학년도 43번

그림과 같이 사잇각이 θ인 두 평면 거울 M_1과 M_2로 이루어진 거울에 입사한 빛이 M_1, M_2에서 차례로 반사하여 M_2에서 나온다. 입사광과 M_1 사이의 각은 $\dfrac{\theta}{2}$이다.

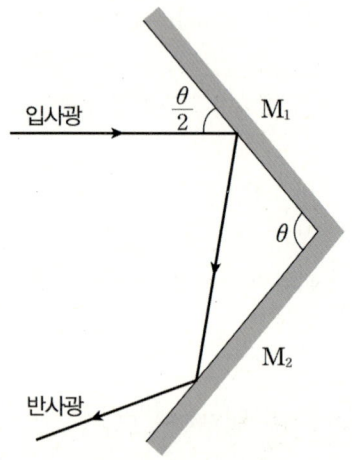

입사광과 반사광이 평행하기 위한 θ는?

① 30° ② 45° ③ 90°
④ 120° ⑤ 135°

12

그림은 파장이 λ인 두 빛이 두 매질 A, B에 입사하여 나란히 통과한 후, 한 점에 모이는 것을 나타낸다. 두 매질의 길이는 20λ로 같고, 매질 A와 매질 B의 굴절률은 각각 1.3과 1.8이다.

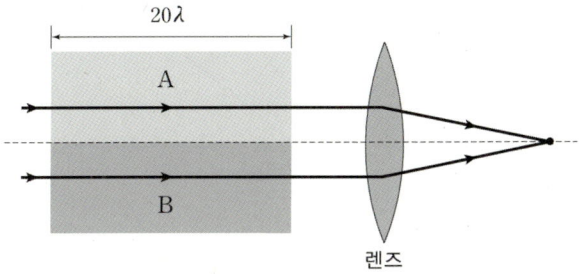

두 빛에 대한 〈보기〉의 설명 중 옳은 것을 모두 고른 것은? (단, 입사할 때 두 빛의 위상은 같고, 매질을 통과한 후 두 빛의 경로차는 생기지 않는다.)

— 보기 —

ㄱ. 빛의 파장은 매질 A에서가 매질 B에서보다 크다.
ㄴ. 빛의 속력은 매질 A에서가 매질 B에서보다 작다.
ㄷ. 한 점에 모인 두 빛은 보강 간섭을 한다.

① ㄱ ② ㄴ ③ ㄱ, ㄷ
④ ㄴ, ㄷ ⑤ ㄱ, ㄴ, ㄷ

13

2009학년도 38번

그림은 단색광이 굴절률 n_1인 매질에서 각 θ로 입사한 후 굴절률 n_2인 매질의 경계면에서 굴절과 반사, n_3인 매질의 경계면에서 전반사하는 것을 나타낸 것이다. 매질의 두 경계면은 서로 나란하다.

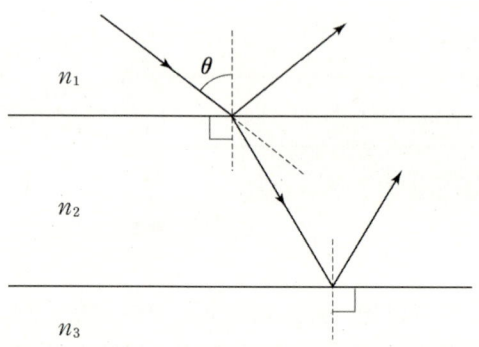

이에 대한 설명으로 옳은 것만을 〈보기〉에서 있는 대로 고른 것은?

─── 보기 ───

ㄱ. 굴절률의 크기는 $n_2 > n_1 > n_3$이다.

ㄴ. $\sin\theta < \dfrac{n_3}{n_1}$이다.

ㄷ. 단색광의 속력은 굴절률 n_1인 매질에서보다 굴절률 n_2인 매질에서 더 작다.

① ㄱ　　　② ㄴ　　　③ ㄱ, ㄷ
④ ㄴ, ㄷ　　⑤ ㄱ, ㄴ, ㄷ

14

그림과 같이 단색광이 진공 속에 놓인 매질을 통과하여 진행한다.

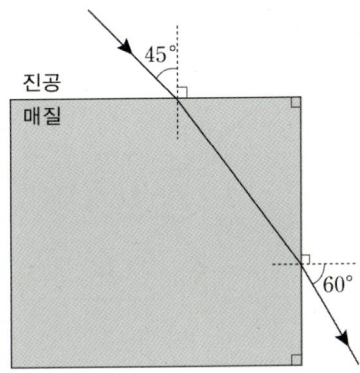

매질 내에서 단색광의 속력은? (단, c는 진공에서 빛의 속력이다.)

① $\dfrac{2}{\sqrt{5}}c$ ② $\sqrt{\dfrac{2}{3}}\,c$ ③ $\dfrac{1}{\sqrt{2}}c$

④ $\dfrac{1}{\sqrt{3}}c$ ⑤ $\dfrac{1}{\sqrt{5}}c$

15

2012학년도 38번

그림과 같이 굴절률 n_1인 액체에 잠긴 굴절률 n_2인 광섬유의 윗면 중심에 단색광이 입사각 θ_i로 들어가 진행한 후, 아랫면에서 굴절각 θ_r로 나온다. 단색광은 광섬유 옆면에서 각 θ로 반사되면서 진행하고, 공기 굴절률은 n_0이며, $n_0 < n_1 < n_2$이다.

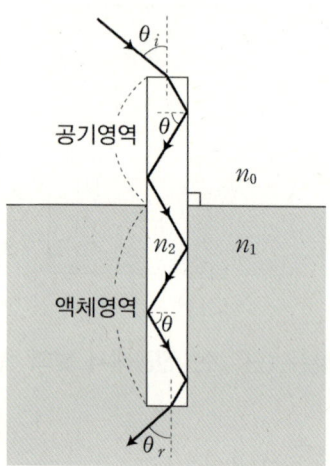

이에 대한 설명으로 옳은 것만을 〈보기〉에서 있는 대로 고른 것은? (단, 광섬유의 윗면과 아랫면은 액체 표면과 나란하다.)

─ 보기 ─

ㄱ. θ_r는 θ_i보다 크다.
ㄴ. 광섬유 내부에서 전반사의 임계각은 공기 영역보다 액체 영역에서 더 크다.
ㄷ. n_1이 감소하면 액체 영역의 광섬유 내부에서 전반사가 일어나기 위한 θ_i의 최댓값은 증가한다.

① ㄴ   ② ㄷ   ③ ㄱ, ㄴ
④ ㄱ, ㄷ   ⑤ ㄴ, ㄷ

16

2005학년도 37번

구면계를 이용하여 볼록 거울의 곡률반경 R을 구할 때의 식은 $R = \dfrac{a^2}{6h} + \dfrac{h}{2}$로 주어진다. 다음은 어떤 볼록 거울에 대하여 a와 h의 측정값을 평균값과 표준오차로 나타낸 것이다.

$$a = 60.00 \pm 0.09 \, \text{mm}$$
$$h = 3.000 \pm 0.003 \, \text{mm}$$

이 때, 오차 전파의 방법으로 R의 표준오차를 계산한 값은 0.6320이었다. 이 볼록 거울의 곡률반경 R을 평균값과 표준오차로 가장 바르게 나타낸 것은? (단, a와 h의 측정값은 서로 영향을 주지 않는다.)

① $201.500 \pm 0.632 \, \text{mm}$
② $201.500 \pm 0.63 \, \text{mm}$
③ $201.50 \pm 0.632 \, \text{mm}$
④ $201.50 \pm 0.63 \, \text{mm}$
⑤ $201.5 \pm 0.6 \, \text{mm}$

17

2010학년도 38번

그림은 단일 슬릿의 S와 이중 슬릿의 D_1, D_2를 통과한 단색광에 의해 스크린에 간섭 무늬가 생긴 것을 모식적으로 나타낸 것이다. S로부터 D_1, D_2까지의 거리는 서로 같고, 스크린 중심부의 가장 밝은 무늬와 이에 인접한 밝은 무늬 사이의 간격은 Δx이다.

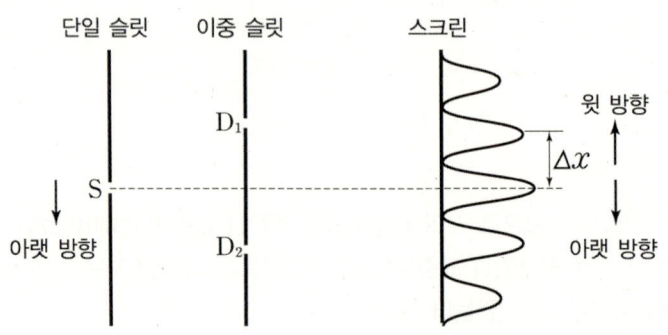

S를 아래 방향으로 이동시켜 스크린에 생긴 간섭 무늬가 $\dfrac{\Delta x}{4}$만큼 이동할 때에 대한 설명으로 옳은 것만을 〈보기〉에서 있는 대로 고른 것은? (단, D_1과 D_2 사이의 간격은 이중 슬릿과 스크린 사이의 거리보다 매우 작다.)

───── 보기 ─────
ㄱ. 가장 밝은 무늬는 위 방향으로 이동한다.
ㄴ. Δx는 작아진다.
ㄷ. D_1과 D_2에서 단색광의 위상은 같다.

① ㄱ   ② ㄷ   ③ ㄱ, ㄴ
④ ㄴ, ㄷ   ⑤ ㄱ, ㄴ, ㄷ

18

그림과 같이 단색광이 진공 속에 놓인 매질에 입사하여 수평인 매질의 아랫면에서 반사한 후, 매질의 옆면에 수직인 방향으로 통과하여 진행한다.

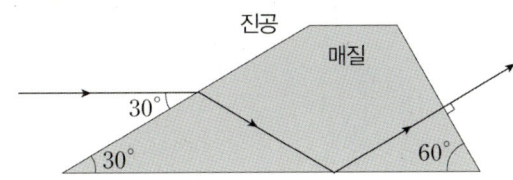

매질의 굴절률은?

① $\sqrt{2}$ ② $\sqrt{3}$ ③ 2
④ $\sqrt{5}$ ⑤ $\sqrt{6}$

19

2006학년도 40번

그림은 파장이 λ인 가시광선이 유리로 만든 직각프리즘의 OA면에 수직으로 입사하여 진행하는 것을 나타낸 것이다. θ는 OA면과 빗면 사이의 각, d는 입사 광선과 x축 사이의 거리, h는 직각프리즘의 높이, 점 P는 프리즘을 통과한 광선이 x축과 만나는 점이다.

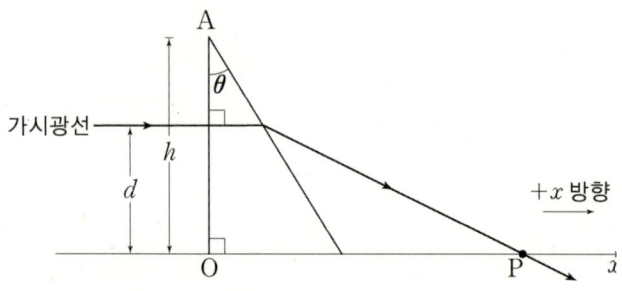

이에 대한 설명으로 옳은 것을 〈보기〉에서 있는 대로 고른 것은? (단, OA면의 위치, 프리즘의 재질, h는 변하지 않는다.)

--- 보기 ---

ㄱ. λ와 θ가 일정할 때, d가 감소하면 P는 $+x$ 방향으로 이동한다.
ㄴ. λ와 d가 일정할 때, θ가 감소하면 P는 $+x$ 방향으로 이동한다.
ㄷ. θ와 d가 일정할 때, λ가 변하여도 P의 위치는 변하지 않는다.

① ㄱ ② ㄴ ③ ㄱ, ㄴ
④ ㄱ, ㄷ ⑤ ㄴ, ㄷ

20

2005학년도 36번

그림 (가)는 유리로 만든 정사각 기둥의 중심에 정사각 기둥 모양의 구멍이 뚫려 있는 물체가 수평면에 서 있는 것을 나타낸 것이다. 그림 (나)는 이 유리 기둥을 수평으로 자른 단면을 나타낸 것이다. 단면의 유리와 가운데 빈 공간은 한변의 길이가 각각 $3d$와 d인 정사각형을 이룬다.

파장이 λ_0인 가시광선이 입사각 θ_0로 수평면과 평행하게 P점으로 입사할 때, 이 광선은 Q점에 도달한다.

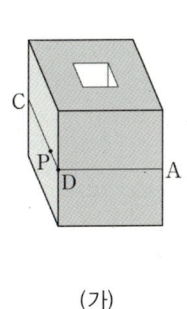

(가) (나)

입사광선의 진행 경로는 입사각, 입사광선의 파장, 유리의 재질에 따른 굴절률에 따라 변한다. 〈보기〉는 이들 세 가지 중 한 가지가 달라지는 경우를 나타낸 것이다.

─● 보기 ●─

ㄱ. 입사광선의 파장 λ_0와 유리의 재질은 변화하지 않고, 입사각이 $0.5\theta_0$로 작아졌을 때
ㄴ. 입사각 θ_0와 유리의 재질은 변화하지 않고, 입사광선의 파장이 $1.5\lambda_0$로 길어졌을 때
ㄷ. 입사각 θ_0와 입사광선의 파장 λ_0는 변화하지 않고, 유리의 재질이 바뀌어 굴절률이 1.2배로 커졌을 때

P점을 통과한 광선이 선분 AB를 지나는 경우를 〈보기〉에서 있는 대로 고른 것은? (단, 모든 반사광선은 무시한다.)

① ㄴ
② ㄷ
③ ㄱ, ㄷ
④ ㄴ, ㄷ
⑤ ㄱ, ㄴ, ㄷ

21

2008학년도 26번

그림은 광섬유를 이용하여 단색광을 인체 내의 체액에 입사시키는 것을 단면도로 나타낸 것이다. 단색광은 광섬유 내부에서 직진하다가 각 ϕ로 절단된 절단면에서 굴절각 θ로 굴절한다. 광섬유의 굴절률 n_1은 체액의 굴절률 n_2보다 크다.

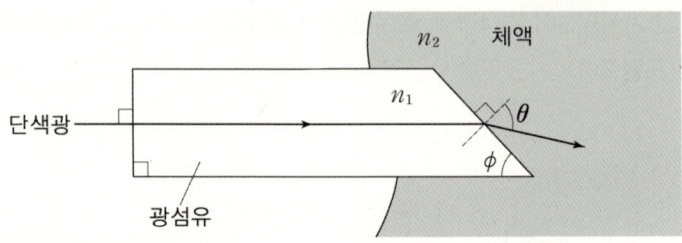

이에 대한 설명으로 옳은 것을 〈보기〉에서 있는 대로 고른 것은? (단, $0 < \phi < \dfrac{\pi}{2}$이다.)

● 보기 ●

ㄱ. 광섬유 내부에서 단색광의 파장은 체액에서보다 짧다.
ㄴ. $n_2 \cos\phi = n_1 \sin\theta$이다.
ㄷ. $0 < \cos\phi < \dfrac{n_2}{n_1}$이면 단색광은 절단면에서 전반사한다.

① ㄱ ② ㄴ ③ ㄷ
④ ㄱ, ㄷ ⑤ ㄱ, ㄴ, ㄷ

22 [심화이해]

2011학년도 39번

그림 (가)는 공기 중에 물체 A가 얇은 볼록 렌즈로부터 15 cm 앞에 있는 모습을 나타낸 것이다. 공기는 굴절률이 n_a이고, 렌즈는 굴절률이 n이며 초점 거리가 10 cm이다. 그림 (나)는 (가)에서 다른 조건은 그대로 두고 공기만 굴절률 n_m인 매질로 바꾼 모습이다. 굴절률의 크기는 $n_a < n < n_m$이다.

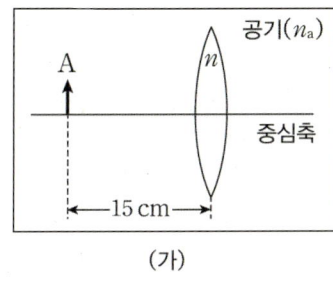 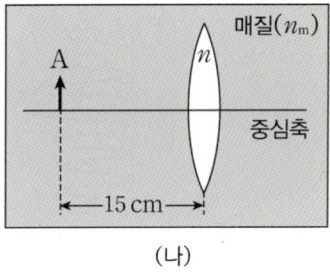

(가)   (나)

이에 대한 설명으로 옳은 것만을 〈보기〉에서 있는 대로 고른 것은?

─── 보기 ───

ㄱ. (가)에서 A의 상은 실상이다.
ㄴ. (나)에서 중심축에 평행하게 렌즈로 들어오는 모든 빛은 렌즈 뒤 중심축 위의 한 점을 지난다.
ㄷ. (나)에서 A의 상은 허상이다.

① ㄱ   ② ㄴ   ③ ㄱ, ㄴ
④ ㄱ, ㄷ   ⑤ ㄴ, ㄷ

23

그림 (가)는 단색광을 이용한 영의 이중 슬릿 실험에서 스크린에 생긴 간섭 무늬를 모식적으로 나타낸 것이다. 점 P는 가장 밝은 무늬의 위치이고, Δx는 이웃한 밝은 무늬 사이의 거리이다. 그림 (나)는 굴절률이 n_1, n_2이고 두께가 d인 두 투명판을 (가)의 슬릿 S_1, S_2 뒤에 놓았을 때, P가 위로 이동한 것을 나타낸 것이다.

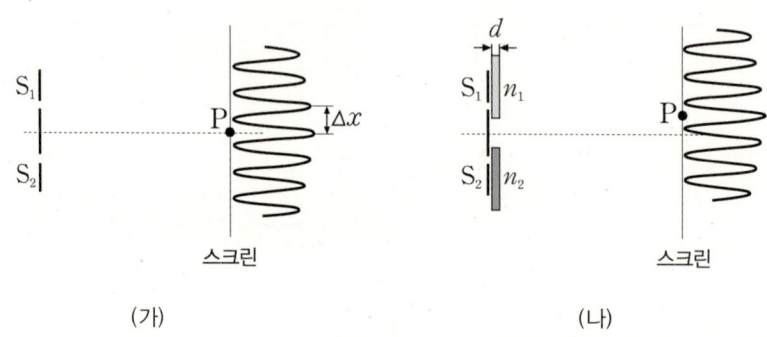

(가)   (나)

이에 대한 설명으로 옳은 것만을 〈보기〉에서 있는 대로 고른 것은?

― 보기 ―

ㄱ. (가)에서 S_1과 S_2의 간격을 좁히면 Δx는 커진다.
ㄴ. (나)에서 $n_1 > n_2$이다.
ㄷ. (나)에서 두 투명판의 두께를 $2d$로 바꾸어도 P는 이동하지 않는다.

① ㄴ   ② ㄷ   ③ ㄱ, ㄴ
④ ㄱ, ㄷ   ⑤ ㄱ, ㄴ, ㄷ

24

그림은 파장 λ인 단색광이 공기 중에서 두께가 d이고 굴절률이 n_0인 유리판에 각 θ로 입사하여 진행하는 모습을 나타낸 것이다. R_1, R_2는 반사된 빛이고, T_1, T_2는 투과된 빛이며, 각각의 경로는 그림과 같다.

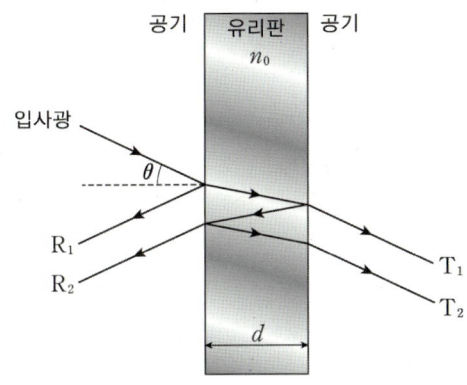

이에 대한 설명으로 옳은 것만을 〈보기〉에서 있는 대로 고른 것은? (단, 공기의 굴절률은 1이다.)

―― 보기 ――

ㄱ. 입사광은 경계면에서 R_1의 경로로 반사될 때 위상이 $180°$ 바뀐다.

ㄴ. $\theta = 0°$일 때, $d = \dfrac{\lambda}{2n_0}$이면 R_1과 R_2는 상쇄 간섭을 한다.

ㄷ. $\theta = 0°$일 때, $d = \dfrac{\lambda}{2n_0}$이면 T_1과 T_2는 보강 간섭을 한다.

① ㄴ   ② ㄷ   ③ ㄱ, ㄴ
④ ㄱ, ㄷ   ⑤ ㄱ, ㄴ, ㄷ

2018학년도 대비
MD for PEET
물리추론

2018 MEGAMD
PHARMACY EDUCATION ELIGIBILITY TEST

PART V
전자기학

13	전기장과 전위
14	직류회로
15	자기장과 전자기력
16	전자기유도와 교류

01

그림은 두 도체구가 실로 연결되어 천장에 매달린 채 정지해 있는 것을 나타낸 것이다. 두 도체구의 질량은 모두 m이고, 전하량은 각각 $+Q$와 $-Q$이다. 두 도체구 중심 사이의 거리는 L이다.

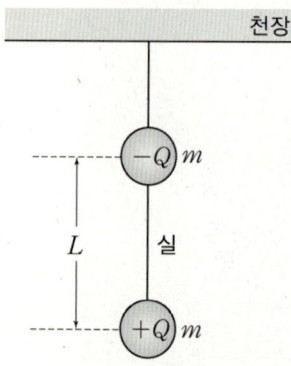

두 도체구 사이의 실에 작용하는 장력이 0일 때 Q의 값은? (단, L은 두 도체구의 반지름보다 매우 크고, 천장에 의한 전기력과 실의 질량은 무시한다. 중력 가속도는 g, 공기의 유전율은 ε이다.)

① $L\sqrt{\pi\varepsilon mg}$ ② $L\sqrt{2\pi\varepsilon mg}$ ③ $L\sqrt{4\pi\varepsilon mg}$
④ $L\sqrt{8\pi\varepsilon mg}$ ⑤ $L\sqrt{16\pi\varepsilon mg}$

02

2015학년도 39번

그림과 같이 전하량이 $-4q$, $+q$인 두 점전하가 각각 축 상의 두 지점 $x=0$과 $x=a$에 놓여 있다.

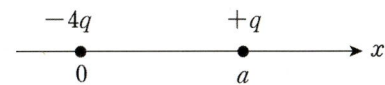

전기장이 0인 지점의 x 값은?

① $\dfrac{1}{3}a$　　　② $\dfrac{3}{4}a$　　　③ $\dfrac{3}{2}a$

④ $2a$　　　⑤ $\dfrac{5}{2}a$

03

그림은 일직선 상의 위치 x에 따른 전위(전기 퍼텐셜) $V = bx^2$ 을 나타낸 것이다. 질량이 m이고 전하량이 q인 입자를 $x = A$인 위치에 가만히 놓으면 이 입자는 V에 의하여 일직선 상에서 단조화 진동한다.

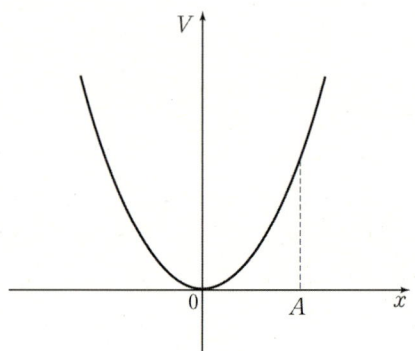

이 입자의 진동 주기는? (단, b는 상수이며, 입자에 의한 V의 변화와 전자기파 발생은 무시한다.)

① $2\pi\sqrt{\dfrac{m}{2qb}}$ ② $2\pi\sqrt{\dfrac{m}{qb}}$ ③ $2\pi\sqrt{\dfrac{2m}{qb}}$

④ $2\pi\sqrt{\dfrac{mA}{qb}}$ ⑤ $2\pi\sqrt{\dfrac{2mA}{qb}}$

04

2011학년도 41번

그림과 같이 전하량 q인 점전하가 있는 공간 A와 빈 공간 B가 도체 내부에 고립되어 있다. 폐곡면 S_A, S_B는 각각 A, B와 도체의 경계면이고, 폐곡면 S는 도체의 바깥 표면이다. 도체에는 알짜 전하가 없다.

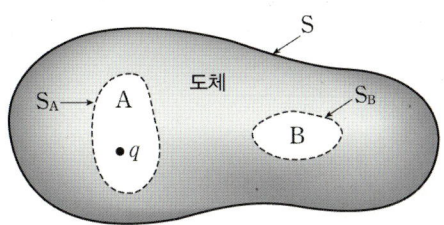

이에 대한 설명으로 옳은 것만을 〈보기〉에서 있는 대로 고른 것은? (단, 도체와 점전하는 절연되어 있다.)

---- 보기 ----

ㄱ. S_A에 분포하는 전하량은 $-q$이다.
ㄴ. S_B에 분포하는 전하량은 q이다.
ㄷ. S에 분포하는 전하량은 $-q$이다.

① ㄱ ② ㄷ ③ ㄱ, ㄴ
④ ㄱ, ㄷ ⑤ ㄴ, ㄷ

05

그림 (가)는 전기장 E가 어떤 폐곡면의 면적 요소 ΔA의 법선과 θ의 각을 이루며 그 폐곡면을 통과하는 모습을 나타낸 것이다. ΔA의 법선 방향은 폐곡면의 내부에서 외부로 나가는 방향이다. 이 때, 이 면적 요소를 통과하는 전기선속은 $E\Delta A\cos\theta$가 된다. 그림 (나)는 전하가 $+q$인 4개의 양전하와 $-q$인 1개의 음전하가 땅콩 모양으로 생긴 폐곡면의 내부에 3개, 외부에 2개 분포해 있는 모습을 나타낸 것이다.

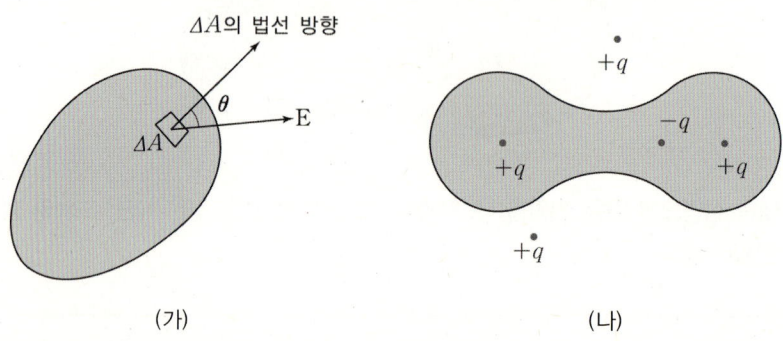

(가)   (나)

이 땅콩 모양의 폐곡면을 통과하는 전기선속의 총합은? (단, 그림 (나)에서 공간의 유전율은 ε이고, 국제표준 단위(SI 단위)를 사용한다.)

① $\dfrac{q}{3\varepsilon}$ ② $\dfrac{q}{\varepsilon}$ ③ $\dfrac{3q}{2\varepsilon}$

④ $\dfrac{5q}{3\varepsilon}$ ⑤ $\dfrac{3q}{\varepsilon}$

06

2010학년도 41번

그림은 반지름 d인 속이 찬 원통 A와 안쪽 반지름 $2d$, 바깥쪽 반지름 $3d$인 두꺼운 원통 껍질 B의 단면을 나타낸 것이다. A와 B는 중심축이 일치하고 길이가 무한하다. A의 부피 전하 밀도는 균일하고, B는 알짜 전하가 없는 도체이다.

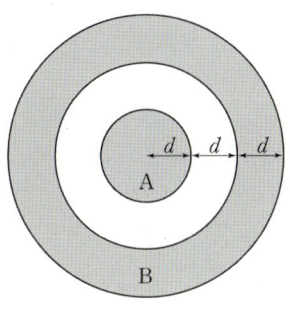

전기장의 세기를 중심축으로부터 거리에 따라 나타낸 그래프의 개형으로 적절한 것은? (단, A, B를 제외한 공간은 진공이다.)

① 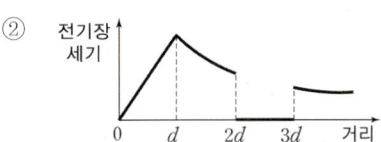 ②

③ 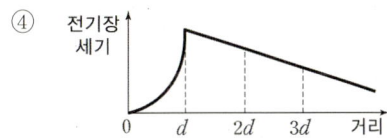 ④

⑤

07

2012학년도 41번

그림과 같이 균일하게 대전된 무한히 넓고 얇은 두 평행 대전판 사이에 무한히 넓은 도체판이 대전판과 평행하게 고정되어 있다. 도체판의 알짜 전하량은 0이고, 두 대전판 사이의 거리는 $4l$이며, 도체판의 두께는 l이다. 양(+)의 대전판에서 전위는 V_0이고, σ는 면전하 밀도이다.

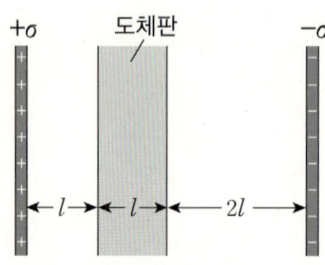

양(+)의 대전판으로부터 거리에 따른 전위를 나타낸 그래프로 가장 적절한 것은? (단, 세로축의 눈금들은 등간격이다.)

①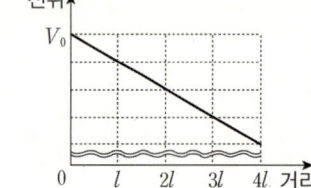

②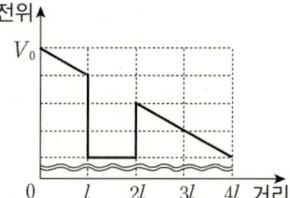

③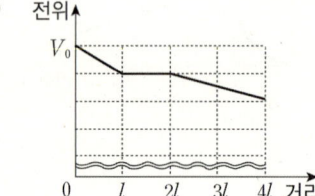

④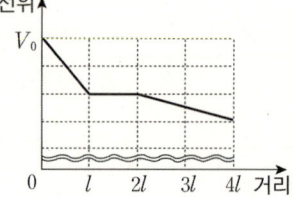

⑤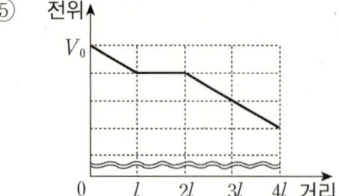

08

2009학년도 41번

그림과 같이 면전하밀도가 $+\sigma$로 균일하게 대전된 무한평면과 면전하밀도 $-\sigma$로 균일하게 대전된 반지름 d인 구 껍질이 고정되어 있다. 점 P는 무한평면으로부터 d, 구 껍질의 중심으로부터 $2d$만큼 떨어져 있다.

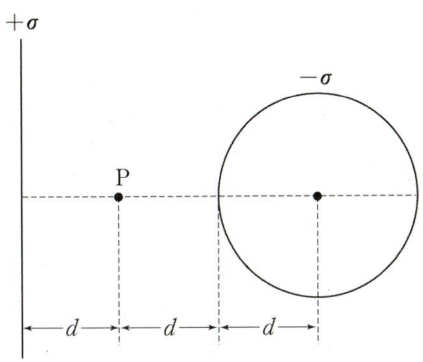

점 P에서 전기장의 세기는? (단, 공간의 유전율은 ε이다.)

① $\dfrac{\sigma}{4\varepsilon}$ ② $\dfrac{3\sigma}{4\varepsilon}$ ③ $\dfrac{5\sigma}{4\varepsilon}$

④ $\dfrac{7\sigma}{4\varepsilon}$ ⑤ $\dfrac{9\sigma}{4\varepsilon}$

09

그림은 초기에 저장된 전하량이 0인 원형 평행판 축전기에 전류 I가 흘러 충전되고 있는 것을 나타낸 것이다. 점 a는 축전기 외부에 있고, 점 b는 반지름이 r인 두 도체판 사이에 있다.

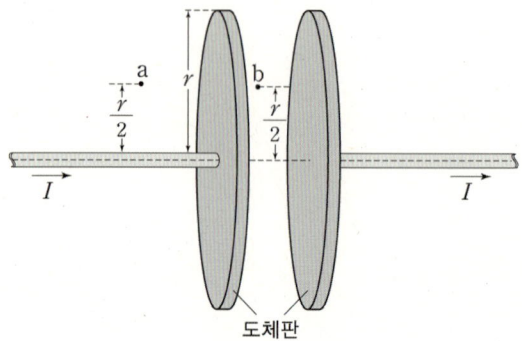

충전되는 동안 a, b에서의 자기장과 전기장에 대한 설명으로 옳은 것을 〈보기〉에서 있는 대로 고른 것은? (단, 지구 자기장의 영향은 무시하며, 각 도체판의 중심에 수직으로 연결된 두 도선은 일직선 상에 있다.)

━━━━━ 보기 ━━━━━
ㄱ. a에서 자기장의 방향은 도선과 평행하다.
ㄴ. b에서 자기장의 세기는 0이다.
ㄷ. b에서 전기장의 세기는 증가하고 있다.

① ㄱ   ② ㄴ   ③ ㄷ
④ ㄴ, ㄷ   ⑤ ㄱ, ㄴ, ㄷ

10

2016학년도 38번

그림과 같이 3차원 공간의 $(d, 0, 0), (0, d, 0), (0, 0, d)$인 지점에 각각 $-Q, +Q, +2Q$의 전하가 놓여 있다.

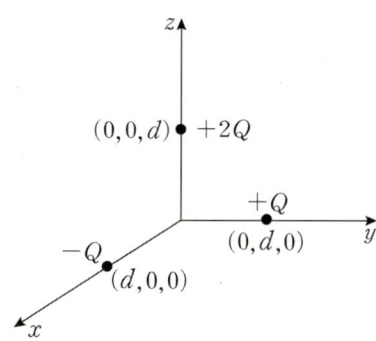

중심이 원점에 있고 반지름이 $2d$인 구면을 통과하는 알짜 전기 선속은? (단, ϵ은 공간의 유전율이다.)

① $-\dfrac{Q}{\epsilon}$ ② 0 ③ $\dfrac{Q}{\epsilon}$

④ $\dfrac{2Q}{\epsilon}$ ⑤ $\dfrac{3Q}{\epsilon}$

11

2013학년도 41번

그림과 같이 세 전하 q_0, q_1, q_2가 폐곡면 S_0, S_1, S_2 안에 놓여 있다. S_0, S_1, S_2를 통과하는 알짜 전기 선속은 각각 Φ_0, $-2\Phi_0$, 0이다.

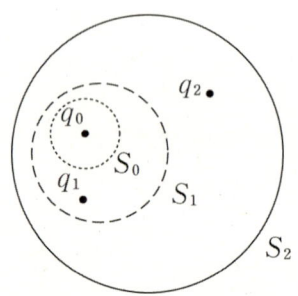

$\dfrac{q_2}{q_1}$ 는?

① $-\dfrac{3}{2}$ ② $-\dfrac{2}{3}$ ③ $\dfrac{1}{2}$

④ $\dfrac{2}{3}$ ⑤ $\dfrac{3}{2}$

12

2014학년도 41번

그림 (가), (나)와 같이 속이 빈 절연체구와 도체구가 같은 전하량으로 대전되어 진공 속에 놓여 있다. 구의 내부와 외부 반지름은 각각 R_1과 R_2이고, 절연체구의 부피 전하 밀도는 균일하다. 점 A, A'은 각각 구의 중심 O, O'으로부터 거리 a인 지점이고, 점 B, B'은 각각 O, O'으로부터 거리 b인 지점이다.

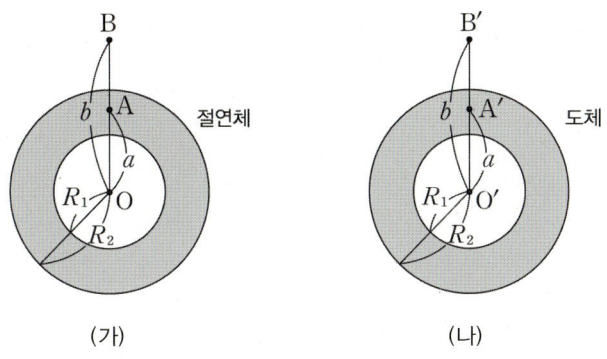

(가)   (나)

이에 대한 설명으로 옳은 것만을 〈보기〉에서 있는 대로 고른 것은?
(단, $R_1 < a < R_2 < b$이다.)

───── • 보기 • ─────

ㄱ. O와 O'에서 전기장은 모두 0이다.
ㄴ. A와 A'에서 전기장의 크기는 같다.
ㄷ. B와 B'에서 전기장의 크기는 같다.

① ㄱ   ② ㄴ   ③ ㄱ, ㄷ
④ ㄴ, ㄷ   ⑤ ㄱ, ㄴ, ㄷ

13

그림 (가)는 전기 쌍극자를 나타낸 것이다. 여기에서 전기 쌍극자 중심으로부터의 거리가 r이고 전기 쌍극자 방향과의 각이 θ인 곳에서의 전위 $V(r,\theta)$는 r이 전기 쌍극자의 크기에 비하여 매우 클 때, r^2에 반비례하고 $\cos\theta$에 비례한다.

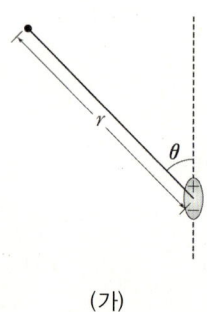

(가)

그림 (나)는 평면에 있는 동일한 전기 쌍극자들이 같은 간격으로 배열되어 있는 것을 나타낸 것이다. 이 때 전기 쌍극자의 중심은 원 둘레 위에 있다.

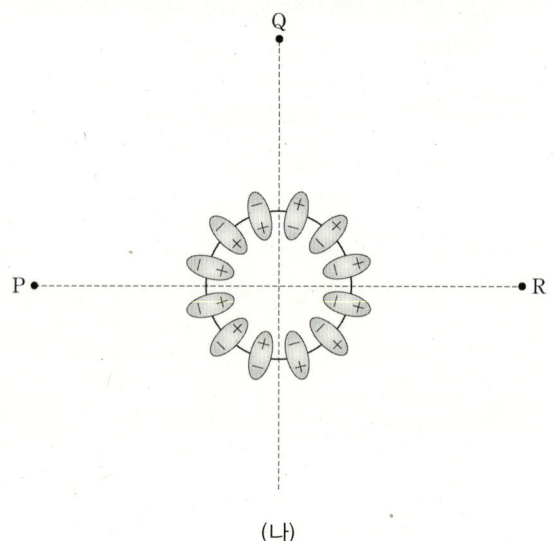

(나)

원의 중심으로부터 같은 거리에 있는 세 점 P, Q, R 중에서 전위가 높은 곳부터 낮은 곳으로 순서대로 바르게 나열한 것은? (단, 그림 (나)에서 두 점선은 서로 수직이며 원의 중심을 지난다.)

① P, Q, R ② Q, P, R ③ Q, R, P
④ R, P, Q ⑤ R, Q, P

14

그림은 최대 허용 전류가 4 mA 이고 내부저항이 36Ω인 전류계와 저항을 연결하는 방법을 나타낸 것이다.

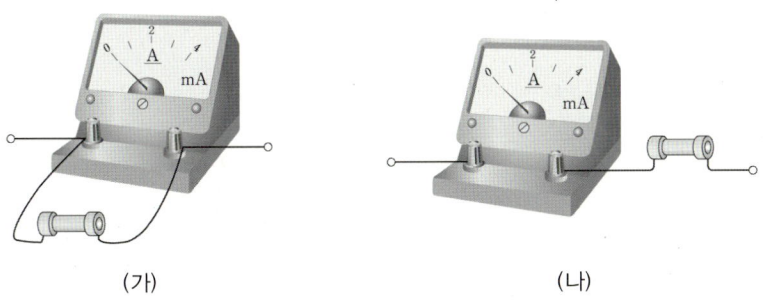

(가)   (나)

이 전류계와 저항을 이용하여 100 mA 의 전류까지 측정하려고 할 때, 필요한 저항과 연결 방법을 바르게 짝지은 것은?

	저항	연결 방법		저항	연결 방법
①	1.5Ω	(가)	②	3Ω	(가)
③	3Ω	(나)	④	4Ω	(가)
⑤	4Ω	(나)			

15

그림은 미지 전지의 기전력 ε_x를 측정하기 위한 전위차계의 회로도를 나타낸 것이다. 두 점 A와 B 사이에는 굵기가 일정하고 길이가 $100\,\text{cm}$인 저항이 연결되어 있다. ε_s는 표준 전지의 기전력, V는 ε_s와 ε_x보다 큰 전압이고, G는 검류계, S는 전환 스위치, H는 검침봉의 위치이다.

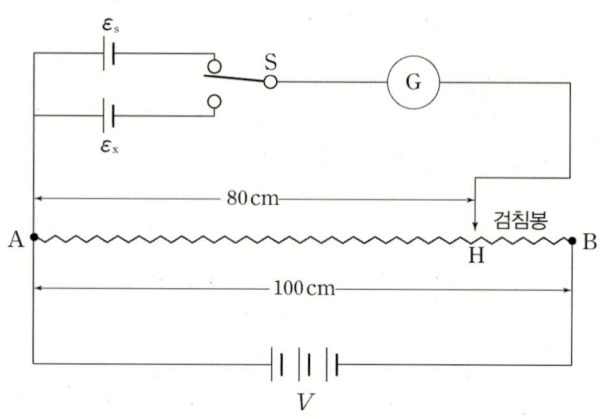

S를 표준 전지에 연결하고 H를 조절하여 G의 값이 0이 되었을 때, A와 H 사이의 길이가 $80\,\text{cm}$이었으며, S를 미지 전지에 연결하였을 때, G의 값이 0이 되는 A와 H 사이의 길이는 $40\,\text{cm}$이었다. ε_x의 값은?

① $0.4\varepsilon_s$ ② $0.5\varepsilon_s$ ③ $1.2\varepsilon_s$
④ $2.0\varepsilon_s$ ⑤ $3.0\varepsilon_s$

16

2005학년도 예비검사 33번

그림은 전지, 축전기, 스위치, 저항 R_1과 R_2로 구성된 회로를 나타낸 것이다. 스위치를 닫아 충분한 시간 동안 축전기를 충전시킨 후, 다시 스위치를 열어 방전시킨다.

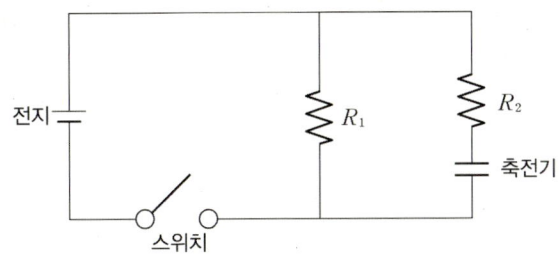

이 과정에 대한 〈보기〉의 설명 중 옳은 것을 있는 대로 고른 것은?

---- 보기 ----

ㄱ. 축전기가 충전되는 동안 R_1에 흐르는 전류는 증가한다.
ㄴ. 축전기가 충전되는 동안 R_2에 걸리는 전압은 증가한다.
ㄷ. 완전히 충전된 축전기 양단의 전압은 R_1에 걸리는 전압과 같다.
ㄹ. 축전기가 방전되는 동안 R_2에 걸리는 전압은 감소한다.

① ㄴ ② ㄷ ③ ㄷ, ㄹ
④ ㄱ, ㄴ, ㄹ ⑤ ㄱ, ㄷ, ㄹ

17

그림과 같이 저항값이 같은 저항 3개, 전기 용량이 C인 축전기 2개가 전압이 V로 일정한 전원에 연결되어 있다.

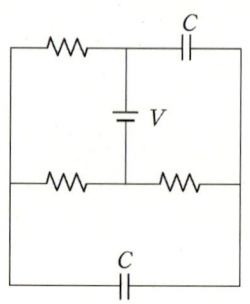

두 축전기에 충전된 전하량의 합은?

① $\frac{1}{2}CV$ ② CV ③ $\frac{3}{2}CV$

④ $2CV$ ⑤ $\frac{5}{2}CV$

18

2012학년도 43번

그림과 같은 RC 회로에서 시간 $t=0$일 때 스위치 S를 닫았다.

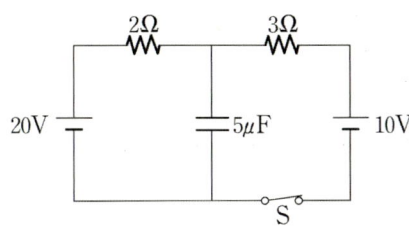

$t=\infty$일 때, 저항값이 3Ω인 저항에 흐르는 전류는?

① 1A   ② 2A   ③ 4A
④ 5A   ⑤ 6A

19

그림은 전압이 12V로 일정한 전원 장치에 저항값이 10Ω, 20Ω, 40Ω인 저항과 가변 저항을 연결한 회로를 나타낸 것이다. 점 a, b에서의 전위를 각각 V_a, V_b라 할 때, 두 점 사이의 전위차는 $V_{ab} = V_a - V_b$이다.

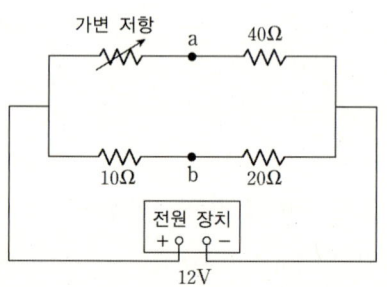

V_{ab}를 가변 저항의 저항값 R에 따라 나타낸 그래프의 개형으로 가장 적절한 것은?

①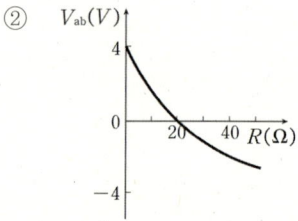

②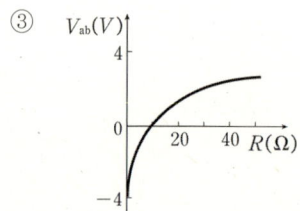

③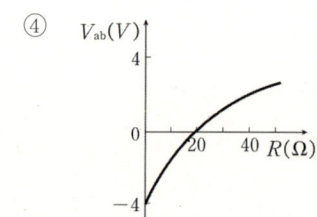

④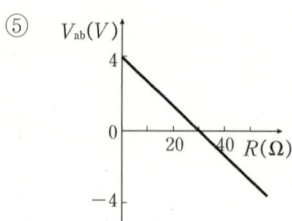

20

2013학년도 42번

그림 (가)는 두 도체판의 면적이 같고 간격이 d로 같은 평행판 축전기 A, B를 직류 전원에 연결한 것을 나타낸 것이다. A, B에 채워진 유전체의 유전율은 ε_A, ε_B이다. 그림 (나)는 A, B에 충전된 전하량을 가해준 전압에 따라 나타낸 것이다.

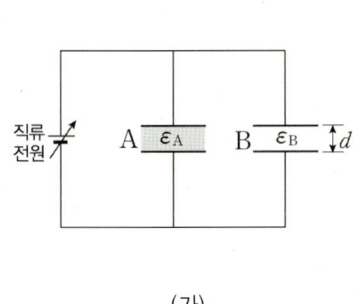

(가) (나)

이에 대한 설명으로 옳은 것만을 〈보기〉에서 있는 대로 고른 것은?

─── 보기 ───

ㄱ. $\varepsilon_A > \varepsilon_B$이다.

ㄴ. 전압이 V_0일 때, A에 저장된 에너지는 B보다 크다.

ㄷ. B의 판의 간격을 $\dfrac{d}{3}$로 줄이면 A와 B의 전기 용량은 같아진다.

① ㄴ ② ㄷ ③ ㄱ, ㄴ
④ ㄱ, ㄷ ⑤ ㄱ, ㄴ, ㄷ

21

그림은 y축 상에 고정되어 $+y$ 방향으로 일정한 전류 I가 흐르는 무한 직선 도선과, $t=0$일 때 xy 평면에서 $+x$ 방향으로 운동하는 음$(-)$의 전하를 나타낸 것이다.

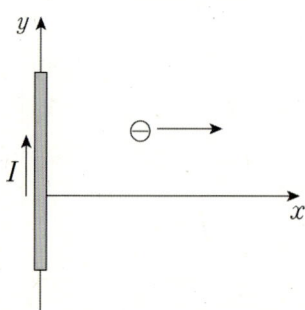

이에 대한 설명으로 옳은 것만을 〈보기〉에서 있는 대로 고른 것은? (단, 전자기파의 발생과 도선의 전류에 의한 자기력 이외의 힘은 무시한다.)

― 보기 ―
ㄱ. $t=0$일 때 전하에 작용하는 자기력의 방향은 $-y$ 방향이다.
ㄴ. 도선에서 멀어질수록 전하의 운동에너지는 증가한다.
ㄷ. 전하에 작용하는 자기력의 크기는 도선으로부터 전하까지의 거리에 반비례한다.

① ㄱ   ② ㄴ   ③ ㄱ, ㄷ
④ ㄴ, ㄷ   ⑤ ㄱ, ㄴ, ㄷ

22

2008학년도 25번

그림은 평면상에 있는 ㄱ 모양의 무한히 긴 도선에 일정한 전류 I가 흐르는 것을 나타낸 것이다. 점 p, q, r는 도선과 동일 평면상에 있는 정사각형 격자상의 지점을 나타낸다.

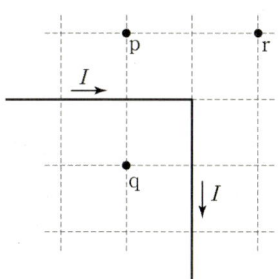

p, q, r에서의 전류 I에 의한 자기장에 대한 설명으로 옳은 것을 〈보기〉에서 있는 대로 고른 것은?

―― 보기 ――

ㄱ. p에서 자기장의 방향은 평면에 수직으로 들어가는 방향이다.
ㄴ. p에서 자기장의 세기는 q에서보다 작다.
ㄷ. r에서 자기장의 세기는 0이다.

① ㄱ   ② ㄴ   ③ ㄷ
④ ㄱ, ㄷ   ⑤ ㄴ, ㄷ

23

그림과 같이 xy 평면에 놓인 반지름 R인 원형 도선과, z축에 나란한 무한 직선 도선에 각각 전류 I가 흐르고 있다. 직선 도선은 z축으로부터 y축 방향으로 $\dfrac{R}{\pi}$ 만큼 떨어져 있다. 원점 O에서 두 도선에 의한 자기장의 방향은 z축과 $45°$를 이룬다.

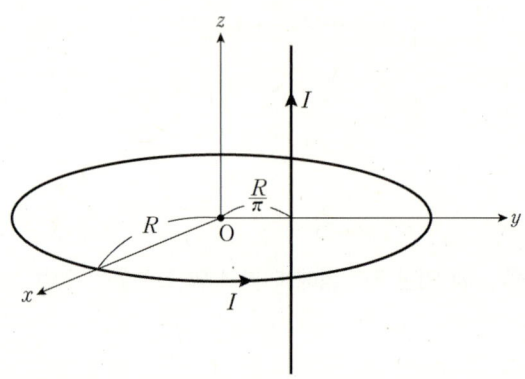

원형 도선에 의한 O에서의 자기장 크기는? (단, μ는 공간의 투자율이다.)

① $\dfrac{\mu I}{4\pi R}$　　② $\dfrac{\mu I}{2\pi R}$　　③ $\dfrac{\mu I}{4R}$

④ $\dfrac{\mu I}{2R}$　　⑤ $\dfrac{\mu I}{R}$

24

2008학년도 24번

그림은 균일한 자기장 속에서 $+x$방향으로 일정한 속력 v로 운동하는 물체 1이, 정지해 있는 양($+$)으로 대전된 전하량 q인 물체 2와 충돌하는 것을 나타낸 것이다. 충돌 후 물체 1은 $-x$방향으로 일정한 속력 $\frac{1}{3}v$로 운동하고, 물체 2는 반지름이 r인 원궤도를 따라 운동한다. 물체 1, 2의 질량은 각각 m, $2m$이고, 자기장의 방향은 xy평면에 수직으로 들어가는 방향이며, 자기장의 세기는 B이다.

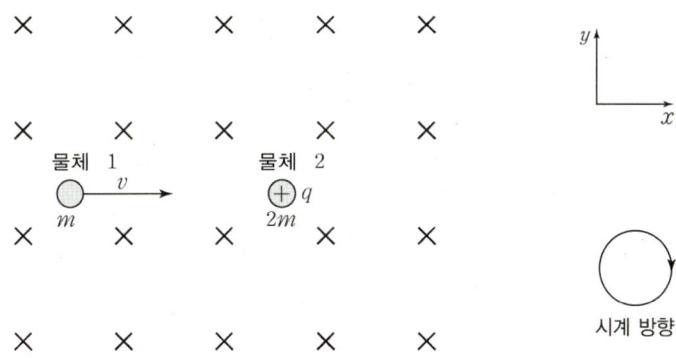

충돌 후 물체 2의 운동에 대한 설명으로 옳은 것을 〈보기〉에서 있는 대로 고른 것은? (단, 충돌 전후 물체 2의 전하량은 변화가 없고, 물체의 크기와 전자기파 발생은 무시한다.)

───── • 보기 • ─────

ㄱ. 속력은 $\frac{2}{3}v$이다.

ㄴ. 시계 방향으로 원운동한다.

ㄷ. r은 $\frac{2mv}{3qB}$이다.

① ㄱ ② ㄷ ③ ㄱ, ㄴ
④ ㄱ, ㄷ ⑤ ㄴ, ㄷ

25

그림은 전하 q인 입자가 xy 평면에서 y축과 $45°$의 각으로 원점에서 세기 B인 자기장 영역으로 입사되어 원궤도를 따라 운동한 후, $(0, -l)$인 곳에서 자기장 영역을 벗어나 일정한 속력 v로 운동하는 것을 나타낸 것이다. 자기장은 $x \geq 0$인 영역에 있고, 방향은 xy 평면에 수직으로 들어가는 방향이다.

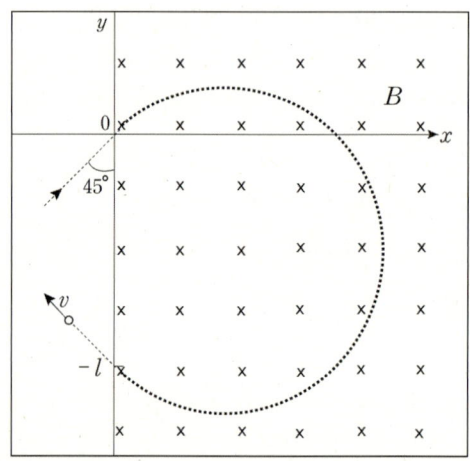

이에 대한 설명으로 옳은 것만을 〈보기〉에서 있는 대로 고른 것은?

───── 보기 ─────

ㄱ. 입자는 양(+)으로 대전되어 있다.
ㄴ. 자기장 속에서 입자의 속력은 v이다.
ㄷ. 입자의 질량은 $\dfrac{qlB}{\sqrt{2}\,v}$와 같다.

① ㄱ ② ㄴ ③ ㄱ, ㄷ
④ ㄴ, ㄷ ⑤ ㄱ, ㄴ, ㄷ

26

다음은 전류천칭 장치를 이용하여 질량을 측정하는 실험 과정과 결과의 일부를 나타낸 것이다.

〈실험 과정〉

(1) 그림과 같이 솔레노이드에 ㄷ자판을 설치하고, 조정나사를 조절하여 ㄷ자판이 수평이 되도록 한다.
(2) 솔레노이드에 흐르는 전류를 측정한 후, 0.10 mg의 실을 걸어 ㄷ자판이 기울어지게 한다.
(3) 스위치 S를 닫고 가변 저항을 조절하여 ㄷ자판이 다시 수평이 되었을 때 ㄷ자판에 흐르는 전류를 측정한다.
(4) 0.10 mg의 실을 0.20 mg의 실로 바꾸어 과정 (3)을 반복한다.
(5) ㄷ자판에 흐르는 전류와 실의 질량 사이의 관계를 그래프로 나타낸다.
(6) 0.20 mg의 실을 미지의 물체로 바꾸어 과정 (3)을 반복한다.

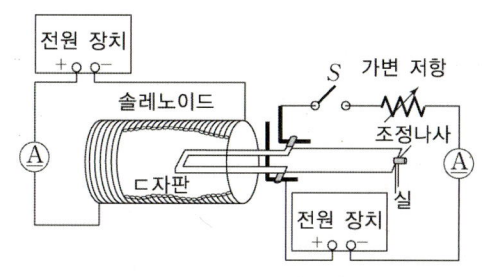

〈실험 결과〉

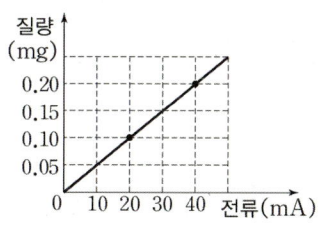

이 실험에 대한 설명으로 옳은 것만을 〈보기〉에서 있는 대로 고른 것은?

● 보기 ●

ㄱ. 과정 (3)에서 ㄷ자판이 수평이 되었을 때 ㄷ자판에 작용하는 자기력과 실에 작용하는 중력은 방향이 서로 같다.
ㄴ. 과정 (6)에서 측정된 ㄷ자판에 흐르는 전류가 30 mA 일 때 물체의 질량은 0.25 mg 이다.
ㄷ. 솔레노이드에 흐르는 전류를 증가시키면 그래프의 기울기가 증가한다.

① ㄱ ② ㄴ ③ ㄱ, ㄷ
④ ㄴ, ㄷ ⑤ ㄱ, ㄴ, ㄷ

27

다음은 전류천칭 장치를 이용하여 공기의 투자율 μ의 값을 구하는 실험 과정의 일부를 나타낸 것이다.

〈실험 과정〉
(1) 전원을 끈 상태에서 조절 나사를 조정하여 절연판이 수평이 되게 한다.
(2) 무게가 mg인 가는 철사줄을 절연판 끝에 걸쳐 놓아 절연판이 선분 ab를 회전축으로 하여 기울어지게 한다.
(3) 전원을 켠 후, 가변 저항기 R_1과 R_2를 조절하여 절연판이 수평이 되게 한다.
(4) 단위 길이당 도선의 감은 수가 n인 솔레노이드의 전류 I_s를 측정하여 솔레노이드 내부에 생기는 자기장의 세기 $B = \mu n I_s$를 구한다.

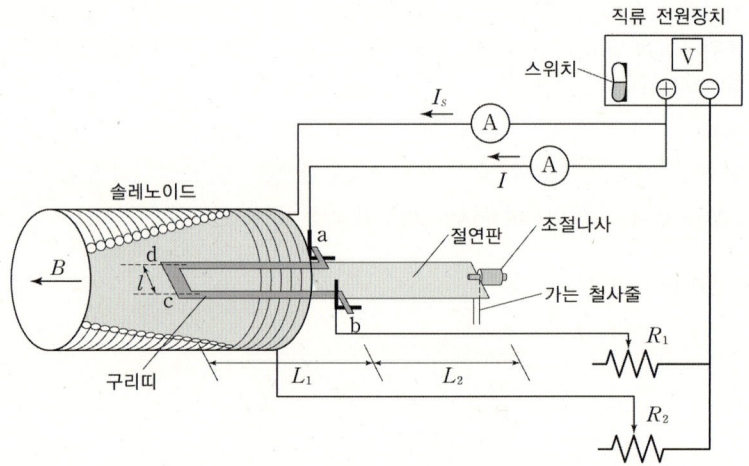

이 실험은 자기장 B에 의해 c와 d 사이의 구리띠가 받는 힘에 의한 돌림힘(토크)과 가는 철사줄의 무게에 의한 돌림힘이 평형을 이루는 조건을 이용한다.

공기의 투자율 μ를 구하기 위해 더 측정해야 하는 물리량이 아닌 것은?

① c와 d 사이의 거리 l
② 절연판의 질량 M
③ 구리띠에 흐르는 전류 I
④ 선분 ab에서 선분 cd까지의 거리 L_1
⑤ 선분 ab에서 가는 철사줄까지의 거리 L_2

28

그림과 같이 전하량 q, 질량 m인 입자가 일정한 속력으로 세기가 B인 균일한 자기장 영역의 a면에 수직으로 입사한다. 자기장 방향은 xy 평면에 수직인 방향이고, a면과 b면 사이의 간격은 d 이다.

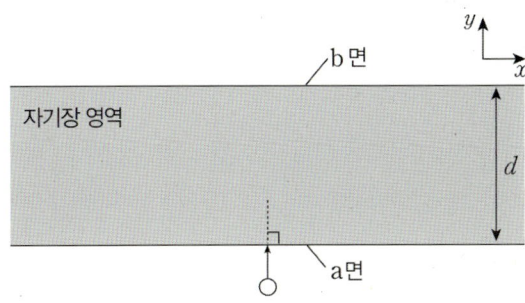

자기장 영역에서 등속 원운동을 하는 입자가 b면에 도달하기 위한 최소 속력은? (단, 입자의 크기는 무시한다.)

① $\dfrac{qBd}{2m}$ ② $\dfrac{qBd}{\sqrt{2}\,m}$ ③ $\dfrac{qBd}{m}$

④ $\dfrac{\sqrt{2}\,qBd}{m}$ ⑤ $\dfrac{2qBd}{m}$

29

2011학년도 43번

그림과 같이 무한히 긴 직선 도선 a 는 x축 상에 고정되어 있고, 무한히 긴 직선 도선 b는 원점에서 $+z$ 방향으로 거리 d만큼 떨어져 y축과 평행하게 고정되어 있다. a에는 세기가 I_1인 전류가 $+x$ 방향으로 흐르고, b에는 세기가 I_2인 전류가 종이면에 들어가는 방향인 $+y$방향으로 흐른다. 세 점 P, Q, R의 좌표는 각각 $\left(0, 0, \dfrac{d}{2}\right)$, $(-d, 0, 0)$, $(d, 0, 0)$이다.

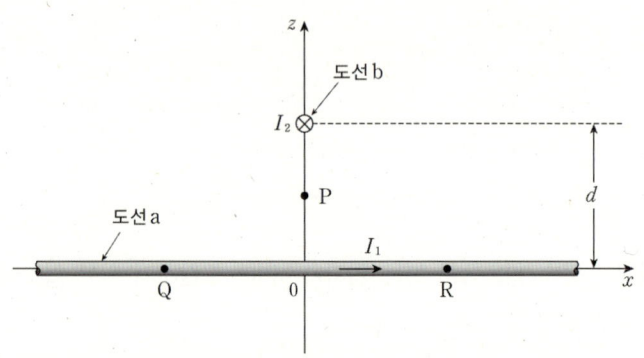

이에 대한 설명으로 옳은 것만을 〈보기〉에서 있는 대로 고른 것은?

―● 보기 ●―

ㄱ. a와 b가 P에 만드는 자기장의 세기는 $\sqrt{I_1^2 + I_2^2}$ 에 비례한다.
ㄴ. b가 Q와 R에 만드는 자기장의 방향은 서로 반대이다.
ㄷ. b가 a의 $x < 0$인 영역에 작용하는 힘의 방향은 $+y$ 방향이다.

① ㄱ ② ㄴ ③ ㄱ, ㄴ
④ ㄱ, ㄷ ⑤ ㄴ, ㄷ

30

2014학년도 43번

그림 (가)는 질량이 같고 반지름이 각각 R, $2R$인 두 도체구 a, b가 접촉된 상태에서 대전되어 있는 것을 나타낸 것이다. a, b의 전하량의 합은 $+Q$이다. 그림 (나)는 a, b를 분리하여 어느 한 도체구를 속력 v로 자기장 영역으로 자기장에 수직인 방향으로 입사시켰을 때, 도체구가 원궤도를 따라 운동하는 것을 나타낸 것이다. 입사된 구가 a일 때 궤도 반지름은 r_a이고, b일 때 궤도 반지름은 r_b이다.

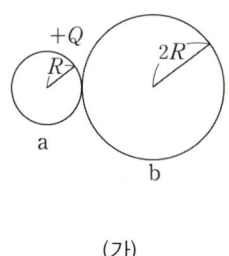
(가)

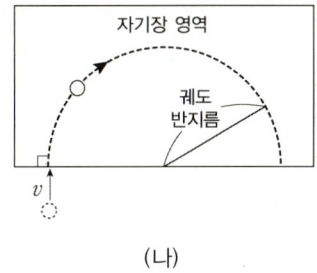
(나)

이에 대한 설명으로 옳은 것만을 〈보기〉에서 있는 대로 고른 것은?

--- 보기 ---
ㄱ. b의 전하량은 a의 전하량의 4배이다.
ㄴ. 자기장의 방향은 종이면에서 나오는 방향이다.
ㄷ. r_a는 r_b의 2배이다.

① ㄱ   ② ㄴ   ③ ㄷ
④ ㄱ, ㄷ   ⑤ ㄴ, ㄷ

본고사 오류로 인한 조건 추가
문제 조건에서 a와 b를 외부에서 힘을 가해 충분한 시간동안 접촉시킨 뒤 분리한다는 내용을 추가합니다.

31

2005학년도 예비검사 35번

그림은 균일한 자기장 B에 수직으로 놓여 있는 폭 w의 도체에 전류 I가 흐를 때, 점 a와 b에서의 전위 V_a와 V_b의 차이 $\Delta V(= V_a - V_b)$를 측정하는 것을 나타낸다.

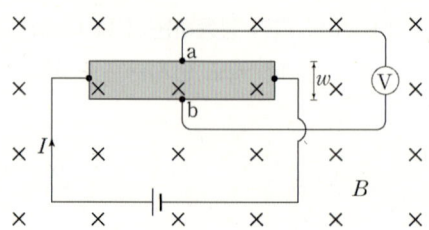

이에 대한 〈보기〉의 설명 중 옳은 것을 있는 대로 고른 것은? (단, 자기장은 지면 안쪽을 향한다.)

─────── 보기 ───────

ㄱ. 전하 운반체가 음(−)전하이면 $\Delta V > 0$이다.
ㄴ. 자기장의 방향을 반대로 하면 ΔV의 부호가 바뀐다.
ㄷ. 전하 운반체의 유동속도를 구하기 위해서는 B의 크기, ΔV, w를 측정해야 한다.

① ㄱ   ② ㄴ   ③ ㄷ
④ ㄱ, ㄴ   ⑤ ㄴ, ㄷ

32

그림은 용수철에 연결된 막대도선이 종이면에 수직으로 들어가는 균일한 자기장 속에서 단진동하는 것을 모식적으로 나타낸 것이다. 용수철의 한쪽 끝은 벽에 고정되어 있고, O는 P와 Q 사이에서 단진동하는 막대도선의 평형 위치이며, a와 b는 막대도선 양 끝의 두 점이다.

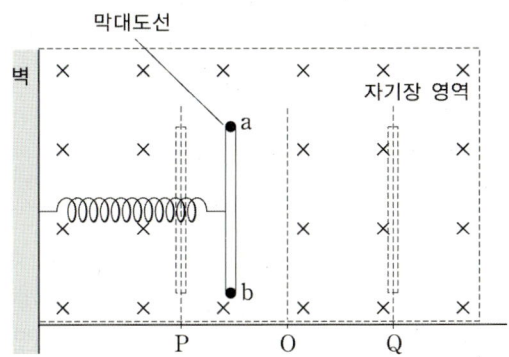

이에 대한 설명으로 옳은 것을 〈보기〉에서 있는 대로 고른 것은? (단, 용수철은 부도체이고, 막대도선의 운동에 따른 전자기파 발생은 무시한다.)

---- 보기 ----
ㄱ. 막대도선이 P에서 O로 운동할 때 a의 전위는 b의 전위보다 높다.
ㄴ. 막대도선이 O를 통과할 때 a와 b 사이의 전위차는 0이다.
ㄷ. a와 b 사이의 전위차는 진동수의 제곱에 비례한다.

① ㄱ   ② ㄴ   ③ ㄷ
④ ㄱ, ㄴ   ⑤ ㄴ, ㄷ

33

그림은 무한히 긴 직선 도선 A, 금속 막대 B가 놓인 ㄷ자형 도선이 같은 평면상에 나란히 있는 것을 나타낸다. A에는 일정한 전류 I가 흐르고, B는 일정한 속력 v로 운동하고 있다.

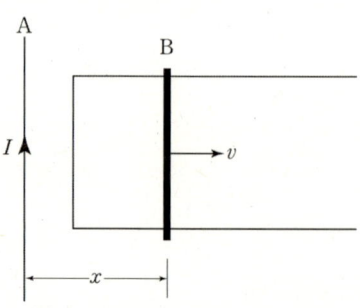

이 때 유도되는 기전력 E의 크기를 A로부터의 거리 x에 따라 개략적으로 나타낸 것 중 가장 적당한 것은? (단, 유도기전력은 도선 A의 전류에 의한 것만 있다고 가정한다.)

①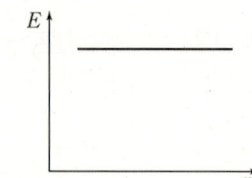

②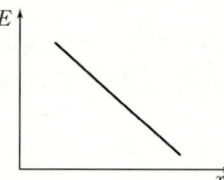

③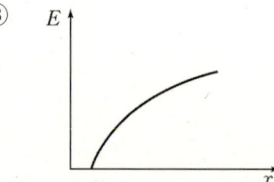

④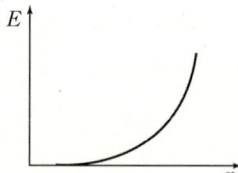

⑤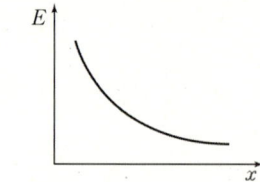

34

그림 (가)는 호흡정지감지기를 차고 있는 어린 아이를 나타낸 것이며, 그림 (나)는 호흡정지감지기의 원리를 모식적으로 나타낸 것이다. 코일 1은 일정한 기전력 ε, 저항 r에 연결되어 있고 지점 a와 b 사이를 진동수 f로 단순조화 진동한다. 길이 l, 감은 수 N인 코일 2는 저항 R과 연결되어 코일 1과 같은 중심축 상에 고정되어 있다.

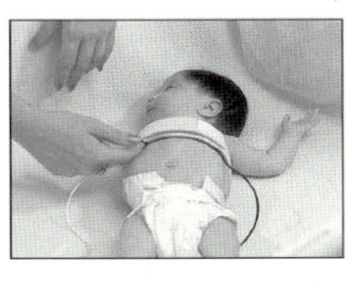
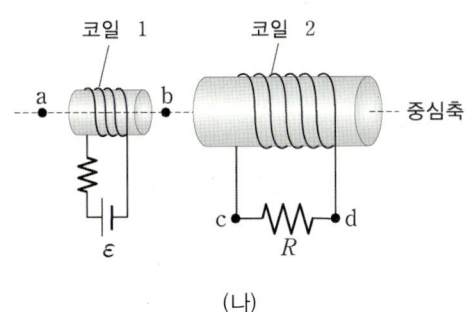

(가)　　　　　　　　　　(나)

코일 1이 a에서 b로 이동하는 동안, 이에 대한 설명으로 옳은 것만을 〈보기〉에서 있는 대로 고른 것은? (단, 코일 1에 유도되는 기전력은 무시한다.)

─────── • 보기 • ───────
ㄱ. 저항 R에 흐르는 전류의 방향은 c → R → d 방향이다.
ㄴ. 코일 1에 의한 코일 2의 유도기전력의 최댓값은 N이 클수록 크다.
ㄷ. 코일 1에 의한 코일 2의 유도기전력의 최댓값은 f가 클수록 크다.

① ㄱ　　　　② ㄷ　　　　③ ㄱ, ㄴ
④ ㄴ, ㄷ　　⑤ ㄱ, ㄴ, ㄷ

35

그림과 같이 원형 코일 A와 B를 각각 신호(교류) 발생기의 출력 단자와 교류 전압계의 입력 단자에 연결하고 두 코일의 중심 축을 일치시켰다. 신호 발생기의 전원을 켜면 전압계에서 전압이 측정된다.

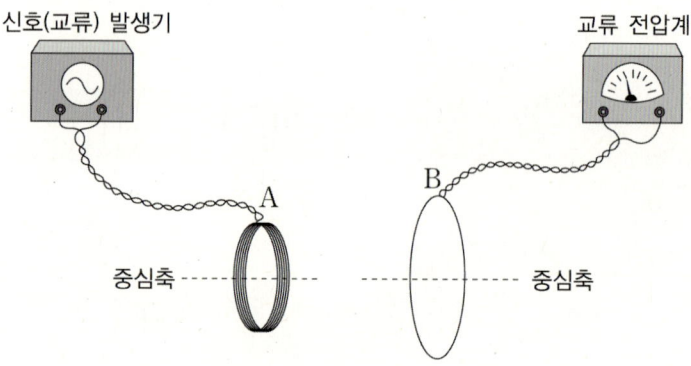

다른 조건은 그대로 두고 〈보기〉와 같이 조건을 바꾸었을 때, 전압값이 커지는 것만을 〈보기〉에서 있는 대로 고른 것은?

―― 보기 ――
ㄱ. A와 B를 서로 가까이 한다.
ㄴ. B의 감은 수를 2배로 증가시킨다.
ㄷ. A와 B의 중심축이 서로 수직이 되도록 한다.

① ㄱ   ② ㄴ   ③ ㄱ, ㄴ
④ ㄱ, ㄷ   ⑤ ㄴ, ㄷ

36

2011학년도 44번

그림은 각진동수가 ω이고 전압의 진폭이 일정한 교류 전원에 연결된 RC 직렬 회로를 나타낸 것이다.

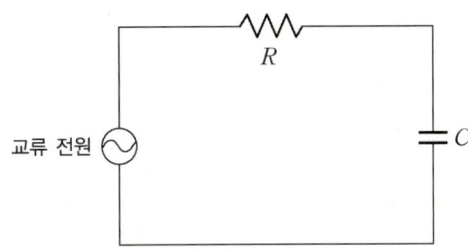

이에 대한 설명으로 옳은 것만을 〈보기〉에서 있는 대로 고른 것은?

---- 보기 ----

ㄱ. 회로에 흐르는 전류와 축전기 양단에 걸리는 전압의 위상차는 없다.
ㄴ. 회로에 흐르는 전류의 진폭은 ω가 커질수록 감소한다.
ㄷ. 축전기 양단에 걸리는 전압의 진폭은 ω가 커질수록 감소한다.

① ㄱ ② ㄴ ③ ㄷ
④ ㄱ, ㄴ ⑤ ㄴ, ㄷ

37

2014학년도 44번

그림과 같이 저항, 코일, 축전기를 전압의 최댓값이 V_0으로 일정하고 각진동수가 $\dfrac{1}{\sqrt{2LC}}$인 교류 전원에 연결하였다.

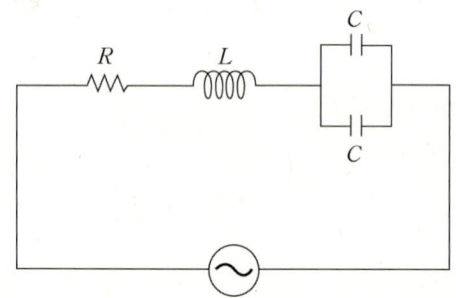

이에 대한 설명으로 옳은 것만을 〈보기〉에서 있는 대로 고른 것은?

― 보기 ―

ㄱ. 저항에 흐르는 전류의 위상과 저항 양단에 걸리는 전위차의 위상은 같다.
ㄴ. 회로의 임피던스는 R보다 크다.
ㄷ. 저항 양단에 걸리는 전위차의 최댓값은 V_0보다 작다.

① ㄱ　　　　　② ㄴ　　　　　③ ㄱ, ㄷ
④ ㄴ, ㄷ　　　⑤ ㄱ, ㄴ, ㄷ

38

그림 (가)는 진동수가 $10^4\,\mathrm{Hz}$인 사인(sin) 파형의 교류 전압 ε을 시간에 따라 나타낸 것이며, 그림 (나)는 이 교류 전원이 연결된 RLC 회로를 나타낸 것이다.

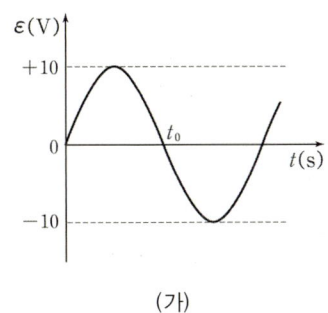
(가)

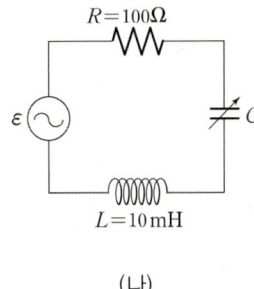
(나)

그림 (가)의 t_0와 그림 (나)에서 공명이 일어나기 위한 전기용량 C 값을 옳게 짝지은 것은?

	t_0	C
①	5×10^{-5}	$\dfrac{1}{4\pi^2}\mu\mathrm{F}$
②	5×10^{-5}	$\dfrac{1}{2\pi^2}\mu\mathrm{F}$
③	2×10^{-4}	$\dfrac{1}{4\pi^2}\mu\mathrm{F}$
④	2×10^{-4}	$\dfrac{1}{2\pi^2}\mu\mathrm{F}$
⑤	2×10^{-4}	$\dfrac{1}{\pi^2}\mu\mathrm{F}$

39

2015학년도 41번

그림과 같이 일정한 전류가 흐르는 무한히 긴 직선 도선이 y축에 고정되어 있고, 정사각형 금속 고리가 xy 평면 상에서 x축을 따라 일정한 속력으로 운동한다. x축 상의 두 지점 P, Q는 원점 O로부터 같은 거리만큼 떨어져 있다.

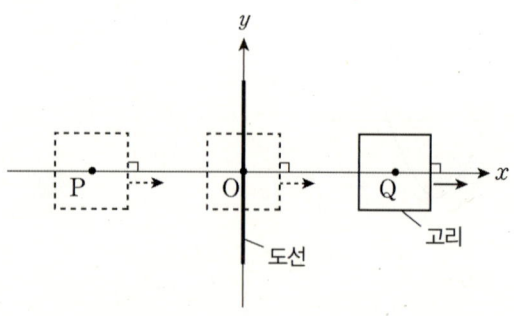

이에 대한 설명으로 옳은 것만을 〈보기〉에서 있는 대로 고른 것은? (단, 고리의 자체 유도와 도선의 굵기는 무시한다. 도선은 절연되어 있고, $\overline{\text{OP}}$의 길이는 고리의 한 변의 길이보다 길다.)

─── 보기 ●───

ㄱ. 고리의 중심이 O를 지나는 순간 고리를 통과하는, 도선이 만드는 자기장에 의한 알짜 자기 선속은 0이다.

ㄴ. 고리에 유도되는 전류의 방향은 고리의 중심이 P를 지날 때와 Q를 지날 때가 서로 같다.

ㄷ. 고리가 받는 알짜 자기력의 방향은 고리의 중심이 P를 지날 때와 Q를 지날 때가 서로 같다.

① ㄴ   ② ㄷ   ③ ㄱ, ㄴ
④ ㄱ, ㄷ   ⑤ ㄱ, ㄴ, ㄷ

40

그림 (가), (나)와 같이 진동수 f, 진폭 V_0인 교류 전원에 연결된 RC 회로에서 출력 단자를 각각 축전기와 저항에 연결하였다. $V_{출력}$은 출력 전압의 진폭이다.

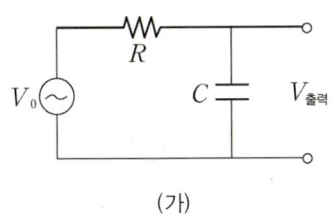
(가)

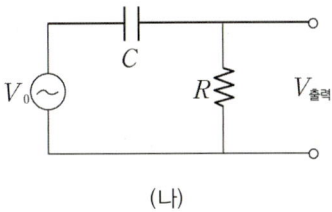
(나)

이에 대한 설명으로 옳은 것만을 〈보기〉에서 있는 대로 고른 것은?

─── 보기 ───

ㄱ. f가 증가하면 (가)의 $V_{출력}$은 증가한다.

ㄴ. $f = \dfrac{1}{2\pi RC}$이면 (가)와 (나)의 $\dfrac{V_{출력}}{V_0}$은 서로 같다.

ㄷ. $f \ll \dfrac{1}{2\pi RC}$일 때 $V_{출력} \ll V_0$인 회로는 (나)이다.

① ㄱ   ② ㄴ   ③ ㄱ, ㄷ
④ ㄴ, ㄷ   ⑤ ㄱ, ㄴ, ㄷ

41

그림 (가)는 교류기전력이 ε인 전원에 연결된 RLC 회로를 나타낸 것이다. 점 a, b, c에서의 전위는 각각 V_a, V_b, V_c이고, $V_R(=V_a-V_b)$는 저항 양단의 전위차이다. 그림 (나)는 ε과 V_R를 시간에 따라 나타낸 것이다.

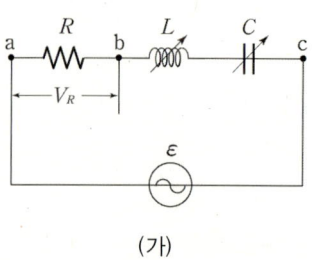
(가)

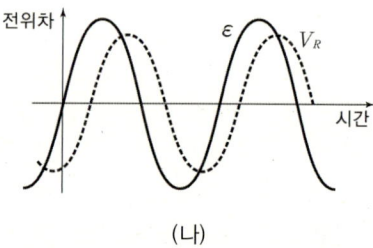
(나)

이 회로에 대한 설명으로 옳은 것만을 〈보기〉에서 있는 대로 고른 것은? (단, $\varepsilon = V_a - V_c$이다.)

───── 보기 ─────

ㄱ. 교류기전력의 진동수는 회로의 공명 진동수보다 크다.
ㄴ. 저항값과 전기용량을 그대로 두고 인덕턴스를 증가시키면 V_R의 진폭은 줄어든다.
ㄷ. 저항값과 인덕턴스를 그대로 두고 전기용량을 증가시키면 V_R의 진폭은 줄어든다.

① ㄱ ② ㄴ ③ ㄱ, ㄷ
④ ㄴ, ㄷ ⑤ ㄱ, ㄴ, ㄷ

42

2016학년도 40번

그림 (가)와 같이 저항값이 40 Ω인 저항, 코일, 축전기, 스위치를 전압의 최댓값이 100 V로 같고 진동수가 각각 f_0, $2f_0$인 교류 전원에 연결하여 회로를 구성하였다. 그림 (나)는 스위치를 a에 연결하였을 때, 저항과 코일 양단의 전압을 시간에 따라 나타낸 것이다.

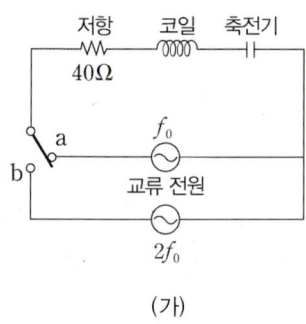
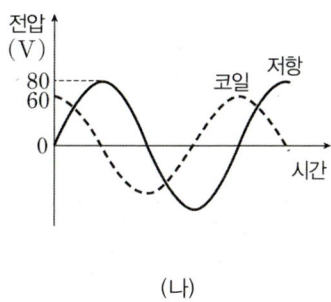

(가)　　　　　　　　(나)

이에 대한 설명으로 옳은 것만을 〈보기〉에서 있는 대로 고른 것은?

─── 보기 ───
ㄱ. 스위치를 b에 연결하였을 때, 회로에 흐르는 전류의 최댓값은 2A이다.
ㄴ. 스위치를 b에 연결하였을 때, 코일 양단에 걸리는 전압의 최댓값은 120 V이다.
ㄷ. 회로의 공명 진동수는 $\sqrt{2}f_0$이다.

① ㄱ ② ㄷ ③ ㄱ, ㄴ
④ ㄴ, ㄷ ⑤ ㄱ, ㄴ, ㄷ

2018 학년도 대비

MD for PEET
물리추론

2018 MEGAMD
PHARMACY EDUCATION ELIGIBILITY TEST

PART VI

현대물리학

17 양자물리
18 원자모형과 원자핵

01

그림은 금속판 A, B에 단색광을 비출 때 방출되는 광전자의 최대 운동 에너지를 빛의 진동수에 따라 나타낸 것이다. A, B의 한계(문턱) 진동수는 f_0, $3f_0$이고, A의 일함수는 ϕ_0이다. 진동수 $3f_0$인 빛을 비출 때 A에서 방출되는 광전자의 최대 운동 에너지는 E_0이다.

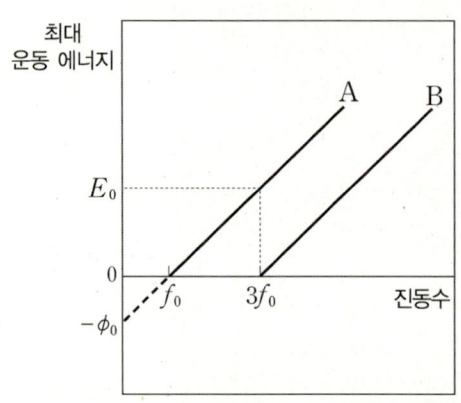

이에 대한 설명으로 옳은 것만을 〈보기〉에서 있는 대로 고른 것은?

― 보기 ―

ㄱ. 플랑크 상수는 $\dfrac{E_0}{2f_0}$과 같다.
ㄴ. B의 일함수는 $3\phi_0$이다.
ㄷ. B에 진동수 $6\phi_0$의 빛을 비출 때 방출되는 광전자의 최대 운동 에너지는 $2E_0$이다.

① ㄱ ② ㄷ ③ ㄱ, ㄴ
④ ㄴ, ㄷ ⑤ ㄱ, ㄴ, ㄷ

02

그림 (가)는 파장 λ인 X선을 흑연에 입사시켜 입사 방향에 대해 $\theta = 45°, 90°$ 방향으로 나오는 산란광을 검출하는 콤프턴 산란실험을 모식적으로 나타낸 것이고, 그림 (나)는 각 검출기에서 측정한 산란광의 세기를 파장에 따라 나타낸 것이다. 산란광의 세기가 최대인 파장이 λ'일 때, $\lambda' - \lambda = \dfrac{h}{mc}(1-\cos\theta)$의 관계를 만족한다.

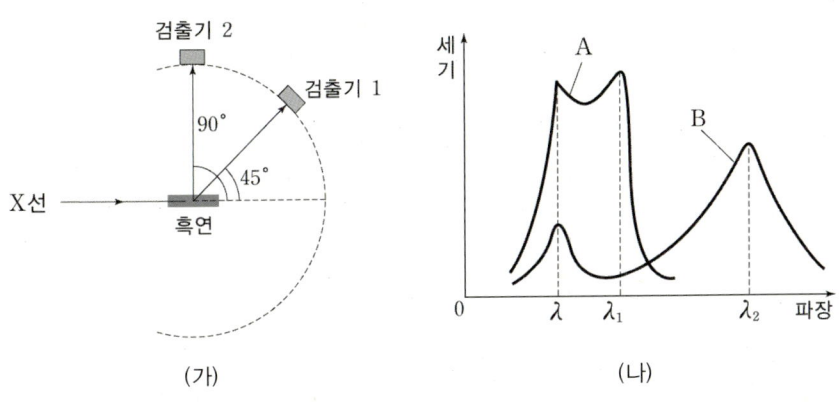

(가)   (나)

이에 대한 설명으로 옳은 것만을 〈보기〉에서 있는 대로 고른 것은? (단, h는 플랑크 상수, m은 전자의 정지질량, c는 빛의 속력이다.)

─── 보기 ───

ㄱ. λ가 클수록 $\lambda_2 - \lambda_1$은 크다.
ㄴ. (나)에서 스펙트럼 A는 검출기 1에서 측정된 것이다.
ㄷ. 파장이 λ_2인 광자 에너지는 입사한 X선의 광자 에너지보다 작다.

① ㄱ ② ㄴ ③ ㄷ
④ ㄱ, ㄷ ⑤ ㄴ, ㄷ

03

그림은 등속 운동하던 질량 m, 양(+)전하 q인 입자가 세기 B인 균일한 자기장에 수직으로 입사하여 반지름 r인 원궤도를 따라 운동한 후 등속 운동하는 것을 나타낸 것이다.

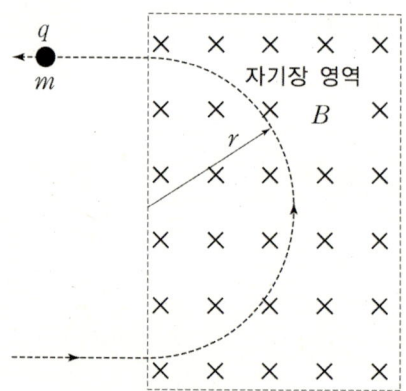

이 입자의 드브로이 파장은? (단, h는 플랑크 상수이며, 상대론적 효과는 무시한다.)

① $\dfrac{h}{qrB}$ ② $\dfrac{mh}{qrB}$ ③ $\dfrac{rh}{qmB}$

④ $\dfrac{hr}{qB}$ ⑤ $\dfrac{h}{qmB}$

04

그림은 1차원 공간에 있는 질량 m인 입자의 퍼텐셜 에너지 U를 위치 x에 따라 나타낸 것이다. $-L < x < L$ 영역에서 $U=0$이고, 그 외의 영역에서는 $U=\infty$ 이다.

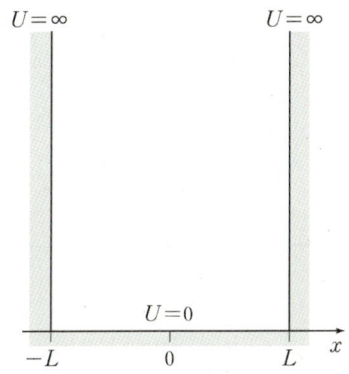

철수는 이 입자의 에너지 준위를 다음과 같은 계산 과정으로 구하였다.

〈계산 과정〉
(1) 입자의 물질파는 정상파(standing wave)를 이룬다고 가정한다.
(2) 입자의 물질파 파장을 λ라 할 때, 양자수 n인 상태에서 정상파를 이루는 조건은 $\lambda=$ (가) 이다.($n=1, 2, 3 \cdots$)
(3) λ와 운동량의 관계를 이용하여 양자수 n인 상태에 있는 입자의 에너지를 구하면 $E_n=$ (나) 이다.

(가)와 (나)에 들어갈 내용을 바르게 짝지은 것은? (단, h는 플랑크 상수이다.)

	(가)	(나)		(가)	(나)
①	$\dfrac{L}{n}$	$\dfrac{h^2}{8mL^2}n^2$	②	$\dfrac{2L}{n}$	$\dfrac{h^2}{16mL^2}n^2$
③	$\dfrac{2L}{n}$	$\dfrac{h^2}{32mL^2}n^2$	④	$\dfrac{4L}{n}$	$\dfrac{h^2}{16mL^2}n^2$
⑤	$\dfrac{4L}{n}$	$\dfrac{h^2}{32mL^2}n^2$			

05

그림은 역학적 에너지가 $100\,\text{eV}$인 전자가 x축을 따라 1차원 운동할 때, 전자의 퍼텐셜 에너지(위치 에너지) U를 나타낸 것이다. $x < 0$ 영역에서 $U = 0$이고, $x \geq 0$ 영역에서 $U = 36\,\text{eV}$이다.

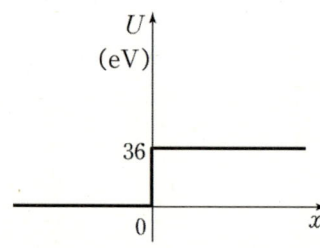

이 전자의 물리량에 대한 설명으로 옳은 것을 〈보기〉에서 있는 대로 고른 것은?

―● 보기 ●―

ㄱ. $x > 0$ 영역에서 운동 에너지는 $36\,\text{eV}$이다.
ㄴ. 운동량은 $x > 0$ 영역과 $x < 0$ 영역에서 서로 같다.
ㄷ. 물질파 파장(드브로이 파장)은 $x < 0$ 영역보다 $x > 0$ 영역에서 더 길다.

① ㄱ ② ㄷ ③ ㄱ, ㄴ
④ ㄱ, ㄷ ⑤ ㄴ, ㄷ

06

그림은 입자 A와 B의 물질파 파장을 운동 에너지에 따라 나타낸 것이다. 운동 에너지가 각각 $2E_0$, E_0인 A, B의 물질파 파장은 λ_0으로 같다.

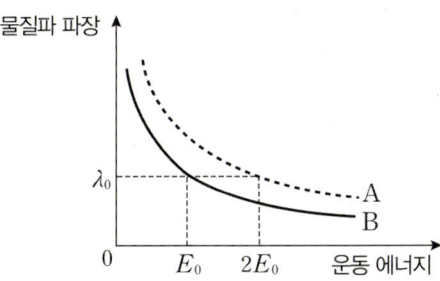

A와 B의 운동 에너지가 E_0일 때, 이에 대한 설명으로 옳은 것만을 〈보기〉에서 있는 대로 고른 것은? (단, 입자의 속력은 광속보다 매우 작다.)

─── 보기 ───

ㄱ. 질량은 B가 A의 2배이다.
ㄴ. 운동량의 크기는 B가 A의 2배이다.
ㄷ. 속력은 B가 A의 2배이다.

① ㄱ   ② ㄴ   ③ ㄷ
④ ㄱ, ㄷ   ⑤ ㄴ, ㄷ

07

2011학년도 45번

그림은 온도 T_0인 흑체에서 복사되는 빛의 단위 파장 당 세기 I를 파장 λ에 따라 나타낸 그래프이다. I는 파장이 λ_0일 때 최댓값 I_0을 갖고, 파장이 각각 λ_1, λ_2일 때 I_1로 서로 같다.

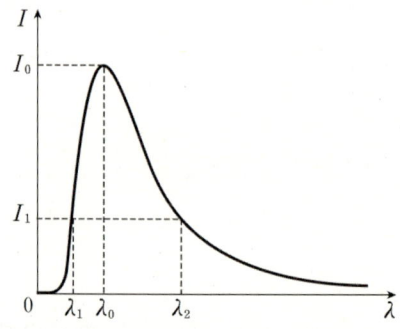

이에 대한 설명으로 옳은 것만을 〈보기〉에서 있는 대로 고른 것은?

— 보기 —

ㄱ. 파장 λ_1인 광자 한 개의 에너지는 파장 λ_2인 광자 한 개의 에너지와 같다.
ㄴ. 온도가 T_0보다 높은 흑체에서 I가 최대인 빛의 파장은 λ_0보다 작다.
ㄷ. 그래프의 곡선과 λ축 사이의 면적은 온도가 높을수록 커진다.

① ㄱ ② ㄷ ③ ㄱ, ㄴ
④ ㄴ, ㄷ ⑤ ㄱ, ㄴ, ㄷ

08

2005학년도 예비검사 37번

그래프는 몰리브덴 표적에 35 keV의 전자 빔을 쪼였을 때 방출되는 X선의 상대 강도를 파장에 따라 나타낸 것이다. 그래프에서 K_α와 K_β는 특성 X선을 나타낸다.

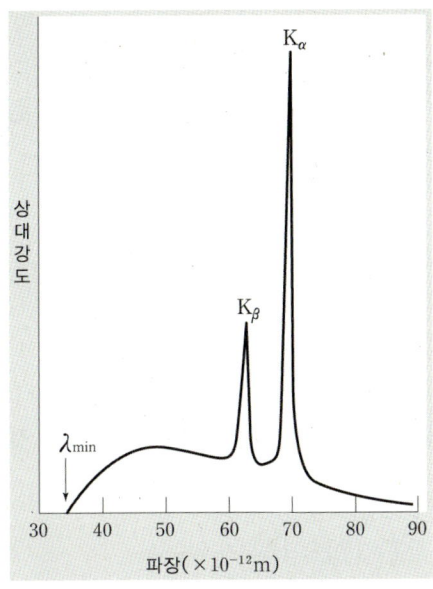

그래프에 대한 〈보기〉의 설명 중 옳은 것을 있는 대로 고른 것은?

─── • 보기 • ───

ㄱ. X선의 에너지는 K_α가 K_β보다 크다.

ㄴ. K_α와 K_β는 원자내 전자가 바닥상태로 전이하면서 발생한다.

ㄷ. 입사 전자가 표적과 충돌하여 운동 에너지를 가장 많이 잃었을 때 방출되는 X선의 파장은 $\lambda_{\min}$이다.

① ㄱ   ② ㄴ   ③ ㄷ
④ ㄴ, ㄷ   ⑤ ㄱ, ㄴ, ㄷ

09

2006학년도 39번

그림은 파장이 λ인 X선이 정지해 있는 전자와 탄성 충돌하여 파장이 λ'으로 변하는 현상을 모식적으로 나타낸 것이다. X선의 산란각이 θ일 때, 파장의 변화량 $\Delta\lambda$는

$$\Delta\lambda = \frac{h}{mc}(1-\cos\theta)$$

로 주어진다. 이 때 h는 플랑크 상수, m은 전자의 정지 질량, c는 빛의 속력이다.

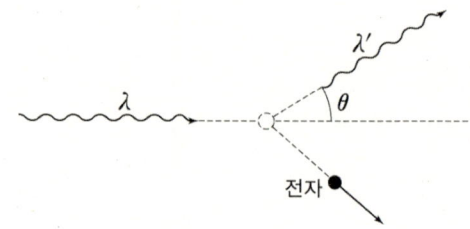

이에 대한 설명으로 옳은 것을 〈보기〉에서 있는 대로 고른 것은?

─── 보기 ───

ㄱ. λ'이 λ보다 더 작은 경우는 관측되지 않는다.
ㄴ. 입사하는 X선의 에너지가 변하여도 $\Delta\lambda$는 변하지 않는다.
ㄷ. $\Delta\lambda$는 $\theta = 90°$일 때 가장 크다.

① ㄱ　　　　② ㄴ　　　　③ ㄱ, ㄴ
④ ㄱ, ㄷ　　⑤ ㄴ, ㄷ

10

2012학년도 45번

그림은 질량 m, 전하량 $-e$인 정지 상태의 전자들이 전위차 ΔV에 의해 가속되어 동일한 속도로 간격 d인 이중 슬릿에 입사할 때, 스크린에서 검출되는 전자 수 N을 모식적으로 나타낸 것이다. 슬릿과 스크린은 서로 나란하며, 슬릿에 도달한 전자의 드 브로이 파장은 λ이다.

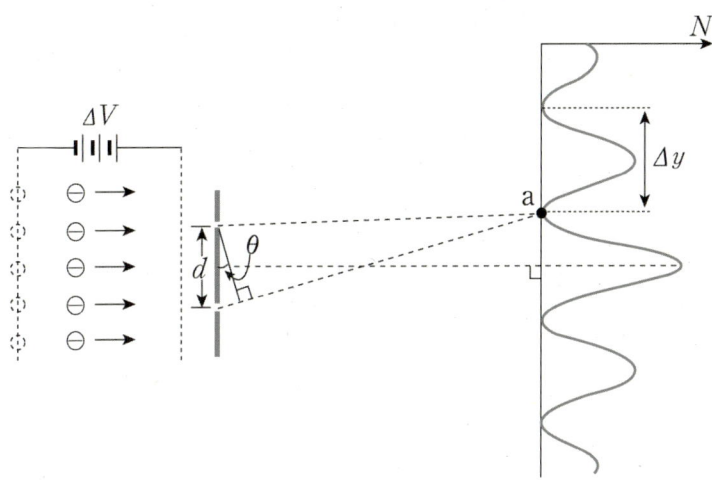

이에 대한 설명으로 옳은 것만을 〈보기〉에서 있는 대로 고른 것은? (단, h는 플랑크 상수이고, 슬릿과 스크린 사이의 거리는 d보다 매우 크다.)

─── 보기 ───

ㄱ. $\lambda = \dfrac{h}{\sqrt{2me\Delta V}}$ 이다.

ㄴ. 점 a는 $d\sin\theta = \dfrac{\lambda}{2}$ 가 만족되는 지점이다.

ㄷ. ΔV를 증가시키면 Δy가 증가한다.

① ㄱ ② ㄴ ③ ㄷ
④ ㄱ, ㄴ ⑤ ㄴ, ㄷ

11

2006학년도 40번

그림은 x축 위에 있는 어떤 입자의 파동함수 $\psi(x) = 0$를 나타낸 것이다. $x \leq 0$인 영역과 $x \geq L$인 영역에서 $\psi(x) = 0$이다.

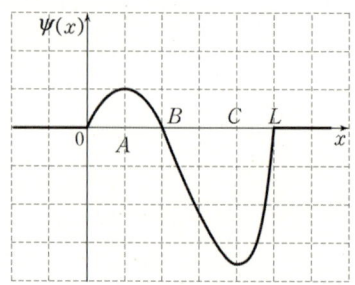

이에 대한 설명으로 옳은 것을 〈보기〉에서 있는 대로 고른 것은? (단, 확률 밀도는 시간에 무관하다.)

───── 보기 ─────

ㄱ. 이 입자는 $0 < x < L$인 영역에 갇혀 있다.
ㄴ. 이 입자의 확률 밀도가 최대인 위치는 $x = A$인 지점이다.
ㄷ. $0 < x < B$인 영역에서 입자가 발견될 확률은 $B \leq x < L$인 영역에서 입자가 발견될 확률보다 작다.

① ㄱ 　② ㄴ 　③ ㄱ, ㄴ
④ ㄱ, ㄷ ⑤ ㄴ, ㄷ

12

그림은 폭이 L인 일차원 무한 퍼텐셜 우물 속에 갇혀 있는 입자의 양자수 n에 따른 파동 함수 ψ_n과 에너지 준위 E_n을 나타낸 것이다.

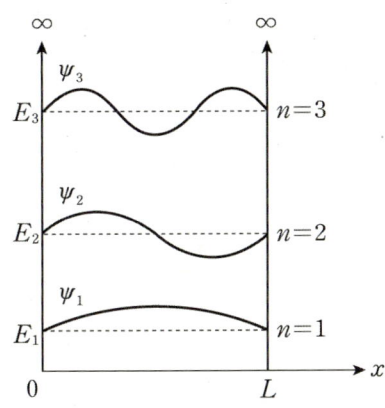

이에 대한 설명으로 옳은 것만을 〈보기〉에서 있는 대로 고른 것은?

─── 보기 ───
ㄱ. 입자의 드브로이 파장은 $n=1$일 때가 $n=2$일 때의 2배이다.
ㄴ. 입자가 $x=\dfrac{L}{2}$에서 발견될 확률 밀도는 $n=2$와 $n=3$일 때가 같다.
ㄷ. $E_3 = 9E_1$이다.

① ㄱ　　② ㄴ　　③ ㄷ
④ ㄱ, ㄷ　　⑤ ㄱ, ㄴ, ㄷ

13

2016학년도 42번

그림은 1차원 퍼텐셜 우물과 바닥상태에 있는 전자의 파동 함수 ψ를 나타낸 것이다. 퍼텐셜 에너지 V는 $|x| \leq L$일 때 0이고, $|x| > L$일 때 V_0이다. 전자의 에너지는 $E(< V_0)$이다.

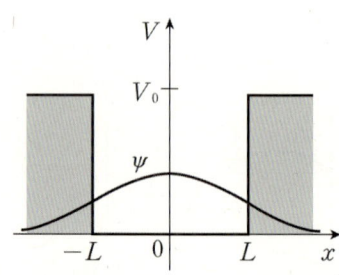

이에 대한 설명으로 옳은 것만을 〈보기〉에서 있는 대로 고른 것은?

─── 보기 ───
ㄱ. $|x| > L$에서 전자를 발견할 확률은 0이다.
ㄴ. V_0이 클수록 $|x| \leq L$에서 전자를 발견할 확률은 커진다.
ㄷ. V_0이 무한대일 경우, $E = 0$이다.

① ㄱ ② ㄴ ③ ㄷ
④ ㄱ, ㄴ ⑤ ㄴ, ㄷ

14

그림은 보어의 수소 원자 모형을 나타낸 것이다. 질량이 m인 전자가 원자핵 주위를 속력 v로 원운동하고 있다. 이 때 전자의 전하는 $-e$이고 원자핵의 전하는 $+e$이며, 원궤도의 반지름은 r이다.

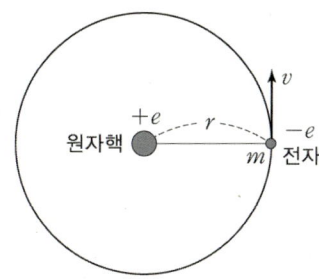

<표>는 보어의 수소 원자 모형에 관련된 식과 이 식에 대한 철수의 설명을 짝지어 놓은 것이다.

	식	식에 대한 철수의 설명
가	$k\dfrac{e^2}{r^2} = m\dfrac{v^2}{r}$	원자핵이 전자에 작용하는 전기력이 전자의 원운동을 유지시키는 구심력 역할을 한다.
나	$mvr = \dfrac{nh}{2\pi}$ (n은 자연수이다.)	전자의 각운동량은 연속적인 값을 갖는다.
다	$\nu = \dfrac{E_i - E_f}{h}$	에너지가 E_i인 높은 에너지 준위에서 에너지가 E_f인 낮은 에너지 준위로 전자가 전이될 때, 진동수가 ν인 전자기파를 방출한다.

(단, k는 쿨롱 상수이고 h는 플랑크 상수이다.)

식에 대한 철수의 설명이 옳은 것을 <표>에서 있는 대로 고른 것은?

① 가 ② 나 ③ 가, 나
④ 가, 다 ⑤ 나, 다

15

그림은 수소 원자에 대한 보어 모형에서 전자가 $n=2$인 에너지 준위와 $n=3$인 에너지 준위로부터 $n=1$인 바닥 상태로 전이하며 파장이 각각 λ_1, λ_2인 광자를 방출하는 것을 나타낸 것이다. 에너지가 E_2, E_3인 전자의 각운동량은 각각 L_2, L_3이다.

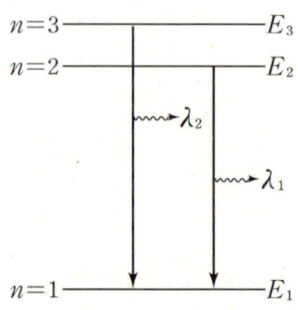

이에 대한 설명으로 옳은 것만을 〈보기〉에서 있는 대로 고른 것은? (단, h는 플랑크 상수이다.)

─── 보기 ───

ㄱ. $L_3 - L_2 = \dfrac{3h}{2\pi}$ 이다.

ㄴ. $E_3 - E_2 > E_2 - E_1$ 이다.

ㄷ. $\lambda_1 > \lambda_2$ 이다.

① ㄱ ② ㄷ ③ ㄱ, ㄴ
④ ㄴ, ㄷ ⑤ ㄱ, ㄴ, ㄷ

16

2005학년도 예비검사 36번

다음은 양성자($_1^1H$)로부터 (가), (나), (다)의 핵융합 반응에 의해 헬륨의 핵($_2^4H$)이 생성되는 것을 나타낸다.

> (가) $_1^1H + _1^1H \rightarrow _1^2H + e^+ + \nu + 0.42\text{MeV}$
>
> (나) $_1^1H + _1^2H \rightarrow _2^3H + \gamma + 5.49\text{MeV}$
>
> (다) $_2^3H + _2^3H \rightarrow _2^4H + _1^1H + _1^1H + 12.86\text{MeV}$

이 반응에 의해 헬륨의 핵 한 개가 생성될 때 발생하는 에너지는? (단, 쌍소멸은 고려하지 않는다.)

① 18.77MeV ② 24.68MeV ③ 25.26MeV
④ 25.72MeV ⑤ 37.12MeV

17

다음은 방사선 (가), (나), (다)가 방출되는 핵반응 식이다.

$$^2_1H + ^1_1H \rightarrow ^3_2He + (가)$$
$$^{31}_{15}P + ^1_1H \rightarrow ^{28}_{14}Si + (나)$$
$$^{18}_9F \rightarrow ^{18}_8O + (다) + \nu$$

이에 대한 설명으로 옳은 것만을 〈보기〉에서 있는 대로 고른 것은?

― 보기 ―

ㄱ. (가)는 β선이다.
ㄴ. (나)는 (가)보다 투과력이 약하다.
ㄷ. (다)는 음($-$)전하를 띠고 있다.

① ㄱ   ② ㄴ   ③ ㄱ, ㄷ
④ ㄴ, ㄷ   ⑤ ㄱ, ㄴ, ㄷ

18

2014학년도 45번

그림 (가)와 (나)는 보어의 수소 원자 모형의 두 궤도에서 전자의 물질파가 형성한 정상파를 모식적으로 나타낸 것이다.

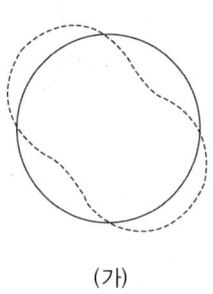 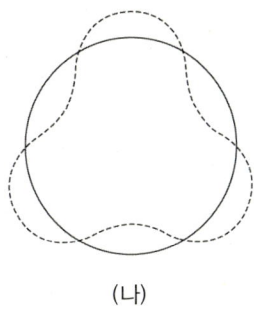

(가)   (나)

(가)에서가 (나)에서보다 큰 물리량만을 〈보기〉에서 있는 대로 고른 것은?

---- 보기 ----
ㄱ. 전자의 각운동량의 크기
ㄴ. 전자에 작용하는 쿨롱 힘의 크기
ㄷ. 전자의 운동 에너지

① ㄱ ② ㄴ ③ ㄷ
④ ㄱ, ㄷ ⑤ ㄴ, ㄷ

19

그림은 어떤 불안정한 원자핵 N_0개가 붕괴하기 시작해서 시간 t가 지났을 때 붕괴하지 않고 남아 있는 원자핵의 개수 N을 나타낸 그래프이다. 단위 시간 동안에 원자핵이 붕괴하는 개수인 붕괴율은 N에 비례하고, 비례 상수는 a이다.

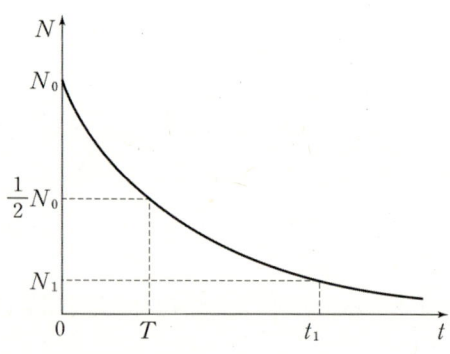

이에 대한 설명으로 옳은 것만을 〈보기〉에서 있는 대로 고른 것은?

— 보기 —

ㄱ. $T = \dfrac{\ln 2}{a}$ 이다.

ㄴ. $t = 3T$일 때 $N = \dfrac{1}{6}N_0$ 이다.

ㄷ. $N = N_1$일 때 $t_1 = \dfrac{1}{a}\ln\left(\dfrac{N_0}{N_1}\right)$ 이다.

① ㄱ ② ㄴ ③ ㄷ
④ ㄱ, ㄷ ⑤ ㄴ, ㄷ

20

2005학년도 39번

그래프는 원자핵의 질량수에 따른 핵자당 결합 에너지를 개략적으로 나타낸 것이다.

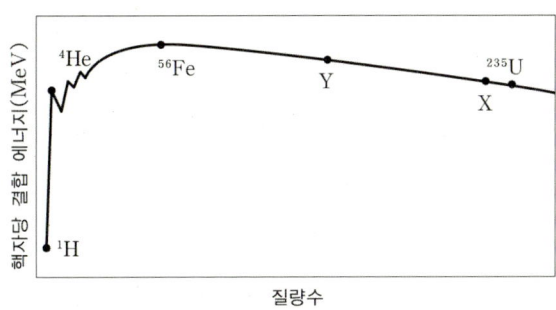

이 그래프에 대한 설명 중 옳은 것을 <보기>에서 있는 대로 고른 것은?

― 보기 ―

ㄱ. X 핵이 자연 방사성 붕괴를 하여 Y 핵으로 변환될 때, 핵자당 결합 에너지는 커진다.

ㄴ. 일정 질량의 ^{1}H 핵이 핵융합하여 ^{4}He 핵이 될 때 발생하는 에너지가, 같은 질량의 ^{235}U 핵이 핵분열하여 ^{141}Ba 핵과 ^{92}Kr 핵이 될 때 발생하는 에너지보다 작다.

ㄷ. ^{56}Fe 핵은 ^{235}U 핵보다 핵자당 결합 에너지가 커서 ^{235}U 핵보다 자연 방사성 붕괴를 하기 쉽다.

① ㄱ ② ㄴ ③ ㄱ, ㄴ
④ ㄱ, ㄷ ⑤ ㄴ, ㄷ

1등의 책임감 mega MD | www.megamd.co.kr

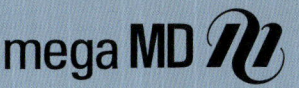

진짜 1위를 만든 힘, 메가엠디 캠퍼스!

전국 5개 지역에서 메가엠디를 만난다!

19개 캠퍼스에서 경험할 수 있는 최고의 컨텐츠

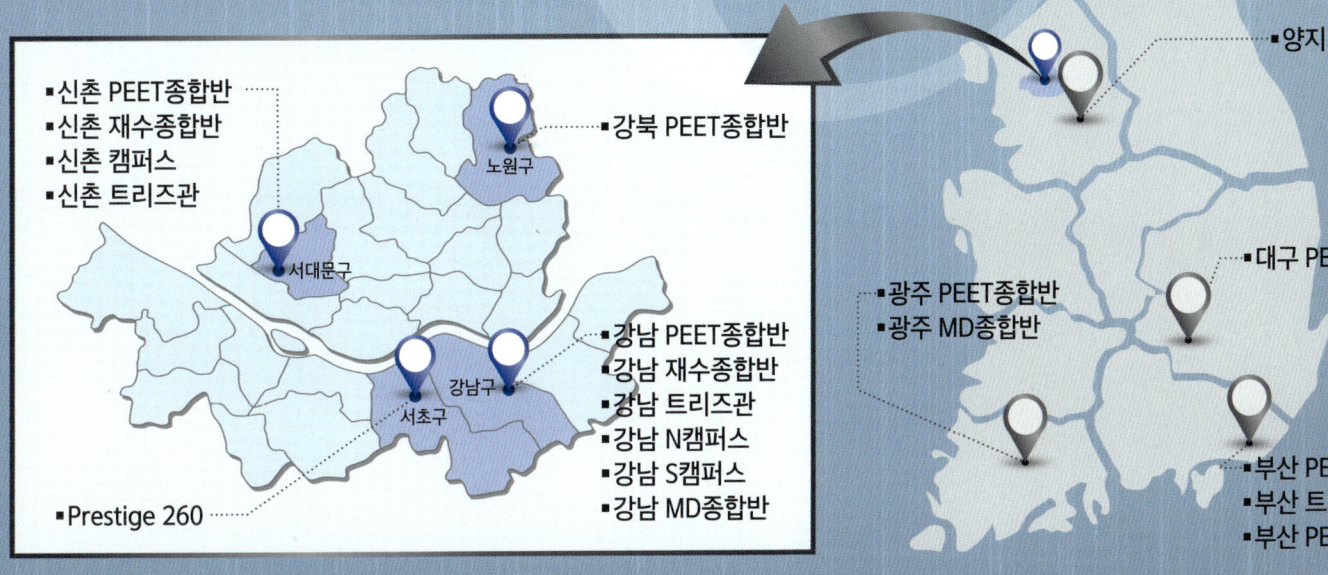

[서울지역 메가엠디 캠퍼스]

[전국 메가엠디 캠퍼스]

합격을 위한 프리미엄
Prestige 260

서 초	02)598-5464

재도전 수험생들을 위한
재수종합반

신촌재종	02)363-2001
강남재종	02)584-2500
부산재종	051)818-5464

철저한 밀착관리
종합반

강 북	02)552-5464
신 촌	02)363-2001
강 남	02)584-2500
광 주	062)710-5464
대 구	053)254-5464
부 산	051)818-5464
강남MD	02)585-9800
광주MD	062)710-5464

나에게 맞는 강좌만 골라듣는
단과

강남N	02)3452-9696
신 촌	1544-9621
강남S	02)538-5464
부 산	051)582-5464

24시간 철저한 Care
기숙학원

양 지	031)322-5464

인강을 종합반처럼 듣는다
트리즈관(독학관리)

신 촌	02)3147-2001
강 남	02)554-5464
부 산	051)582-5464

---

mega MD 메가엠디 직영학원

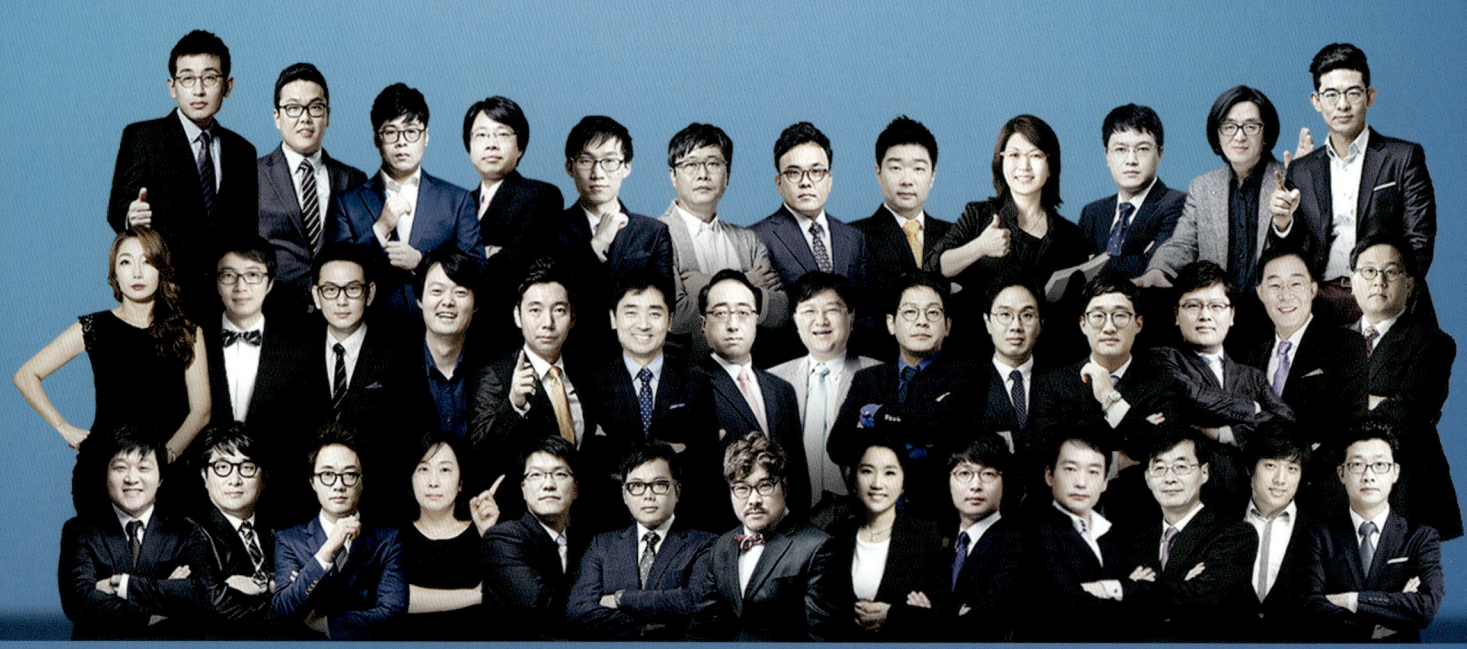

'합격'이 목표라면 알아야 할 정보도, 준비해야 할 전략도 달라야 합니다.
메가엠디 인강, 1위가 만들면 다릅니다.

전략으로 완성하는 맞춤 대상별 ZONE

Black Label Zone
특정 과목의 학습성취도가 이미 확보되어 있고, 최상위권을 목표로 하는 PEET 수험생을 위한 PEET 고득점 목표, 고난도 강좌들을 확인할 수 있는 섹션

White Label Zone
약대 진학이 목표인 PEET 초시생을 위해 PEET 시험의 기본과 학과수업까지 모두 커버하는 강좌를 확인 할 수 있는 섹션

Rebuilding Zone
재도전 수험생이 가장 혼동하는 영역별 핵심이론 특강과 메가엠디 출신 합격생이 전하는 멘토링 영상을 무료로 제공하고, N수생 전용강좌를 확인할 수 있는 섹션

유료강좌를 무료로 체험하는 Special FREE ZONE

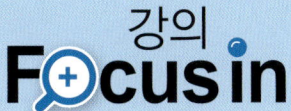
강의 Focus in
맛보기 강의만으로 강좌 구매를 결정하기 어려웠다면? 메가엠디에서 유료로 판매되고 있는 강좌에서 선별한 무료공개 강의와 교재 파일을 FREE 체험 가능한 섹션
(※ 체험 후 무료공개 기간 내 해당 강좌 구매 시 10% 지원 쿠폰 제공)

무료특강
메가엠디 전문 강사진의 영역별 파트, 또는 수험생에게 유익한 꿀팁 무료특강을 무제한 수강할 수 있는 섹션

온라인 강의 그 이상의 것을 제공하다! 관리서비스의 진화

수강생 밀착관리
전 강사 교수카페 운영으로 교수님과 수강생의 1:1 학습Q&A, FAQ+, 학습자료 제공 등으로 수강생 밀착관리를 통한 학습케어시스템 구축

축적된 합격생의 합격노하우
메가엠디 출신의 MDP 전국 수석 1등 스토리를 제공하여 과목별 학습법부터 수험생활 팁 등의 다양한 정보 제공

MDP 분석/전략 Report
변경된 입시제도, 과목별 출제경향, 채점결과 및 합격자 분석 등의 다양한 분석자료 제공

'폼'나는 혜택! 메가엠디 Premium Membership

멤버십 회원이 누리는 혜택, 올패스 수강자라면 누구나 기대하셔도 좋습니다

● **학습 지원 서비스**
- 기프티콘 이용 포인트 제공
- 수강기간 연장권 제공
- 수강 중 강의 배수 연장
- 전국모의고사 무료 응시
- 메가엠디 대표 교재 증정
- 멤버십 전용 온라인 상담실 운영

● **부가 서비스**
- 교재 배송비 무료
- 배송 지연 보상 서비스
- 합격수기집 제공
- 설명회 우선 입장 혜택
- 1:1 배치 상담을 위한 멤버십 Day

● **보상 혜택**
- 합격 시, 멤버십 가입비 환급
- 본고사 성적에 따라 장학금 차등 지급

● **Secret 멤버십 + 추가 혜택 이벤트**
(메가엠디 홈페이지에서 확인하실 수 있습니다.)

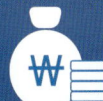  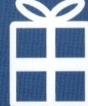

역대 누적 신청인원 174,500명

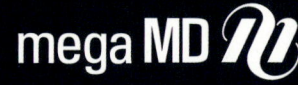

메·가·엠·디
전국모의고사

2018학년도 전국모의고사도 역시 메가엠디입니다!

고득점을 향한 필수관문
메가엠디 전국모의고사

본고사와 동일한 6개 지역 시행
본고사와 유사한 프리미엄 고사장 운영
실전 경험으로 본고사 대비!

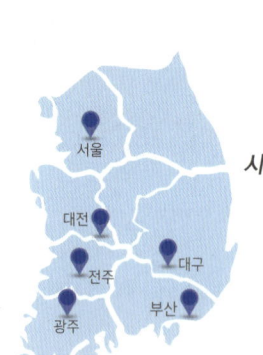

PEET 본고사
시행 지역

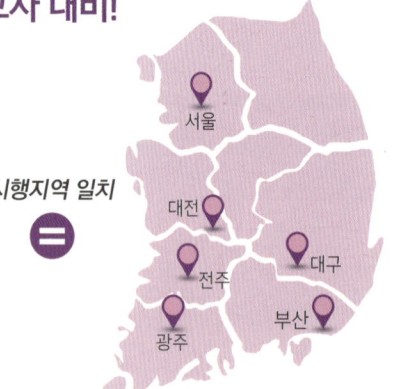

메가엠디 전국모의고사
시행 지역

완벽한 성적분석으로
개인별 학습전략 수립
응시할수록 점수 상승!

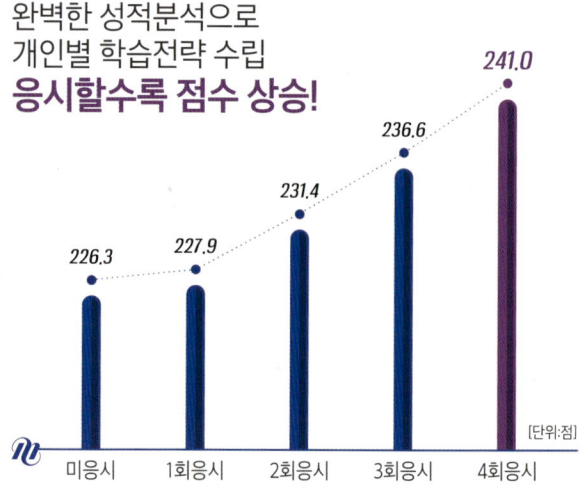

메가엠디 전국모의고사 응시횟수에 따른
본고사 표준점수 총점 평균

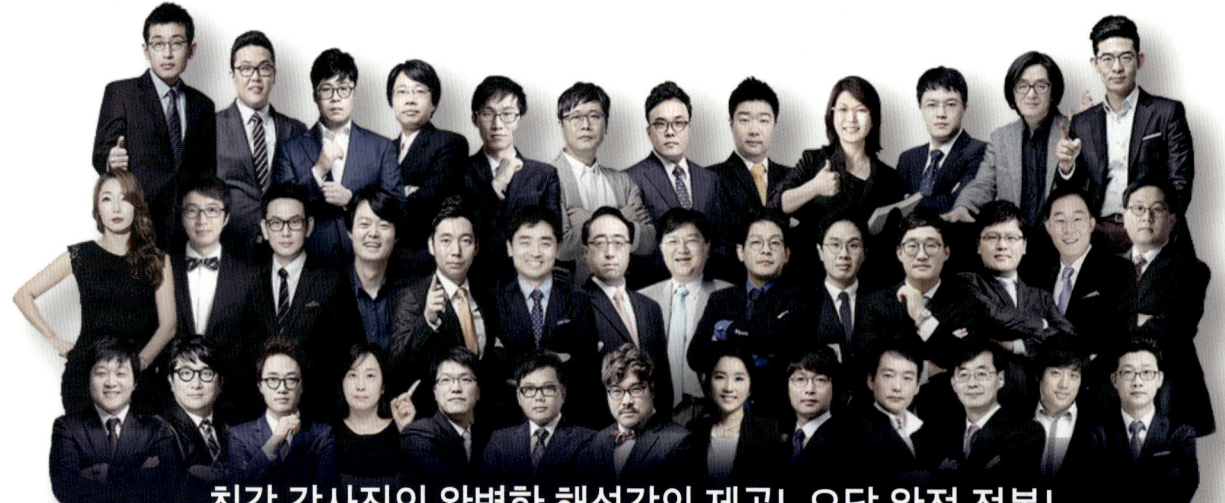

최강 강사진의 완벽한 해설강의 제공! 오답 완전 정복!

나의 미래를 바꾸는 **가치있는 도전**

메가와 함께
25,911명의
미래가 바뀌었습니다

mega MD 𝓝

약학대학·의치전원 입시 독보적 1위

2015년 금융감독원 공시 집계 5개 학원 매출액 기준

메가로스쿨 𝓝

메가로이어스 𝓝

법조인이 되기 위한 단 하나의 브랜드

메가엠디 · 메가로스쿨 · 메가로이어스가
여러분의 도전을 응원합니다!

www.megamd.co.kr | www.megals.co.kr | www.megalawyers.co.kr

2018학년도 대비
PEET에 적합한
M·DEET 기출문제집

MD for PEET

PEET 고득점 완성을 위해
메가엠디 자연과학추론연구소가
M·DEET를 만났다!

- PEET 출제 유형에 맞는 M·DEET 문제 선별 수록
- 개인별 학습 진도에 따라 활용 가능한 난이도/단원별 구성

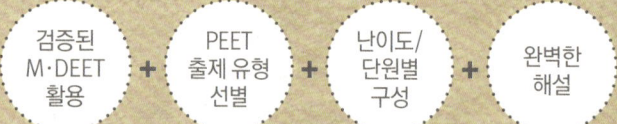

MEGA 431

CURRICULUM 4. PEET 문제풀이 완성 I

SUBJECT 3. Physics

REVISION 1. 신규발간

4528

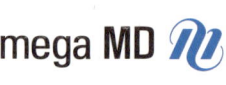
고객센터 1661-8587
www.megamd.co.kr

정가 15,000원
(본책+해설편)
ISBN 978-89-6634-398-0

9 788966 343980

93510

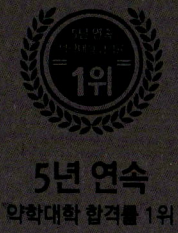
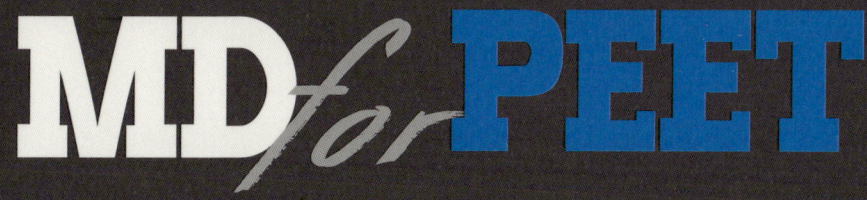

5년 연속
약학대학 합격률 1위

물리추론 | 해설편

메가엠디 자연과학추론연구소 지음

2018학년도 대비
**PEET에 적합한
M·DEET 기출문제집**

MEGA 431

CURRICULUM 4. PEET 문제풀이 완성 I
SUBJECT 3. Physics
REVISION 1. 신규발간

1등의 책임감 | mega MD

*5년 연속, 합격률 1위
(2012학년도~2016학년도)

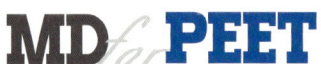
물리추론

발행	초판 1쇄 2017년 2월 28일
펴낸곳	메가엠디㈜
연구개발	서민호
편집기획	한영미 김경희 박새미 신슬기 김주원 홍현정 김송이
판매영업	서우식 이은석 최성준 김영호 권택범

출판등록	2007년 12월 12일 제 322-2007-000308호
주소	(06643) 서울시 서초구 효령로 321, 덕원빌딩 8층
문의	도서 070-4014-5145 / 인·현강 1661-8587 / 팩스 02-537-5144
홈페이지	www.megamd.co.kr

ISBN	978-89-6634-398-0 93510
정가	15,000원

Copyright ⓒ 2017 메가엠디㈜

* 메가엠디(주)는 메가스터디교육(주)가 설립한 전문대학원입시교육 자회사입니다.
* 이 책은 저작권법에 따라 보호받는 저작물이므로 무단전재와 무단복제를 금지하며 책 내용의 전부 또는 일부를 이용하려면 반드시 메가엠디(주)의 서면동의를 받아야 합니다.

2018학년도 대비

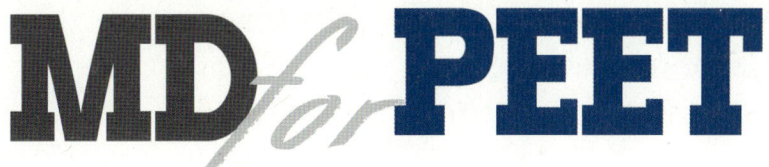

메가엠디 자연과학추론연구소 지음

mega MD

메가엠디는
당신의 꿈을 응원합니다
megaMD Roots for You, Your Victory!

MD for PEET 물리추론

정답과 해설

빠른답 찾기

I. 역학

01 ⑤	02 ④	03 ③	04 ①	05 ③	06 ③	07 ②	08 ①	09 ①	10 ②
11 ①	12 ④	13 ①	14 ⑤	15 ④	16 ⑤	17 ①	18 ④	19 ①	20 ③
21 ③	22 ④	23 ③	24 ④	25 ④	26 ③	27 ③	28 ④	29 ③	30 ③
31 ⑤	32 ④	33 ⑤	34 ①	35 ④	36 ⑤	37 ③	38 ③	39 ⑤	40 ①

II. 유체역학

| 01 ③ | 02 ② | 03 ⑤ | 04 ① | 05 ③ | 06 ⑤ | 07 ④ | 08 ② | 09 ② | 10 ① |
| 11 ④ | | | | | | | | | |

III. 열역학

01 ⑤	02 ②	03 ⑤	04 ②	05 ②	06 ③	07 ①	08 ②	09 ①	10 ①
11 ④	12 ①	13 ④	14 ④	15 ③	16 ④	17 ①	18 ②	19 ②	20 ④
21 ④	22 ②								

IV. 파동과 빛

01 ②	02 ④	03 ②	04 ④	05 ②	06 ④	07 ⑤	08 ③	09 ③	10 ⑤
11 ③	12 ④	13 ③	14 ①	15 ⑤	16 ⑤	17 ①	18 ②	19 ②	20 ③
21 ①	22 ④	23 ③	24 ⑤						

V. 전자기학

01 ③	02 ④	03 ①	04 ①	05 ②	06 ②	07 ⑤	08 ②	09 ③	10 ④
11 ①	12 ④	13 ⑤	14 ①	15 ②	16 ③	17 ③	18 ②	19 ②	20 ⑤
21 ③	22 ②	23 ④	24 ①	25 ④	26 ③	27 ②	28 ③	29 ①	30 ⑤
31 ⑤	32 ①	33 ⑤	34 ⑤	35 ③	36 ③	37 ①	38 ①	39 ⑤	40 ④
41 ⑤	42 ⑤								

VI. 현대물리학

| 01 ③ | 02 ⑤ | 03 ① | 04 ⑤ | 05 ② | 06 ① | 07 ④ | 08 ④ | 09 ③ | 10 ④ |
| 11 ④ | 12 ④ | 13 ② | 14 ④ | 15 ② | 16 ② | 17 ② | 18 ⑤ | 19 ④ | 20 ① |

I. 역학

01 정답 ⑤

│자료해석

1차원 등가속도 운동의 실험 결과를 분석하는 문제이다. 문제에서 주어진 실험내용을 이해하고, 이로부터 속도와 가속도의 크기를 구하면 된다. 에어트랙에서 질량 M인 물체가 질량 m의 일정한 크기의 중력에 의해 운동하므로 활차는 등가속도 운동을 한다.

│정답해설

활차의 처음속력 $v_1 = \dfrac{d}{\Delta t_1}$이고, 나중속력 $v_2 = \dfrac{d}{\Delta t_2}$이다. 또한, 활차가 등가속도 운동을 하므로 $2aL = v_2^2 - v_1^2$이므로, 가속도 $a = \dfrac{v_2^2 - v_1^2}{2L}$이다.

한편, 이론적인 가속도의 크기는 $a = \dfrac{mg}{m+M}$가 된다.

│오답해설

이 문제는 실험결과의 수치가 복잡하게 주어져 계산도 복잡해 보이지만 실제로 답을 찾는 데는 수치가 필요없다. 원리를 정확하게 파악하는 것이 중요하다.

02 정답 ④

│자료해석

포물선 운동하는 물체의 속도, 최고점 도달시간, 각도의 관계를 묻는 문제이다. 포물선 운동에서 수평방향으로는 등속운동, 연직방향으로는 등가속도 운동을 한다.

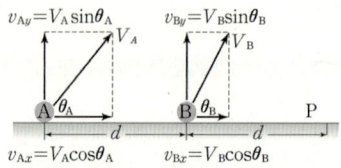

두 물체가 P점에 동시에 떨어진다는 것으로부터 A와 B가 각각 올라갔다가 내려온 시간이 같으며, 수직성분속도가 같고, 수평으로 날아가는 데 걸린 시간도 같음을 알 수 있다.

│정답해설

ㄱ. 포물선 운동에서 수평방향으로는 등속운동한다. A와 B의 비행시간은 같고, 이동거리는 A가 B의 2배이므로 A의 수평방향 속력은 B의 2배이다.
   ($V_{Ax} = 2V_{Bx}$)

ㄷ. 최고점 도달시간이 같으므로 수직방향 속도 성분도 같아 $V_{Ay} = V_{By}$이고, $V_{Ax} = 2V_{Bx}$에 의해
   $$\tan\theta_A = \dfrac{V_{Ay}}{V_{Ax}} = \dfrac{V_{By}}{2V_{Bx}} = \dfrac{1}{2}\tan\theta_B$$
   즉, $\tan\theta_B = 2\tan\theta_A$이다.

│오답해설

ㄴ. 두 물체의 전체 운동 시간이 같고, 동시에 쏘아 올렸으므로 최고점에 도달하는 데 걸리는 시간은 서로 같다. 걸린시간이 같으므로 최고점 높이도 같다.

03

정답 ③

▍자료해석

두 물체가 동시에 중력장에서 운동하는 상황이다. 두 물체가 바닥면에 동시에 도달하기 때문에 운동하는 시간이 동일하다. 그리고 공기 저항이 없기 때문에 두 물체의 역학적 에너지는 운동하는 동안 보존된다.

▍정답해설

ㄱ. A가 낙하하는 동안 걸린 시간은 $h = \frac{1}{2}gt^2$ 이므로 $t = \sqrt{\frac{2h}{g}}$ 이다. B는 $v_0\sin30° = \frac{1}{2}v_0$의 속력으로 연직 상방 투사 운동이므로 낙하하는 동안 걸린 시간은 $t = 2 \times (\frac{v_0}{2g}) = \frac{v_0}{g}$ 이다.

따라서 $\sqrt{\frac{2h}{g}} = \frac{v_0}{g}$ 이므로 $v_0 = \sqrt{2gh}$ 이다.

ㄴ. A와 B는 역학적 에너지가 보존된다. A의 역학적 에너지는 mgh이다. 그리고 B의 역학적 에너지는 $\frac{1}{2}mv_0^2$인데, $v_0 = \sqrt{2gh}$ 이므로 $\frac{1}{2}m(2gh) = mgh$ 이다.

따라서 운동하는 동안 역학적 에너지는 A와 B가 서로 같다.

▍오답해설

ㄷ. A가 수평면에 도달할 때의 속력은 $mgh = \frac{1}{2}mv'^2$에서 $v' = \sqrt{2gh}$ 이다. 그런데 $v_0 = \sqrt{2gh}$ 이므로 $v' = v_0$이다. 따라서 수평면에 도달할 때의 속력은 A와 B가 같다.

04

정답 ①

▍자료해석

포물선 운동을 하는 물체는 수평 방향으로는 등속운동을 하고 수직 방향으로는 연직 상방 투사 운동을 한다.

▍정답해설

처음 속도를 v_0라고 하고 최고점에 도달하는 시간을 t라고 하면 $(v_0\cos45°) \times t = h$, $v_0\sin45° = gt$이므로, 정리하면 $v_0^2 = 2gh$이다. 수평면에 도달하는 순간 물체의 속력을 v라고 하면 역학적 에너지 보존의 법칙에 의하여 $\frac{1}{2}mv_0^2 + mgh = \frac{1}{2}mv^2$이다.

$v_0^2 = 2gh$를 대입하여 정리하면 $v = 2\sqrt{gh}$ 이다.

05

정답 ③

자료해석
물체가 수평면과 비스듬히 던져지는 경우 물체는 수평 방향으로 등속운동을 하고 수직 방향으로 중력가속도의 크기만큼 등가속도 운동을 한다.

정답해설
그래프에서 중력 가속도의 크기는 v_y의 기울기와 같기 때문에 $g = \dfrac{v_0}{t_0}$이다. 따라서 도달할때까지 걸린 시간은 $3t_0$이므로 높이 $-h = v_0 \times (3t_0) - \dfrac{1}{2}g(3t_0)^2$이다. $g = \dfrac{v_0}{t_0}$를 대입하여 정리하면 $-h = 3v_0 t_0 - \dfrac{9}{2}v_0 t_0$이다. 따라서 $h = \dfrac{3}{2}v_0 t_0$이다.

06

정답 ③

자료해석
속력과 시간의 그래프에서 기울기는 가속도를 면적은 이동거리를 의미한다.

정답해설
ㄷ. $t = 5s$일 때 처음부터 움직인 거리는 (가) 그래프의 면적과 같다. 따라서 $\dfrac{1}{2} \times (1+5) \times 5 = 15\,\mathrm{m}$이므로 x방향의 위치는 원점에서 $15\,\mathrm{m}$ 떨어진 곳이다.

오답해설
ㄱ. x 방향의 속도 성분이 시간에 따라 변하기 때문에 물체는 등속도 운동을 하지 않는다.

ㄴ. $t = 1s$일 때 속도의 x 방향 성분은 (가) 그래프에서 약 $1.8\,\mathrm{m/s}$이고, y 방향 성분은 (나) 그래프에서 기울기와 같기 때문에 $1\,\mathrm{m/s}$이므로 x 방향과 y 방향의 속도 성분 크기는 다르다.

07 심화이해   정답 ②

자료해석

중력장에서 포물체 운동에 대한 문제로 출제 확률이 높은 부분이다. 포물체 운동의 핵심은 운동 시간은 출발 초기 y축 속도 성분의 크기, 최고점 높이와 관계하고, 수평 도달 거리는 출발 초기 x축 속도 성분의 크기와 운동시간의 곱으로 주어진다. 그림은 A와 B의 출발 초기 속도 성분을 표시한 것

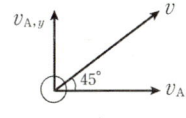 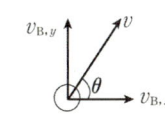

이다. A의 경우 $v_{A,x} = v\cos 45° = \frac{1}{\sqrt{2}}v$,

$v_{A,y} = v\sin 45° = \frac{1}{\sqrt{2}}v$ 가 된다. B의 경우 $v_{B,x} = v\cos\theta$, $v_{B,y} = v\sin\theta$ 가 된다. B에서 전체 운동 시간은 최고점까지 도달하는 시간의 2배이므로 $t = 2t_{최고점} = \frac{2v\sin\theta}{g}$ 이고, 수평 도달거리 $X = v_{B,x}t = \frac{2v^2\sin\theta\cos\theta}{g}$ 가 된다.

정답해설

ㄴ. B의 수평 도달거리는

$$X_B = R = v_{B,x}t = \frac{2v^2\sin\theta\cos\theta}{g} = \frac{v^2\sin 2\theta}{g}$$ 가 된다.

A의 경우 $\theta = 45°$ 이므로

$$X_A = 2R = v_{A,x}t = \frac{2v^2\sin\theta_A\cos\theta_A}{g} = \frac{v^2\sin 2\theta_A}{g} = \frac{v^2}{g}$$ 이

다. 따라서 B의 수평거리 조건에서 $\sin 2\theta = \frac{1}{2}$ 가 되어야 하므로 $\theta = 75°$ 가 된다.

오답해설

ㄱ. ㄴ의 정답해설에서 A의 수평 도달거리는 $2R = \frac{v^2}{g}$ 의 관계가 있으므로 $R = \frac{v^2}{2g}$ 이다.

ㄷ. 최고점 높이는 출발 초기 y축 수직 속도 성분의 크기가 좌우한다. 만약 수직 속도 성분이 v_y 라면 연직 상방으로 던진 운동과 같은 해석 방법으로 최고점을 확인하면 최고점 높이 $H = \frac{v_y^2}{2g}$ 이 되어 높이는 v_y^2 에 비례한다.

$v_{A,y} : v_{B,y} = \frac{1}{\sqrt{2}}v : v\sin 75°$ 이고, 높이 비는

$h_A : h_B = \frac{v^2}{2} : v^2\sin^2 75°$ 가 된다. $\sin^2 75° \neq 1$ 이 아니므로 최고점까지의 높이는 B가 A의 2배가 아니다.

08 심화이해
정답 ①

자료해석
빗면에서 비스듬히 던진 물체의 운동을 분석하는 문제이다. 마찰이 없는 빗면에서 던져진 물체는 포물선 운동을 하므로 포물선의 운동식을 적용하면 된다.

정답해설
ㄱ. 포물선 운동을 하는 물체는 수평방향으로 등속도 운동을 한다.
두 물체가 충돌할 때까지 수평방향의 이동거리가 같으므로 던져진 순간 두 물체의 수평방향 속도는 같다.
즉, $v_A \cos\theta = v_B \cos\theta$이다. 여기서 θ의 크기가 같으므로 $v_A = v_B$이다.

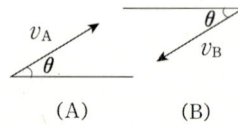

(A)　　　(B)

오답해설
ㄴ. Q 점에서 충돌하였을 때 A는 던져진 위치보다 위로 올라간 상태이므로 처음보다 속력이 작다. 반대로 B는 던져진 위치보다 아래쪽이므로 처음 속력보다 크다. 그러므로 A의 속력은 B의 속력보다 작다.

ㄷ. 물체가 충돌한 지점의 높이 h는 점선상의 점의 높이 $(d/2)$보다는 작다. 빗면 아래 방향의 가속도를 갖기 때문에 점선 아래에서 충돌한다. 던져졌을 때의 속도 v값이 주어지면 정확한 h값을 구할 수 있다.

09 심화이해
정답 ①

자료해석
물체가 공기 저항력을 받으면서 낙하할 때, 공기 저항력의 영향으로 가속도가 점점 줄어들어, 중력과 공기 저항력의 크기가 같으면 등속운동한다. 이러한 속도를 종단 속도라고 한다. 중력의 크기를 mg, 공기 저항력을 kv라고 하면 종단 속력(v_t)은 공기 저항력과 중력이 같아질 때이므로
$kv_t = mg$, $v_t = \dfrac{mg}{k}$이다.

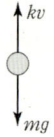

정답해설
ㄱ. 물체에 대한 운동방정식은 다음과 같다.
가속도가 $\dfrac{g}{2}$이므로 $mg - kv = ma = m\left(\dfrac{g}{2}\right)$가 된다.
이를 정리하면 $v = \dfrac{mg}{2k} = \dfrac{1}{2}v_t$이다.

오답해설
ㄴ. 물체의 가속도는 시간에 따라 점점 줄어든다. 그림은 물체의 속도를 시간에 따라 나타낸 것이다. 출발부터 t_0까지 그래프의 기울기(가속도)는 점점 줄어들기 때문에 낙하속력 v의 크기는 시간에 비례하지 않는다.

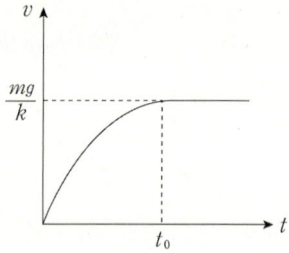

ㄷ. 질량 $2m$인 물체의 종단 속력은 $v_t' = \dfrac{2mg}{k}$이므로 질량 m인 물체의 종단 속력의 2배이다.

10 정답 ②

자료해석

물체의 평형에 관한 문제이다. 각 물체에 가해진 알짜 힘이 0이 된다는 평형 조건을 통해 문제를 해결한다. 각 물체에 작용하는 힘을 표시하면 아래 그림과 같다.

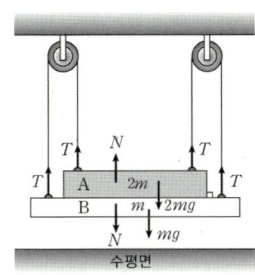

도르래에 걸려 있는 줄에 작용하는 장력은 작용·반작용 때문에 서로 같은 값을 가진다. 물체가 수평면과 평행하게 놓여 있으므로 왼쪽과 오른쪽 도르래에서 줄에 걸린 장력이 서로 같다. 또한 물체 A와 B 사이에는 서로 밀어내는 작용·반작용 힘인 수직항력 N이 존재한다.

정답해설

물체 A는 $\Sigma F_A = 2T + N - 2mg = 0$의 운동방정식을 만족하고, 물체 B는 $\Sigma F_B = 2T - N - mg = 0$을 만족한다. 두 식에서 장력 T를 소거하면 수직항력은 $N = \frac{1}{2}mg$이다.

11 정답 ①

자료해석

힘의 평형에 관한 문제이다. 문제에서 "다리를 고정시키고"라는 상황이 주어졌으므로 다리에 작용하는 알짜힘이 0이다. 또한, 질량을 무시할 수 있는 줄로 연결되어 있으므로 줄의 장력은 모두 같다.

정답해설

다음의 그림에서 줄에 걸리는 장력은 mg이다. 또한 F_a는 줄의 장력과 같으므로 mg이다. F_b는 줄에 걸리는 수평방향 성분의 합과 같다. 즉, 줄에 걸리는 줄의 수평성분은 $mg\cos\theta$이므로 F_b는 $2mg\cos\theta$이다.

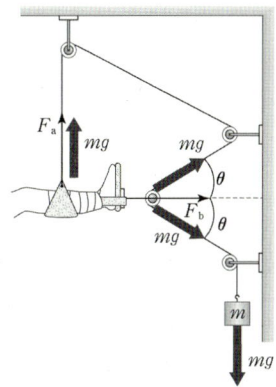

오답해설

물체가 고정되어 있으므로, 각 점에서 힘의 합력은 0이라는 것과 줄에 걸리는 장력이 같다는 것을 파악하면 쉽게 해결할 수 있다.

12

정답 ④

▎자료해석

물체가 정지하고 있을 때의 작용-반작용과 힘의 평형을 분석하는 문제이다. 문제의 상황에서 작용하는 힘은 아래와 같다.

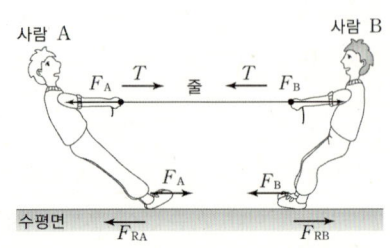

F_A와 F_B는 작용 반작용 관계가 있어 그 크기가 같고, F_A와 F_{RA}는 평형 관계, $F_B = F_{RB}$는 평형 관계가 있다.

▎정답해설

ㄱ. F_A와 F_B는 서로 작용-반작용의 관계이므로 크기는 같다.

ㄷ. A와 B가 서로 평형 상태에 있으므로 $|F_{RA}| = |F_{RB}|$이다.

▎오답해설

ㄴ. 줄에 작용하는 장력은 F_A 혹은 F_B의 크기와 같다.

13

정답 ①

▎자료해석

용수철이 수직으로 놓였을 때 물체에 작용하는 탄성력과 중력의 힘에 대한 해석 문제이다. 물체의 평형관계와 작용-반작용 관계를 명확하게 이해하고 있어야 한다.

그림은 (나)에서 물체와 용수철에 작용하는 힘을 표시한 것이다. 물체의 중력은 Mg, 탄성력은 $k\Delta x$이고, 용수철에 작용하는 $k\Delta x$는 물체에 작용하는 탄성력과 작용-반작용 관계에 있는 힘이고, N은 수평면이 용수철에 작용하는 수직항력이다.

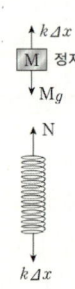

▎정답해설

ㄱ. 위의 그림에서 물체와 용수철은 정지해 있으므로 $Mg = k\Delta x$, $N = k\Delta x$이므로 $N = Mg$가 된다.

▎오답해설

ㄴ. 물체에 작용하는 중력 Mg와 작용-반작용 관계에 있는 힘은 물체가 지구를 당기는 힘으로 그 크기는 Mg이고 지구에 작용해야 한다. 수평면이 용수철에 작용하는 힘 N과 작용-반작용 관계에 있는 힘은 용수철이 수평면을 미는 힘이다.

ㄷ. $Mg = k\Delta x$이므로 $\Delta x = l_0 - l$이므로 $l_0 - l = \dfrac{Mg}{k}$가 된다.

14 정답 ⑤

자료해석

바닥면과 물체 사이에는 정지 마찰력과 운동 마찰력이 작용한다.

정답해설

ㄱ. A에 작용하는 알짜힘은 $mg\sin 30° - \mu mg\cos 30°$ 이고 이때 미끄러지기 시작하였으므로 정지 마찰계수는 $\mu = \tan 30° = \dfrac{\sqrt{3}}{3}$ 이다.

ㄴ. (가)에서 A가 $\dfrac{g}{10}$ 의 일정한 가속도로 운동하기 때문에 운동 마찰력을 f라 하면 $mg\sin 30° - f = m\left(\dfrac{g}{10}\right)$ 에서 $f = \dfrac{2}{5}mg$ 이다.

ㄷ. 장력을 T라고 하면 운동 방정식은 A에서
$T - mg\sin 30° - f = ma$ 이고,
B에서는 $2mg - T = 2ma$ 이다.
따라서 두 식을 연립하면 $a = \dfrac{11}{30}g$ 이다.

15 정답 ④

자료해석

힘-거리 그래프에서 일과 에너지의 관계를 적용하는 문제이다. 힘과 거리 그래프에서 그래프 면적은 한 일의 크기와 같다.

정답해설

ㄱ. A 구간에서 힘과 거리는 서로 비례하며, 그래프의 기울기는 용수철 상수와 같다.
$k = \dfrac{F}{x} = \dfrac{10 \times 10^{-12}}{20 \times 10^{-9}} = 5 \times 10^{-4}\,\text{N/m}$ 이다.

ㄷ. C구간에서 F가 한 일은 그래프의 면적과 같으므로
$W = \dfrac{1}{2}(6 \times 10^{-12})(20 \times 10^{-9}) + (8 \times 10^{-12})(20 \times 10^{-9})$
그리고 $1\text{eV} = 1.6 \times 10^{-19}\,\text{J}$ 이므로 한 일 W는 1eV보다 크다.

오답해설

ㄴ. B 구간에서 F가 한 일은 그래프 아래의 면적으로 (+)값이다. 그래프의 기울기가 (−)라고 하여 한 일도 (−)라고 생각하면 안된다. 한 일이 (−)가 되려면 힘의 그래프가 x축 아래 부분에 있어야 한다.

16

정답 ⑤

자료해석

물체가 용수철에 충돌할 때, 힘과 시간 그래프에서 물체의 속력, 용수철의 압축 길이, 충격량의 크기를 묻는 문제이다.

정답해설

ㄱ. 시간 t_0에서 F가 최대이므로 운동에너지가 모두 탄성에너지로 전환되었고, 용수철이 최대로 압축된 순간이다. 그러므로 물체의 속력은 0이다.

ㄴ. t_0에서 "운동에너지=탄성에너지"이므로 압축된 길이 x는 다음과 같다.

$$\frac{1}{2}mv_0^2 = \frac{1}{2}kx^2 \to x = \sqrt{\frac{m}{k}} \times v_0$$

ㄷ. 그래프에서 밑면적은 충격량의 크기로 충격량의 크기는 운동량의 변화와 같다. 물체가 에너지 손실없이 되돌아 나오므로 운동량의 변화는 $mv_0 - (-mv_0) = 2mv_0$이다.
즉, 그래프의 면적은 $2mv_0$이다.

17 심화이해

정답 ①

자료해석

용수철에 매달려 운동하는 물체의 시간-속력 그래프를 분석하는 문제이다. 용수철을 압축하였다가 놓으면 용수철의 탄성력에 의해 A와 B의 속력이 증가한다. 용수철이 평형 위치에 있을 때, A와 B의 속력은 최대가 되며, 이 때 용수철에 고정된 A는 B에서 분리된다. 분리된 후 A는 단진동하고, B는 등속도 운동을 한다.

정답해설

ㄱ. t_1에서 A의 속도가 가장 크기 때문에 t_1일 때 물체는 용수철이 늘어나지 않은 평형점에 도달한다. t_1 이후 A에 작용하는 힘은 왼쪽 방향의 탄성력이므로 t_1일 때 A와 B가 분리된다. t_1에서 A와 B는 분리되므로 상호간에 작용하는 힘은 0이다.

오답해설

ㄴ. 용수철이 최대 압축되었을 때의 탄성에너지는 $\frac{1}{2}kL^2$이다. 또한, t_1에서 A와 B의 운동에너지의 합은 용수철이 최대 압축되었을 때의 탄성에너지 $\frac{1}{2}kL^2$와 같고 A와 B의 운동에너지는 서로 같다. 따라서 t_1에서 물체 A의 운동에너지는 $\frac{1}{4}kL^2$이다.

ㄷ. t_2에서 A의 탄성에너지는 t_1에서 A의 운동에너지와 같다. 따라서 $\frac{1}{2}kx^2 = \frac{1}{4}kL^2$이므로 $x = \frac{L}{\sqrt{2}}$이다. 한편 용수철이 늘어난 길이는 그래프에서 t_1과 t_2 사이의 밑면적에 해당한다. 0부터 t_1까지 밑면적은 L이고, t_1에서 t_2 사이의 밑면적은 $\frac{L}{\sqrt{2}}$이다.

18   정답 ④

자료해석

두 물체의 완전비탄성 충돌에 대한 실험 문제이다. 완전비탄성 충돌에서도 외력이 작용하지 않으면 두 물체의 운동량은 충돌 전후 보존된다. 그러나 에너지는 보존되지 않고, 마찰에 의한 열, 빛 등의 에너지로 소비된다. 실험에서 포토게이트는 물체의 속력을 측정하는 장치이다. 빛가리개가 포토게이트 사이를 통과하는 시간을 측정하면 빛가리개의 이동 속력을 알 수 있다.

정답해설

ㄱ. 충돌 직전 A의 포토게이트 통과 시간(빛이 차단되는 시간) Δt_1은 0.025s이므로 속력은 $v = \dfrac{d}{\Delta t_1} = \dfrac{0.1}{0.025} = 4.0\,\text{m/s}$ 이다.

ㄴ. 충돌 전후 두 물체의 운동량 합은 보존되므로 충돌 직후 총 운동량은 충돌 전 A의 운동량과 같다. 따라서 충돌 전 A의 운동량은 $mv = 0.10 \times 4.0 = 0.40\,\text{kg}\cdot\text{m/s}$ 이다.

오답해설

ㄷ. 비탄성 충돌에서 역학적 에너지는 무조건 보존되지 않는다. 정량적으로 확인하기 위해서는 충돌 후 두 물체의 속력을 알아야 한다. 운동량 보존법칙에 의해 충돌 후 두 물체의 속력 v를 계산하면 $0.10 \times 4.0 = (0.10 + 0.30)v$에서 $v = 1.0\,\text{m/s}$ 이다.

충돌 전 두 물체의 운동 에너지는 A의 운동 에너지이므로 $\dfrac{1}{2} \times 0.10 \times (4.0)^2$이고, 충돌 후 두 물체의 운동 에너지는 $\dfrac{1}{2} \times 0.40 \times (1.0)^2$이다. 따라서 운동 에너지는 보존되지 않는다.

19   정답 ①

자료해석

두 물체에 외력이 작용하지 않고 서로 충돌하면 작용·반작용의 법칙에 따라 물체의 충돌 전 운동량의 합과 충돌 후 운동량의 합은 같다.

정답해설

t_0일 때, 수평면에 대한 B의 속도를 v_B, A의 속도를 v_A라고 하면, $v_{AB} = v_B - v_A = 2v_0$이므로 $v_A = v_B - 2v_0$이다. 따라서 충돌 전 운동량의 합과 충돌 후 운동량의 합이 같기 때문에 $2mv_0 - mv_0 = 2mv_A + mv_B$라고 할 수 있고, $v_A = v_B - 2v_0$를 대입하여 v_B에 관하여 정리하면 $v_B = \dfrac{5}{3}v_0$이다.

20

정답 ③

자료해석

물체에 외력이 가해지지 않을 때 충돌을 하면 물체의 충돌 전 운동량의 총합과 충돌 후 운동량의 총합은 일정하게 보존된다. 만일 물체가 완전 비탄성 충돌을 하면 충돌 후 두 물체의 속력은 같지만 충돌 전과 충돌 후 운동에너지는 보존 되지 않는다.

정답해설

충돌 전 총 운동 에너지는 질량이 m인 물체는 v_0로 움직이고 있었고 질량이 $2m$인 물체는 정지하였으므로 $\frac{1}{2}mv_0^2$이다. 충돌 전과 후 운동량 보존의 법칙을 사용하면 $mv_0 = 3mv_1$이고, $v_1 = \frac{1}{3}v_0$이다.

따라서 충돌 후 운동에너지는 $\frac{1}{2} \times (3m) \times (\frac{1}{3}v_0)^2$이므로 정리하면 $\frac{1}{6}mv_0^2$이다.

따라서 $E_0 : E_1 = \frac{1}{2}mv_0^2 : \frac{1}{6}mv_0^2 = 3:1$이다.

21

정답 ③

자료해석

2차원 충돌에서 운동량 보존의 법칙을 적용하는 문제이다. 문제에서 충돌 전 A의 운동량의 크기와 충돌 후 A와 B의 운동량의 벡터합은 같아야 한다.

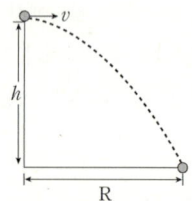

높이 h에서 속도 v로 수평으로 던져진 물체의 수평 이동거리 R은 $R = vt = v\sqrt{\frac{2h}{g}}$ 이다. R은 v에 비례한다.

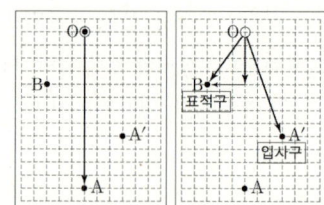

충돌 전과 충돌 후의 상황을 모눈종이 위에 그리면 위와 같다. 이때 수평방향의 이동거리는 충돌 순간 구의 수평방향 속도와 같다. 그러므로 모눈종이에서의 이동거리는 운동량의 크기와 비례한다.

정답해설

충돌하지 않았을 때 A가 날아간 거리가 12칸이고 운동량은 $0.036 \text{kg} \cdot \text{m/s}$이며, 충돌에 의해 B가 날아간 거리는 5칸(가로 3칸, 세로 4칸)이므로 충돌 직후 B의 운동량의 크기는 비례식을 이용하여 구할 수 있다.

12칸 : 0.036 = 5칸 : x

$x = 0.015 \text{kg} \cdot \text{m/s}$

오답해설

운동량 보존의 법칙을 적용하여 B의 속도를 구하지 않아도 B의 운동량의 크기를 비례식으로부터 구할 수 있다.

22 [심화이해] 정답 ④

자료해석
운동량 보존의 법칙, 중력장에서의 운동, 역학적 에너지 보존의 법칙을 적용하는 문제이다. 2차원 충돌이므로 운동량 보존의 법칙을 적용하여 충돌 후 각각의 운동량을 구하면 다음과 같다. 충돌 전후의 운동량 보존을 적용하면 다음과 같다.

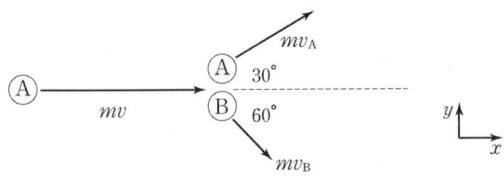

- x 방향 : $mv = mv_A \cos 30° + mv_B \cos 60°$
- y 방향 : $mv_A \sin 30° = mv_B \sin 60°$

따라서 $v_A = \sqrt{3} v_B$, $\frac{\sqrt{3}}{2} v_A + \frac{1}{2} v_B = v$가 성립한다.

$v_B = \frac{1}{2} v$, $v_A = \frac{\sqrt{3}}{2} v$가 된다.

정답해설
ㄱ. 충돌직후 A의 선운동량 크기($mv_A = \frac{\sqrt{3}}{2} mv$)는 충돌 직후 B의 선운동량 크기($mv_B = \frac{1}{2} mv$)보다 크다.

ㄴ. 충돌 직후 A의 운동에너지($\frac{1}{2} mv_A^2 = \frac{3}{8} mv^2$)는 충돌 전 A의 운동에너지($\frac{1}{2} mv^2$)보다 작다.

또는 충돌 과정에서 A의 운동에너지의 일부를 B에게 전달하였으므로 A의 운동에너지는 감소한다.

오답해설
ㄷ. 충돌 후 B는 곡면을 비스듬하게 올라가므로 최고점에서 수평방향으로 운동한다. 그러므로 최고점에서의 위치에너지와 운동에너지의 합이 충돌 직후 운동에너지와 같다.

23 정답 ③

자료해석
문제의 그림은 복잡해 보이지만 강체의 평형문제로 파스칼의 원리를 적용하여 해결하는 문제이다.

정답해설
ㄱ. 실린더에서 비압축성 유체를 밀 때 파스칼의 원리를 적용하면 B에 작용하는 힘을 구할 수 있다.

$$\frac{F_A}{A_A} = \frac{F_B}{A_B} \rightarrow F_B = \frac{A_B}{A_A} F_A = \frac{100}{10} \times 10(N) = 100N$$

즉, B가 C를 미는 힘은 100N이다.

ㄴ. 회전축 C는 평형상태에 있으므로 토크의 합은 0이다.

오답해설
ㄷ. B는 C를 시계방향으로 회전시키려고 하고, D는 C를 반시계 방향으로 회전시키려고 한다.
평형조건으로부터 각각의 토크의 크기는 같으므로 $F_B \times L = F_D \times 2L$에서 $F_D = 50N$이다. D가 C를 미는 힘과 C가 D를 미는 힘은 작용-반작용의 관계로 같으므로 C가 D를 미는 힘도 50N이다.

24

정답 ④

자료해석

강체의 평형에 관한 문항으로, 강체가 평형을 이루기 위해서는 물체에 작용하는 알짜힘과 토크의 합이 0이어야 한다.
강체의 평형 조건 : $\Sigma F = 0$, $\Sigma \tau = 0$

정답해설

물체에는 줄이 당기는 힘과 마찰력이 작용한다. 강체의 첫 번째 평형 조건 $\Sigma F = 0$을 적용하면 마찰력의 크기는 $f = 2 \times \cos 60° = 1(\mathrm{N})$이다.
강체의 두 번째 평형조건 $\Sigma \tau = 0$을 물체의 중심축에 적용하면 $2 \times a = 1 \times b$이므로 $b = 2a$이다.

오답해설

회전축에 작용하는 토크는 $\tau = r \times F$이며, 마찰력과 줄이 당기는 힘에 의한 토크는 서로 반대방향으로 작용한다.

25

정답 ④

자료해석

원통이 경사면에서 내려가는 동안 구르지 않고 미끄러질 때, 처음 위치 에너지를 모두 병진 운동에너지로만 전환한다. 그런데 경사면을 미끄러지지 않고 구르면서 내려가면 처음 위치 에너지를 병진 운동 에너지와 회전 운동 에너지로 전환한다.

정답해설

그림 (가)에서 원통의 운동에너지는 역학적 에너지 보존의 법칙에 의해 높이 h인 지점에서의 중력에 의한 위치 에너지와 같다. 따라서 $E_{가} = mgh$이다. 그림(나)에서 원통의 운동에너지는 병진 운동 에너지와 회전 운동 에너지로 나눌 수 있는데 이것 역시 역학적 에너지 보존의 법칙에 따라 높이 h인 지점에서의 중력에 의한 위치 에너지와 같다.

따라서 $E_{나} = mgh$이다. 따라서 $\dfrac{E_{나}}{E_{가}} = 1$이다.

26　정답 ③

자료해석

원판에 물체가 매달려 회전할 때 물체의 가속도(a), 각가속도(α), 토크(τ)의 크기를 묻는 문제이다. 회전운동에서의 운동방정식을 적용하면 아래와 같다.

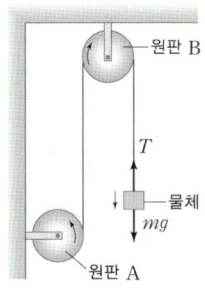

(1) 직선 운동의 운동방정식
   $F = ma$
   $mg - T = ma$
(2) 회전 운동의 운동방정식
   $\tau = Fr = I\alpha$
   $\tau = Tr = I\alpha$

정답해설

ㄱ. A와 B는 줄로 연결되고 미끄러지지 않고 회전하므로 A와 B의 각가속도, 각속도는 같다.

ㄴ. 회전원판의 토크는 $\tau = I\alpha$ 인데, A와 B의 관성 모멘트와 각가속도가 서로 같으므로 토크도 같다.

오답해설

ㄷ. 물체에 운동방정식으로 적용하면 $mg - T = ma$ 이므로 물체의 가속도는 g 보다 작다. 만일 회전원판의 관성 모멘트 I 가 주어지면 a 의 크기를 구할 수 있다.

27　정답 ③

자료해석

회전체의 각운동량 보존과 회전관성을 응용한 문제이다. 공중에 있는 물체에는 중력만 작용한다. 그러나 중력은 물체에 토크를 변화시키지 못하므로 공중에 떠 있는 오토바이의 각운동량은 일정하게 보존된다. 즉, 오토바이 뒷바퀴의 각속도를 반시계방향으로 증가시키면 오토바이 전체가 시계방향으로 회전하게 된다.

정답해설

ㄷ. 브레이크를 사용하여 뒷바퀴의 회전을 멈추면 뒷바퀴의 각속도가 감소하는데, 이것은 뒷바퀴의 각운동량이 시계방향으로 증가하는 것을 의미한다. 이를 상쇄시키기 위해 오토바이 전체는 반시계방향으로 회전하므로 θ 는 감소한다.

오답해설

ㄱ. 오토바이의 회전은 각운동량의 보존에 의해 일어나는 현상으로 공기저항과 관련이 없다.

ㄴ. 몸무게가 클수록 오토바이 전체의 회전관성이 커진다. 그러므로 각속도의 변화에 의한 θ 효과는 작아진다.

I. 역학

28 [심화이해] 정답 ④

자료해석
연직방향의 원운동에서 역학적 에너지 보존의 법칙을 적용하는 문제이다. 이 문제에서 구의 역학적 에너지는 구의 운동에너지와 위치에너지의 합으로 어느 지점에서 같은 값을 가진다.

정답해설
(1) 구(쇠구슬)가 원형궤도를 회전할 수 있는 최소 높이 h에서 쇠구슬을 굴리면, 원형궤도의 최고점에서 구심력의 크기는 중력과 같다. 즉, 구심력의 크기는 mg이다.
(2) 구의 역학적 에너지가 보존되므로 높이 h에서 구의 위치에너지는 수평궤도에서 구의 회전 운동 에너지와 선운동 에너지의 합과 같다.
$mgh = \frac{1}{2}Iw^2 + \frac{1}{2}mv^2$이고, $v = rw$이므로
$mgh = \frac{1}{2}(\frac{2}{5}mr^2)(\frac{v}{r})^2 + \frac{1}{2}mv^2 = \frac{7}{10}mv^2$이다.
즉, $v = \sqrt{\frac{10}{7}gh}$ 이다.

오답해설
구의 회전운동을 무시하고 $mgh = \frac{1}{2}mv^2$이므로 $v = \sqrt{2gh}$ 로 구하면 안된다.

29 [심화이해] 정답 ③

자료해석
각운동량 보존과 회전 운동 에너지의 변화를 묻는 문제이다. 물체가 달라붙을 때 각운동량 $L = I\omega$는 일정하게 보존된다. 그러나 회전운동에너지 $K = \frac{1}{2}I\omega^2 = \frac{L^2}{2I}$이므로 I값에 따라 변하게 된다.
I가 증가하면 K는 감소한다.(이때 L은 일정)

정답해설
ㄱ. 관성 모멘트는 $I = \Sigma mr^2$으로 두 물체가 달라 붙게 되면 질량이 증가하므로 관성 모멘트도 커진다.
ㄴ. 물체가 달라붙을 때, 외부의 토크가 없으므로 각운동량이 보존된다. $L = I\omega = I'\omega'$에서 $I' > I$이므로 $\omega' < \omega$이다. 즉, 원반의 각속도는 줄어든다.

오답해설
ㄷ. 원반의 회전운동에너지 $K = \frac{1}{2}I\omega^2 = \frac{L^2}{2I}$에서 각운동량 L은 일정하지만 관성 모멘트 I가 증가하므로 회전운동에너지는 줄어든다.

30 정답 ③

자료해석

용수철에 매달려 회전하는 물체의 회전운동에너지의 크기를 구하는 문제이다. 원심력과 용수철의 탄성력이 같다는 조건을 적용하면 쉽게 해결할 수 있다.

정답해설

회전할 때 용수철은 처음보다 a만큼 늘어나 있다. 또한 늘어난 용수철의 탄성력과 물체의 원심력의 크기가 서로 같으므로 $ka = \dfrac{mv^2}{a}$가 되어 $mv^2 = ka^2$이 된다.

두 물체의 회전운동에너지는

$K = 2 \times (\dfrac{1}{2}mv^2) = mv^2 = ka^2$이다.

한편 회전축을 중심으로 두 물체의 회전운동에너지 $K = \dfrac{1}{2}I\omega^2$을 생각하면 $I = 2ma^2$, $ka = ma\omega^2$이므로 $K = \dfrac{1}{2}(2ma^2)(\dfrac{k}{m}) = ka^2$이 된다.

31 정답 ⑤

자료해석

원운동을 하는 물체에는 원의 중심 방향으로 구심력이 작용한다. 이 물체의 경우 등속 원운동이 아니므로 접선 방향의 힘이 작용한다. 그리고 속도의 크기가 일정하게 증가하는 운동을 하기 때문에 A와 B에서 접선 방향의 힘의 크기는 같다.

정답해설

ㄴ. 접선 방향의 가속도의 크기를 a라고 하면 A에서 가속도의 크기는 원의 중심 방향의 가속도와 접선 방향의 가속도의 크기를 벡터적으로 합하면 구할 수 있다.

따라서 $\sqrt{a^2 + \left(\dfrac{v_A^2}{r_A}\right)^2}$이다.

같은 방법으로 B에서 가속도의 크기는 $\sqrt{a^2 + \left(\dfrac{v_B^2}{r_B}\right)^2}$이다. 그런데 속도가 일정하게 증가하므로 $v_A < v_B$이고, $r_A > r_B$이므로 $\sqrt{a^2 + \left(\dfrac{v_A^2}{r_A}\right)^2} < \sqrt{a^2 + \left(\dfrac{v_B^2}{r_B}\right)^2}$다.

ㄷ. A에서 접선 방향으로 작용하는 힘의 크기는 ma이고 회전 모멘트의 팔이 r_A이므로 토크의 크기는 mar_A이다. B에서 접선 방향으로 작용하는 힘의 크기는 ma이고 회전 모멘트의 팔이 r_B이므로 토크의 크기는 mar_B이다. $r_A > r_B$이므로 토크의 크기는 A에서가 B에서보다 크다.

오답해설

ㄱ. 속도가 일정하게 증가하므로 A에서의 접선 방향 가속도와 B에서의 접선 방향 가속도의 크기가 같다. 따라서 A에서 입자에 작용하는 접선 방향의 힘의 크기는 B에서와 같다.

32

정답 ④

자료해석

이 실험에서는 질량 M과 회전축 O에 대해 관성 모멘트 I를 갖는 물리진자를 이용하여 중력가속도를 측정하는 것이다. 그림에서와 같이 물리진자가 회전축 O를 중심으로 연직면 내에서 진동한다면, 이 때 물리진자의 운동방정식은 다음과 같다.

$$I\frac{d^2\theta}{dt^2} = -MgL\sin\theta$$

여기서, L은 회전축 O로부터 질량중심 G까지의 거리이다. 질량 M인 강체의 질량중심을 지나는 축에 대한 관성 모멘트가 I_{cm}일 때, 이 축으로부터 거리 θ만큼 떨어진 지점을 지나고 질량 중심을 지나는 축에 평행한 축에 대한 관성 모멘트 I는 평행축 정리를 통해 쉽게 구해진다. 평행축 정리는 다음과 같다. D는 구 중심으로부터 줄고정기까지의 거리이다.

$$I = I_{cm} + MD^2$$

질량이 M이고 반지름이 r인 구의 질량 중심에 대한 관성 모멘트 I_{cm}은 $\frac{2}{5}Mr^2$이다. 따라서, Borda 진자에서 회전 중심 E에 대한 구의 관성 모멘트 식은 다음과 같다.

$$I = M(l+r)^2 + \frac{2}{5}Mr^2$$

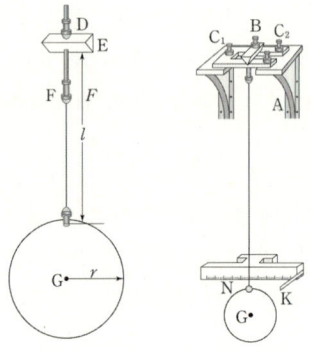

Borda 진자의 운동방정식은

$$I\frac{d^2\theta}{dt^2} = -Mg(l+r)\sin\theta$$

θ가 작다면 $\sin\theta \simeq \theta$이므로, $\frac{d^2\theta}{dt^2} + \frac{Mg(l+r)}{I}\theta = 0$이 되고,

이 때의 각진동수는 $w = \frac{2\pi}{T} = \sqrt{\frac{Mg(l+r)}{I}}$

위의 식으로부터 중력가속도 g는 다음과 같다.

$$g = \frac{4\pi^2}{T^2}\left[(l+r) + \frac{2}{5}\frac{r^2}{l+r}\right]$$

정답해설

보다 진자에서의 중력가속도의 식

$g = \frac{4\pi^2}{T^2}\left[(l+r) + \frac{2}{5}\frac{r^2}{l+r}\right]$에서 중력가속도를 측정하려면 진동 주기, 실의 길이, 금속구의 반지름을 측정해야 한다.

오답해설

보다진자에서 쇠구슬의 반지름이 매우 작다고 하면(점질량이라고 하면) 위 식은 $g = 4\pi^2\frac{l}{T^2}$이다.

이 식은 $T = 2\pi\sqrt{l/g}$인 단진자의 주기에 관한 식과 일치한다. 이 문제에서는 쇠구슬의 반지름을 무시해서는 안된다. 또한, 쇠구슬의 질량은 서로 상쇄되어 중력가속도 측정에 영향을 주지 않는다.

33

정답 ⑤

▎자료해석
지면에 수직방향이고 용수철에 매달린 운동은 단진동을 할 수 있다. 이 때 단진동의 평형점은 물체의 중력과 탄성력이 같은 지점이고 진폭은 최대 위치와 최소 위치의 중간 지점이며 평형점과 같다.

▎정답해설
ㄱ. 용수철 상수는 중력과 탄성력이 평형을 이루는 위치에서 찾을 수 있다. 따라서 $xg=ky$에서 $k=\dfrac{xg}{y}$인데, 기울기 $a=\dfrac{y}{x}$에서 $k=\dfrac{g}{a}$이다.

ㄴ. 단진동의 진폭은 최고점과 최저점의 중앙으로부터 최고점 또는 최저점까지의 거리이므로 $\dfrac{y_2-y_1}{2}$이다.

ㄷ. y_1에서 역학적 에너지는 $\dfrac{1}{2}ky_1^2+mg(y_2-y_1)$이고 y_2에서 역학적 에너지는 $\dfrac{1}{2}ky_2^2$이다.
따라서 마찰력과 같은 비보존력이 작용하지 않으므로 $\dfrac{1}{2}ky_1^2+mg(y_2-y_1)=\dfrac{1}{2}ky_2^2$에서 정리하면 $\dfrac{1}{2}ky_2^2-\dfrac{1}{2}ky_1^2=mgy_2-mgy_1$이다.

34

정답 ①

▎자료해석
한 개의 용수철을 두 개로 자르게 되면 남아있는 길이가 긴 용수철은 일정한 길이를 늘이는 데 조금만 힘을 주어도 되지만 남아있는 길이가 짧은 용수철은 큰 힘을 주어야 하므로 용수철 상수는 남아있는 용수철 길이에 반비례한다.

▎정답해설

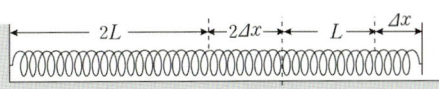

만일 용수철을 자르기 전에 일정한 힘을 주어서 용수철을 잡아당기면 위의 그림처럼 생각할 수 있다. 즉, 직렬 연결이기 때문에 용수철에 작용하는 힘은 같고 늘어난 길이는 원래 길이에 비례하여 늘어날 것이다. 따라서 (가)와 (나)에서 같은 힘을 가했으므로 $A_0=2\Delta x$이다. 그러므로 B의 진폭 $\Delta x=\dfrac{A_0}{2}$이다. 그리고 (가)의 용수철 상수를 k_1, (나)의 용수철 상수를 k_2라고 하고 일정한 힘 F를 가하게 되면 $F=k_1\times(2\Delta x)$이고, $F=k_2\times(\Delta x)$이므로 $k_1:k_2=1:2$이다.

주기는 $T=2\pi\sqrt{\dfrac{m}{k}}$이고, 질량이 같으므로 $T_0:T=\sqrt{\dfrac{1}{1}}:\sqrt{\dfrac{1}{2}}$에서 $T=\dfrac{T_0}{\sqrt{2}}$이다.

35 정답 ④

▎자료해석

용수철에 저장된 탄성력에 의한 위치에너지가 물체의 운동에너지로 전환된다.

▎정답해설

d만큼 압축된 뒤 물체가 분리되는 위치에서 속력을 v라고 하면 B는 외력이 "0"이므로 이 속력으로 일정한 등속 운동을 한다. $\frac{1}{2}kd^2 = \frac{1}{2}(m_1+m_2)v^2$에서 $v = d\sqrt{\frac{k}{m_1+m_2}}$ 이다.

평형 위치에서 A의 운동에너지가 진폭 L인 탄성력에 의한 위치에너지로 전환되는 단진동운동을 하기 때문에

$\frac{1}{2}m_1v^2 = \frac{1}{2}kL^2$에서 $L = v\sqrt{\frac{m_1}{k}}$ 이므로

$v = d\sqrt{\frac{k}{(m_1+m_2)}}$ 를 대입하여 정리하면

$L = d\sqrt{\frac{m_1}{m_1+m_2}}$ 이다.

36 정답 ⑤

▎자료해석

원운동에서 충돌과정에서 운동량 보존의 법칙의 적용과 상대속도를 묻는 문제이다.

A와 B의 충돌에 운동량 보존의 법칙을 적용하여 충돌 후 A와 B의 속력을 구하면 다음과 같다.

• 운동량 보존 : $2mv = 2mv_A + mv_B$

• 탄성충돌이므로 반발계수의 식 : $e = \dfrac{v_A - v_B}{-v} = 1$

두 식을 연립하여 풀면 충돌 후 A와 B의 속력 v_A, v_B는
$v_A = \frac{1}{3}v$, $v_B = \frac{4}{3}v$이다.

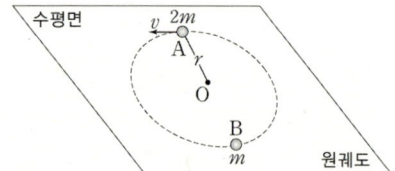

▎정답해설

ㄱ. 충돌 후 A와 B의 속력 차이는 $\frac{4}{3}v - \frac{1}{3}v = v$이다. 또는 탄성 충돌이므로 충돌 후의 상대속도는 충돌 전 상대속도인 v와 같아야 한다.

ㄴ. 충돌 후 두 물체의 상대속도는 v 이므로 두 물체가 다시 충돌할 때까지 걸리는 시간은

$\dfrac{\text{원의 한 바퀴 길이}}{\text{상대속도}} = \dfrac{2\pi r}{v}$ 이다.

ㄷ. 첫 번째 충돌에서 두 번째 충돌까지 걸린 시간은 $\dfrac{2\pi r}{v}$이고, 충돌 후 A의 속력은 $\frac{1}{3}v$이므로

첫 충돌 후 두 번째 충돌까지 A가 이동한 거리는

속력×시간 $= \frac{1}{3}v \times \dfrac{2\pi r}{v} = \dfrac{2\pi r}{3}$ 이다.

즉, 원궤도를 1회전($2\pi r$)한 것의 $\frac{1}{3}$만큼 이동한 것이므로 회전하는 각도 $360° \times \frac{1}{3} = 120°$ 이다.

37 심화이해   정답 ③

자료해석
수직 원운동과 중력장에서 수평으로 던진 운동을 종합하여 출제된 문제이다. 수직 원운동의 최고점에서 물체가 원운동을 유지하기 위한 최소 속력 조건을 확인하는 것이 문제의 핵심이다.

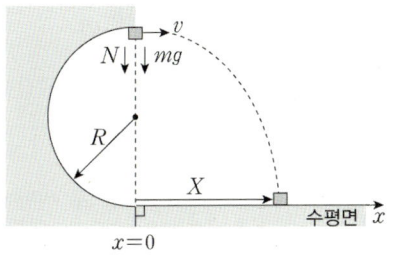

그림의 최고점에서 물체에 작용하는 알짜힘은 수직항력 N과 중력 mg의 합인 $N+mg$가 된다. 이 알짜힘이 최고점에서 구심력의 역할을 하므로 최고점에서 속력을 v라 하면 $\Sigma F = N+mg = m\dfrac{v^2}{R}$가 된다. 최소 속력이 되기 위해서는 트랙이 물체를 밀어주는 수직항력 $N=0$이 되어야 한다. 최소 속력보다 큰 속력으로 통과하면 $N \neq 0$이 되고, $\Sigma F > mg$이다.

정답해설
ㄱ. 반원 트랙의 끝점에서 물체가 최소 속력으로 원운동하기 위해서는 트랙이 물체에 작용하는 $N=0$이어야 한다.

ㄷ. 최고점에서 물체의 속력은 $\Sigma F = mg = m\dfrac{v^2}{R}$이므로 $v=\sqrt{Rg}$가 된다. 따라서 그림에서 수평으로 이동한 거리 X는 $X = vt$가 되고, 물체의 운동 시간은 높이 $2R$을 자유낙하한 시간과 같다(수평으로 던진 물체의 운동 시간은 물체가 같은 높이에서 자유 낙하하는 시간 $\sqrt{\dfrac{4R}{g}}$과 같다.).

따라서 $X = vt = \sqrt{Rg}\sqrt{\dfrac{4R}{g}} = 2R$이 된다.

오답해설
ㄴ. 역학적 에너지 보존법칙에 의해 최고점에서 에너지와 최하점에서 에너지가 같아야 한다. 최고점의 역학적 에너지는 $E_t = \dfrac{1}{2}mv^2 + mg2R$이고, 최하점에서 역학적 에너지는 $E_b = \dfrac{1}{2}mv_0^2$이다. 따라서 $v_0 = \sqrt{5gR}$이 된다.

38 심화이해   정답 ③

자료해석
매달려 있던 물체가 연직면에서 원운동하기 위해서는 최고점에서의 원심력이 중력과 같아야 한다. 또한, 두 물체는 완전비탄성충돌하므로 운동량 보존의 식을 적용하여 충돌 후의 속력을 구할 수 있다.

정답해설
물체가 원운동하기 위해서는 최고점에서 원심력의 크기가 중력과 같아야 하므로, 최고점의 속력 v_h는 다음과 같다.

원심력=중력

$$\dfrac{2m \times v_h^2}{l} = 2mg, \ v_h = \sqrt{gl}$$

연직면에서 원운동할 때, 최고점과 최저점에서 역학적 에너지가 보존되므로 최저점의 속력 v'는 다음과 같다.

최고점의 역학적 에너지=최저점의 역학적 에너지

$$(2m) \times g \times (2l) + \dfrac{1}{2}(2m)v_h^2$$
$$= (2m)g \times 0 + \dfrac{1}{2}(2m)v'^2$$
$$4gl + gl = v'^2, \ v' = \sqrt{5gl}$$

물체 B가 충돌 후 A와 붙어서 운동하므로 완전 비탄성 충돌이다. 날아오는 물체 B의 속력을 v라고 할 때, 운동량 보존의 법칙을 적용하여 충돌 후 두 물체의 속력 v'는 다음과 같다.

$$mv + m \times 0 = (m+m)v', \ v' = \dfrac{1}{2}v$$

그러므로 충돌 후의 물체가 원운동하기 위한 최소 속력은 다음과 같다.

$$\therefore v = 2v' = 2\sqrt{5gl} = \sqrt{20gl}$$

오답해설
연직면에서 물체가 원운동하려면 최고점에서 물체에 작용하는 원심력이 중력의 크기와 같아야 한다. 만일 원심력이 중력보다 작다면 원운동이 일어나지 않는다.

39 정답 ⑤

자료해석

원판에 가해진 토크에 의한 강체의 단진동을 문제화하였다. 그림은 회전축으로부터 질량중심까지의 거리 d인 원판을 나타낸 것으로 질량중심에 Mg(원판의 질량을 M이라 할 때)의 중력이 작용한다. 연직선과 회전축과 질량중심 사이를 연결한 직선이 이루는 각을 θ라 하면 원판에 작용하는 토크는 $dMg\sin\theta$이다.

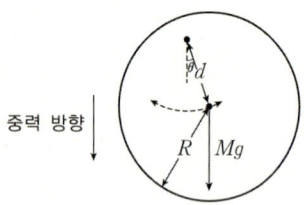

중력 방향 ↓

정답해설

ㄴ. 회전축에 작용하는 관성모멘트 I는 평행축 정리에 의해 계산되어야 한다. 본 문제의 경우 원판이 질량중심을 중심으로 회전하지 않기 때문에 질량중심을 축으로 한 관성모멘트(I_{cm})에 회전축과 질량중심에 의한 관성모멘트를 (Md^2) 더해 주어야 한다. 즉, $I = I_{cm} + Md^2$이 된다.

여기서 $I_{cm} = cMR^2$(c는 상수)이다. 원판 A, B, C에 대한 관성모멘트를 계산하면 아래 표와 같다.

원판	질량	d	$I = I_{cm} + Md^2$
A	m	$\frac{3}{4}R$	$cmR^2 + m\left(\frac{3}{4}R\right)^2$
B	m	$\frac{1}{2}R$	$cmR^2 + m\left(\frac{1}{2}R\right)^2$
C	$2m$	$\frac{3}{4}R$	$2cmR^2 + 2m\left(\frac{3}{4}R\right)^2$

따라서 A의 관성모멘트가 B보다 크다.

ㄷ. 강체가 단진동하기 위해서는 강체가 받는 토크가 각 변위 θ에 비례해야 한다. 문제에서 원판이 단진동하고 있으므로 각 변위 $\theta \ll 1$의 조건을 만족해야 하고, $\sin\theta \approx \theta$가 되므로 토크의 크기는 $Mgd\theta$가 된다.

따라서 $Mgd\theta = I\alpha = I\ddot{\theta}$의 미분방정식에서 주기를 구하면 $T = 2\pi\sqrt{\dfrac{I}{Mgd}}$ 이다. A와 C의 I와 d를 주기 $2\pi\sqrt{\dfrac{I}{Mgd}}$ 값에 넣어 계산하면 A의 경우

$T_A = 2\pi\sqrt{\dfrac{cmR^2 + m\left(\dfrac{3}{4}R\right)^2}{mg\left(\dfrac{3}{4}R\right)}}$ 이고,

C의 경우 $T_C = 2\pi\sqrt{\dfrac{2cmR^2 + 2m\left(\dfrac{3}{4}R\right)^2}{2mg\left(\dfrac{3}{4}R\right)}}$ 이 되어

두 값은 같아진다. 따라서 단진동 주기가 같다.

오답해설

ㄱ. 단진동하는 동안 각 θ가 계속 변하므로 원판에 가해지는 토크 $dMg\sin\theta$는 달라진다. 질량중심이 최하점에 있을 때 작용하는 토크가 없고, 질량중심이 가장 높은 지점에 있을 때 토크가 가장 크다.

40   정답 ①

자료해석

실의 장력과 물체 중력의 합력이 구심력으로 작용한다.

정답해설

실의 장력을 A라고 하면 수직방향 힘의 성분은 평형을 이루므로 $A\cos\theta = mg$이고, 장력의 수평성분이 구심력으로 작용하므로 $A\sin\theta = \dfrac{mv^2}{l\sin\theta} = \dfrac{4\pi^2 ml\sin\theta}{T^2}$이다.

따라서 두 식을 연립하면 $T = 2\pi\sqrt{\dfrac{l}{g}\cos\theta}$ 이다.

Ⅱ. 유체역학

01
정답 ③

▌자료해석

유체 속에 떠있는 물체의 부력의 크기로부터 액체의 밀도를 비교하는 것이다. 부력의 크기가 $\rho g V$라는 것을 알면 쉽게 해결할 수 있다.

▌정답해설

물체가 정지하여 있으므로 중력과 부력이 평형상태이다. 따라서 $mg = \rho_A g V_A = \rho_B g V_B$이다.

$\rho_A \dfrac{7}{9} V = \rho_B \dfrac{5}{8} V \rightarrow \dfrac{\rho_A}{\rho_B} = \dfrac{45}{56}$

02
정답 ②

▌자료해석

중력, 부력, 압력이 작용할 때의 힘의 평형에 관한 문제이다. 문제에서 주어진 상황을 힘으로 표시하면 다음과 같다.

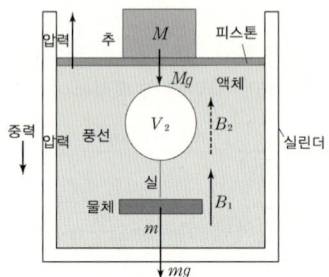

물체 m에 작용하는 알짜힘은 0이므로 $\rho g(V_1 + V_2) = mg$이다.

▌정답해설

ㄷ. 추를 하나 더 올려 놓으면 액체의 압력이 증가하므로 풍선의 부피가 감소한다. 부피가 감소하면 풍선에 작용하는 부력이 감소한다. 따라서 물체는 아래로 내려간다.

▌오답해설

ㄱ. $\rho g(V_1 + V_2) = mg$에서 $\rho = \dfrac{m}{V_1 + V_2}$이므로 $\dfrac{m}{V_2}$보다 작다.

ㄴ. 물체를 아래쪽으로 당기면 깊이가 깊어지고, 액체의 압력이 증가하므로 풍선의 부피가 감소한다. 따라서 풍선의 부력이 작아지므로 물체는 아래로 내려간다.

03

정답 ⑤

자료해석

물속에 있는 물체의 중력과 부력의 평형관계로부터 물체에 작용하는 알짜힘을 구하여 물체의 가속도를 구하는 문제이다. 물체가 평형을 이루고 있으므로 물체에 작용하는 중력과 부력의 크기는 서로 같다.

물체에 작용하는 중력=풍선과 물체에 작용하는 부력

$$mg = \rho g(V + 5V) \rightarrow \rho = \frac{m}{6V}$$

그러므로 물체에 작용하는 부력 B는 다음과 같다.

$$B = \rho g V = \frac{m}{6V} g V = \frac{1}{6} mg$$

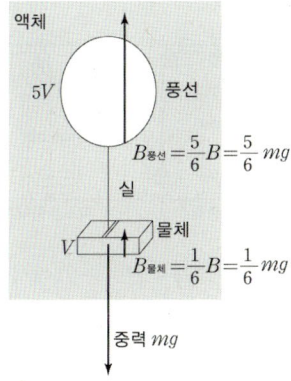

정답해설

줄을 끊으면 물체에 작용하는 알짜힘은 중력−부력이므로 $F = mg - \frac{1}{6}mg = \frac{5}{6}mg$이다.

그러므로 $ma = \frac{5}{6}mg$에서 가속도는 $a = \frac{5}{6}g$이다.

오답해설

물체에는 중력과 동시에 부력이 작용한다. 그러므로 "물체에 작용하는 중력=풍선의 부력"으로 평형조건을 세우면 안 된다.

04

정답 ①

자료해석

압력은 단위 면적당 작용하는 힘이고 만일 밀도가 ρ인 액체가 높이 h만큼 작용하는 압력의 크기는 $\rho g h$로 계산할 수 있다.

정답해설

그림의 점선 위치에서 압력의 크기가 같다. 왼쪽 점선에서의 압력은 $\frac{mg}{S_A}$이고, 오른쪽 점선에서 압력은 $\rho g h$이다. 따라서 $\frac{mg}{S_A} = \rho g h$이므로 $\rho = \frac{m}{S_A h}$라고 할 수 있다. 그런데 그림(나)에서 기울기가 a이므로 $a = \frac{h}{m}$이다. 따라서 $\rho = \frac{1}{a S_A}$이다.

05 정답 ③

자료해석

액체 속에 물체가 유체 저항력과 부력을 받으면서 낙하할 때 작용하는 힘과 물체의 운동에 대한 해석 문제이다. 공기 중에서 낙하하는 물체도 공기저항을 무시하지 않으면 그 물체는 결국 일정한 속력(terminal speed)에 도달하게 되는데 본 문제는 이 상황과 유사하다. 사실 공기 중에 낙하하는 물체에도 공기의 부력이 작용하지만 그 값이 아주 작아 보통 무시하여 문제를 해결한다. 반면 물체가 액체 속에서 낙하하면 이때 부력은 무시되지 않는다. 물체에는 중력, 유체 저항력, 부력의 힘이 작용하고 결국 일정한 속력 v_T에 도달하게 된다. 물체의 부피를 V라 하면 물체의 중력은 $\rho g V$이고, 부력은 $\rho_F g V$이다. 그림은 각 물체에 작용하는 힘을 표시한 것이다. $v=0$인 초기에는 유체 저항력이 작용하지 않고, 중력과 부력만이 작용한다. $v=v_T$에 도달하면 물체는 유체 저항력과 부력을 합한 힘의 크기가 중력의 크기와 같게 된다. 이때 알짜힘이 없어 물체는 등속 운동하는 것이다.

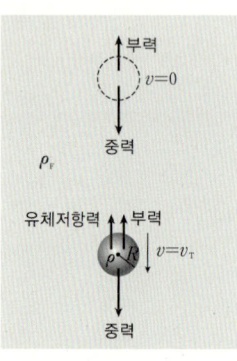

정답해설

ㄱ. 출발하는 순간 물체에 작용하는 힘은 중력과 부력이 존재한다. 아래 방향을 +라 보고, 물체의 가속도를 a라 할 때 운동방정식은 $\Sigma F = \rho g V - \rho_F g V = \rho V a$이 된다.

따라서 가속도의 크기는 $a = \dfrac{\rho - \rho_F}{\rho} g$이다.

ㄷ. 물체가 v_T로 등속운동하면 물체에 작용하는 알짜 힘이 없다. 따라서 $\Sigma F = \rho g V - bRv_T - \rho_F g V = 0$이 되고, 물체의 부피는 $V = \dfrac{4}{3}\pi R^3$이므로 v_T를 정리하면

$v_T = \dfrac{4\pi R^2 g}{3b}(\rho - \rho_F)$이다. v_T는 R^2에 비례한다.

오답해설

ㄴ. 속력이 v_T일 때 물체에 작용하는 중력의 크기는 물체에 작용하는 저항력과 부력의 합과 같다.

06 정답 ⑤

자료해석

중력, 부력, 압력이 작용하는 물체의 평형에 관한 문제이다. A와 B 모두 정지상태에 있으므로 물체에 작용하는 알짜힘은 0이어야 한다.

정답해설

ㄱ. 상태방정식 $PV = nRT$를 이용하면 $P_1 V_1 = nRT$, $P_2 V_2 = nRT$에서 $V_1 > V_2$라고 하였으므로 $P_1 < P_2$이다. 즉, A의 압력은 B보다 작다.

ㄴ. 피스톤의 질량을 M이라고 할 때, 피스톤에 작용하는 알짜힘은 0이어야 한다.

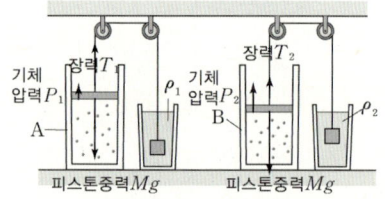

$Mg = P_1 A + T_1$와 $Mg = P_2 A + T_2$에서 $P_1 < P_2$이므로 $T_1 > T_2$이다.

즉, A에 연결된 줄의 장력은 B보다 크다.

ㄷ. 물에 잠긴 물체에 작용하는 알짜힘은 0이어야 하므로

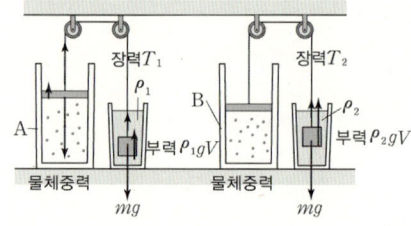

$mg = \rho_1 g V + T_1$와 $mg = \rho_2 g V + T_2$에서 $T_1 > T_2$이므로 $\rho_1 < \rho_2$이다.

07 심화이해

정답 ④

자료해석

수직으로 매달린 용수철에서 시료의 알짜힘 해석과 시료의 부력을 복합적으로 확인해야 하는 문제이다.

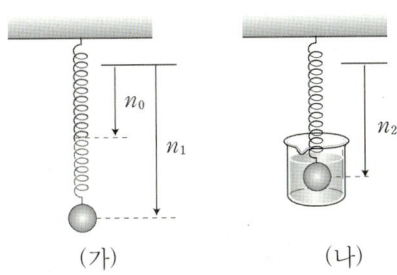

(가) (나)

그림 (가)에서 n_0는 시료를 매달지 않았을 때 용수철 길이, n_1은 시료를 매달았을 때 용수철의 길이를 뜻한다. 각 경우에 시료에 작용하는 힘은 아래 그림처럼 표시할 수 있다.

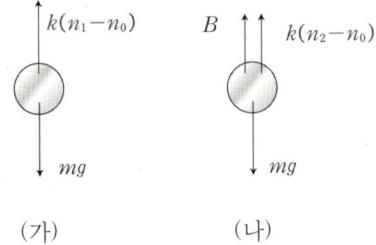

(가) (나)

(가)에서 시료는 정지하고 있으므로 시료의 질량이 m이라 하면 탄성력이 중력과 같아야 하므로 $mg = k(n_1 - n_0)$이 성립한다. (나)의 경우 물속에 잠겨 있으므로 부력 B가 추가가 되어 정지하고 있으므로 $B + k(n_2 - n_0) = mg$가 된다.

정답해설

ㄱ. 시료에 작용하는 부력 B는 (나)에서 $mg = k(n_1 - n_0)$를 적용하면 $B = k(n_1 - n_2)$가 된다.

ㄴ. 4℃ 물의 밀도를 ρ_0라고 하면 온도 T에서 물의 밀도는 $\rho_물 = S_T \rho_0$(밀도는 4℃ 물의 밀도에 비중을 곱한 값이다.)가 되고, 시료의 밀도는 $\rho_{시료} = S\rho_0$이다. 시료의 부력은 시료의 부피가 V일 경우, $B = \rho_물 g V = S_T \rho_0 g V$가 된다.

ㄱ에서 $B = k(n_1 - n_2) = S_T \rho_0 g V$이다.

(가)에서 $mg = k(n_1 - n_0) = \rho_{시료} g V = S \rho_0 g V$이 되므로 $S = (\dfrac{n_1 - n_0}{n_1 - n_2}) S_T$이다.

오답해설

ㄷ. 시료의 재질이 같고, 부피가 2배가 되면 시료의 중력은 2배가 되고, 부력 B 또한 2배가 된다. 따라서 중력은 $2k(n_1 - n_0)$이 되고, 부력은 $2k(n_1 - n_2)$이 되어 ㄴ에서 계산한 $S = (\dfrac{n_1 - n_0}{n_1 - n_2}) S_T$의 값은 전과 같다. 한편, 재질이 같다는 것은 비중이 같다는 것을 의미한다.

II. 유체역학

08
정답 ②

자료해석
링거병의 링거액면과 정맥 주사 바늘 사이의 비 압축성 유체에서 움직이는 유체의 에너지 보존의 법칙인 베르누이의 정리를 적용하여 해결하는 문제이다.

베르누이의 정리 : $P + \rho g h + \frac{1}{2}\rho v^2 =$ 일정

정답해설
링거병 링거액면에서의 압력 P는 대기압이고 정맥 주사 바늘에서의 압력 P는 정맥의 혈압이 2200N/m^2 만큼 높다는 조건에서 $P+2200$이다. 위의 값을 베르누이의 정리를 적용하면,

$P_0 + 1100 \times 9.8 \times h + 0$
$= (P_0 + 2200) + 0 + \frac{1}{2} \times 1100 \times 0.2^2$

$\therefore h \fallingdotseq 0.2 \text{m}$

오답해설
유체의 밀도는 1100kg/m^3, 링거액이 조금씩 흐르므로 링거액면에서 유체의 속도는 0이다.

09
정답 ②

자료해석
연속 방정식에 의하면 이상 유체가 단위 시간당 흐르는 양은 같기때문에 유체가 흐르는 관의 단면적과 유체의 속력을 곱한 값은 항상 일정하게 유지된다.

정답해설
A, B, C에서 연속 방정식을 적용하면
$3S \times (v_A) = S \times (v) = 2S \times (v_C)$

라고 할 수 있고 정리하면 $v_A = \frac{1}{3}v$이고, $v_C = \frac{1}{2}v$이다.

그리고 베르누이 방정식을 적용하면
$P_A + \frac{1}{2}\rho v_A^2 + \rho g h = P_C + \frac{1}{2}\rho v_C^2 + \rho g h$ 이다.

따라서 $P_A - P_C = \frac{1}{2}\rho(v_C^2 - v_A^2)$ 이므로

$v_A = \frac{1}{3}v, \ v_C = \frac{1}{2}v$

를 대입하면 $P_A - P_C = \frac{1}{2}\rho(\frac{1}{4}v^2 - \frac{1}{9}v^2) = \frac{5}{72}\rho v^2$ 이다.

10 [심화이해]   정답 ①

자료해석

연속 방정식에 의해 유체의 속력은 관의 단면적에 반비례한다는 사실을 알 수 있다. 유체의 높이가 같다면 베르누이 방정식에 의해 유체의 속력이 큰 곳에서 압력은 유체의 속력이 작은 곳에서의 압력보다 작다.

정답해설

ㄱ. 연속 방정식에 의해 $A_1 \times v_1 = A_2 \times v_2$이고, $A_1 > A_2$이므로 $v_1 < v_2$이다.

오답해설

ㄴ. $A_1 \times v_1 = A_2 \times v_2$에서 $v_2 = \dfrac{A_1 \times v_1}{A_2}$이므로 h와 관계없다. 즉, h가 변하면 베르누이 방정식에 의해
$$\frac{1}{2}\rho v_1^2 + P_1 = \rho g h + \frac{1}{2}\rho v_2^2 + P_2$$
이지만, 연속 방정식에 의해 v_2가 변하지 않고 P_2가 변하여 등식이 성립된다.

ㄷ. 연속 방정식에 의해 $A_2 \times v_2 = A_3 \times v_3$이고, $A_2 > A_3$이므로 $v_2 < v_3$이다.
그런데 베르누이 방정식에 따르면
$$\frac{1}{2}\rho v_2^2 + P_2 = \frac{1}{2}\rho v_3^2 + P_3$$ 이다. 따라서 $P_2 > P_3$이다.

11 [심화이해]   정답 ④

자료해석

연속방정식에 의하면 단면적과 유속의 곱은 항상 일정하다.

정답해설

연속 방정식에 의해 $v_1 S = v_2 \left(\dfrac{S}{9}\right)$이므로 $v_1 = \dfrac{1}{9} v_2$이다. 여기에서 베르누이 방정식을 적용하면 $P_1 + \dfrac{1}{2}\rho v_1^2 = P_2 + \dfrac{1}{2}\rho v_2^2$인데 $v_1 = \dfrac{1}{9} v_2$를 대입하여 정리하면
$$v_2 = \sqrt{\dfrac{81(P_1 - P_2)}{40\rho}}$$
이다.

01

정답 ⑤

자료해석

금속을 액체 속에 넣었을 때 열평형 온도와 부피 팽창, 엔트로피의 변화를 묻는 문제이다. 물체가 받거나 잃은 열량 $Q=cm\Delta T$이고, 부피 팽창 $\Delta V = \beta V \Delta T$를 이용하면 어렵지 않게 해결할 수 있다.

정답해설

ㄱ. 열평형상태에서의 온도를 T라고 하면 금속이 얻은 열량과 액체가 잃은 열량은 같으므로
$cm(T-20) = (4c)m(40-T) \rightarrow T = 36℃$
즉, T는 36℃이다.

ㄴ. 금속의 부피팽창은 $\Delta V = \beta V \Delta T$이므로 $\dfrac{\Delta V}{V} = \beta \Delta T$
$= (36-20)\beta = 16\beta$이다.

ㄷ. 금속은 열을 흡수하였으므로 엔트로피가 증가한다.
$\Delta S = \dfrac{Q}{T}$이다. 즉, $\Delta S > 0$이다.

02

정답 ②

자료해석

물질이 상태 변화를 일으킬 때 온도 변화는 없고 가해지거나 외부로 방출된 열은 모두 상태 변화를 위해 사용된다. 만일 고체 상태의 물질이 액체 상태로 변화하게 되면 이 때 사용된 열은 융해열이라고 한다.

정답해설

얼음과 물의 질량을 m이라고 하고 열평형 상태의 온도를 T라고 하면 90℃의 물이 방출한 열은 $mc(90-T)$이다.
얼음이 모두 녹아 열평형을 이루었으므로 얼음이 흡수한 열은 $Lm + mcT$이다.
따라서 $mc(90-T) = Lm + mcT$이므로 정리하면
$T = 45 - \dfrac{L}{2c}$이다.

03 정답 ⑤

자료해석

온도-부피 그래프에서 기체의 몰수와 온도계의 눈금을 분석하는 문제이다.

정답해설

ㄱ. 이상기체의 상태방정식 $PV=nRT$에서 압력이 서로 같고, 또한 일정하게 유지되므로 $P\Delta V = nR\Delta T$이고 부피-온도 그래프에서 기울기는 $\dfrac{\Delta V}{\Delta T} = n\dfrac{R}{P}$ 이므로 기울기는 기체의 몰수에 비례한다. 그래프에서 A의 기울기가 B의 2배이므로 A의 몰수는 B의 2배이다.

ㄴ. 절대온도 0K에서 이상기체의 부피는 이론상 0이 된다. 그래프에서 B기체의 경우 온도가 30°Z만큼 변할 때 부피변화가 30mL로 기울기가 1이다. 그러므로 -100°Z에서 B의 부피는 0이므로 절대온도 0K는 -100°Z이다.

ㄷ. 100°Z에서 B의 부피는 0°Z보다 100mL만큼 증가하므로 200mL이다.

04 정답 ②

자료해석

힘의 평형에서 기체의 압력과 물의 중력과의 평형 관계를 분석하는 문제이다.

물체가 평형상태에 있으므로 기체의 압력에 의한 F_1과 물에 작용하는 중력 F_2의 크기가 같다.

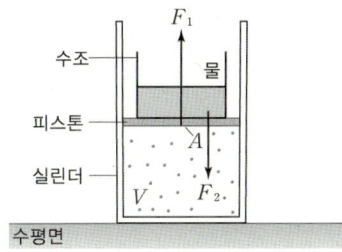

- 기체가 물체를 떠 밀어 올리는 압력 증가

$$\Delta P = \dfrac{\Delta F_1}{A}$$ 에서 $\Delta F_1 = \Delta PA$

- 물체가 기체를 누르는 힘=중력 증가

$$\Delta F_2 = \Delta Mg$$

정답해설

실린더 안의 기체는 1mol이므로 $PV=RT$에서 $P=\dfrac{RT}{V}$이다. 이 때 부피가 일정할 때 온도변화 ΔT에 의한 압력의 변화 $\Delta P = \dfrac{R\Delta T}{V}$이다. 기체의 압력에 의한 힘의 변화와 물의 질량증가에 의한 중력변화가 같아야 하므로 $(\Delta P)A = \Delta Mg$에서 $\left(\dfrac{R\Delta T}{V}\right)A = \Delta Mg$이 되므로 $\dfrac{\Delta M}{\Delta T} = \dfrac{RA}{Vg}$이다.

III. 열역학

05   정답 ②

┃ 자료해석

기체의 내부에너지는 기체 분자의 온도에만 관계되는 값이고 이것은 기체 분자의 운동에너지와 같다.

┃ 정답해설

ㄴ. 두 기체의 부피와 압력이 서로 같기 때문에 기체의 온도도 같다. 따라서 기체의 내부 에너지는 $\frac{3}{2}nRT$이므로 A와 B의 내부 에너지는 같다.

┃ 오답해설

ㄱ. $\frac{3}{2}kT = \frac{1}{2}m\overline{v^2}$ 에서 기체의 질량비가 1 : 2이므로 분자의 제곱 평균 제곱근 속력은 $\sqrt{2}$: 1이기 때문에 A와 B의 제곱 평균 제곱근 속력은 같지 않다.

ㄷ. 단위 시간당 금속판에 충돌하는 분자의 평균 개수는 기체 분자의 제곱 평균 제곱근 속력에 비례한다. 따라서 분자의 제곱 평균 제곱근 속력은 $\sqrt{2}$: 1이기 때문에 A와 B의 단위 시간당 금속판에 충돌하는 분자의 평균 개수는 같지 않다.

06   정답 ③

┃ 자료해석

부피 V인 상자에 갇힌 N개의 단원자 이상기체 분자가 압력 p, 온도 T를 유지하고 있다면 기체는 이상기체 방정식 $pV = NkT$(k는 볼츠만 상수)를 만족해야 한다. 일반적인 이상기체 방정식 $pV = nRT$에서 n은 몰수를 뜻하고, 그 값은 $n = \frac{N}{N_0}$ (N_0은 아보가드로 수)이다. 따라서 볼츠만 상수가 $k = \frac{R}{N_0}$ 이므로 $nR = Nk$와 같다. 여기서 기체 분자 한 개의 평균운동에너지는 단원자 분자의 경우 $\frac{3}{2}kT$이고, 기체 N개가 있는 경우 기체 분자 전체의 내부에너지는 기체 분자 한 개의 운동에너지에 N을 곱하면 되므로 $\frac{3}{2}NkT = \frac{3}{2}nRT$가 된다.

┃ 정답해설

ㄱ. A의 기체는 $pV = NkT_A$를 만족해야 하고, B의 기체는 $p2V = 2NkT_B$를 만족해야 한다. $T_A = T_B$이므로 온도는 서로 같다.

ㄷ. 기체 분자 한 개의 평균 운동에너지는 단원자 분자의 경우 $\frac{3}{2}kT$이므로 $\frac{1}{2}mv^2 = \frac{3}{2}kT$이다. $v_{rms} = \sqrt{\frac{3kT}{m}}$ 에서 동일한 기체이므로 m이 같고, 온도 T가 서로 같으므로 v_{rms} 값은 A와 B에서 같다.

┃ 오답해설

ㄴ. 내부에너지는 $\frac{3}{2}NkT$이므로 B가 A보다 분자 수가 2배 많으므로 내부에너지도 2배 크다.

07   정답 ①

▎자료해석
기체 분자의 평균 운동 에너지는 압력과 부피에 의해 결정되는 절대 온도에 영향을 받는 값이다. 따라서 이 문항에서 부피는 일정하고 압력과 온도가 각각 2배로 증가하였으므로, 기체 분자의 평균 운동 에너지도 2배 증가한다.

▎정답해설
기체 분자의 평균 제곱근 속력은 $v_{\text{rms}} = \sqrt{\dfrac{3RT}{M}}$ 이므로 기체 분자의 평균 운동 에너지는

$$E = \frac{1}{2}mv_{\text{rms}}^2 = \frac{1}{2}m\frac{3RT}{M} = \frac{3RT}{2N_A} = \frac{3}{2}kT$$ 이다.

따라서 $E_A = \dfrac{3}{2}kT$ 이고, $E_B = \dfrac{3}{2}k(2T)$ 이므로 $\dfrac{E_A}{E_B} = \dfrac{1}{2}$ 이다.

08   정답 ②

▎자료해석
열의 전도에 관한 문제로, 높은 온도 T_H에서 낮은 온도 T_L로 단면적 A, 길이 l인 물체를 통해 Δt동안 전도되는 열의 크기는 다음과 같은 식으로 주어진다.

$$Q = k\frac{A(T_H - T_L)}{l}\Delta t$$

위의 식에서 k는 열전도도로, 이 값이 클수록 열전도가 잘 되는 물질이다. 위 식은 물체를 통해 전도되는 열량은 열전도도, 온도차, 단면적, 시간에 비례하고, 길이(두께)에 반비례한다는 것을 의미한다.

▎정답해설
ㄴ. (가)와 (나)의 접촉면에서의 온도를 T라고 하고, 두 벽의 접촉면에서 들어오는 열량과 나가는 열량은 언제나 같다는 것을 이용하여 열전도의 식에 수치를 적용하면 T를 구할 수 있다.
(가)를 통해 들어오는 열량=(나)를 통해 빠져나가는 열량

$$2k\frac{A(30-T)}{d}\Delta t = k\frac{A(T-0)}{2d}\Delta t$$

$\therefore T = 24℃$

즉, 면 B에서의 온도는 24℃이고, AB 사이의 온도차는 6℃, BC 사이의 온도차는 24℃이다.

▎오답해설
ㄱ. 서로 다른 두 물질을 접합하였을 때, 두 면의 접촉면에서 들어오는 열량과 나가는 열량은 언제나 같다. 만일 들어오는 열이 나가는 열보다 많다면 경계면에 에너지가 쌓이게 될 것이고, 반대로 나가는 열이 들어오는 열보다 많다면 에너지가 새로 생겨야 한다. 이 모든 것은 에너지 보존의 법칙에 어긋난다. 즉, 단위시간당 면 A를 통과하는 열량과 면 B, 면 C를 통과하는 열량은 언제나 같다.

ㄷ. 면 B에서의 온도는 24℃이다.

09 〔심화이해〕 정답 ①

자료해석

이상기체의 열의 이동에서 온도변화와 엔트로피의 변화를 묻는 문제이다. 단열판을 제거하면 온도가 높은 B에서 온도가 낮은 A로 열이 이동하므로 A의 온도는 올라가고 B의 온도는 낮아진다. 그러므로 A의 압력은 증가하고, B의 엔트로피는 감소한다.

정답해설

ㄱ. 단열판을 제거하면 열의 이동에 의해 A와 B의 온도가 같아지고, 단열판 제거 전후의 내부에너지의 합은 일정하므로 '단열판 제거 전의 A와 B의 내부 에너지의 합'
='단열판 제거 후의 A와 B의 내부 에너지의 합'
$\frac{3}{2}(1)RT + \frac{3}{2}(1)R(2T)$
$= \frac{3}{2}(2)R(T') \rightarrow T' = 1.5T$

오답해설

ㄴ. 단열판을 제거하면 A의 온도가 T에서 $1.5T$로 증가하는데, 부피는 일정하므로 압력이 증가한다. 즉, $PV = nRT$에서 T가 $1.5T$로 증가하므로 압력도 P에서 $1.5P$로 증가한다.

ㄷ. 기체 B에서 A로 열이 이동한다. 이처럼 열이 빠져나가면 엔트로피는 감소한다. 즉, 엔트로피의 변화 $\Delta S = \frac{\Delta Q}{T}$이다. 여기서 열이 빠져나가면 ΔQ가 $(-)$값을 가지므로 엔트로피는 감소한다. 단, A의 엔트로피와 전체 엔트로피는 증가한다.

10 〔심화이해〕 정답 ①

자료해석

실린더 내의 이상기체의 상태를 파악하고, 이상기체 방정식과 열역학 법칙을 적용하여 물리량을 계산하는 문제이다. 모래의 질량이 증가하면 실린더 내 압력이 증가하고 그에 따라 부피가 감소하여 실린더 내 내부에너지가 증가한다.
실린더와 피스톤이 단열된 상태이므로 A와 B 내부의 이상기체는 단열과정을 거친다. 피스톤의 질량이 무시되므로 A와 B 내부의 압력은 같다. (가)에서 압력을 P, (나)에서 압력을 P'이라 하면 각 상태에서 이상기체 방정식은 다음과 같다.
(1) (가)에서 A : $P2V = n_A R 3T$
(2) (가)에서 B : $PV = n_B RT$
(3) (나)에서 A : $P'V_A = n_A RT_A$
(4) (나)에서 B : $P'V_B = n_B RT_B$
(가)에서 (나)로 기체의 상태가 바뀔 때 기체는 단열과정을 거친다. 단열과정에서 $[PV^r = 상수]$를 만족한다.
즉 $P_i V_i^r = P_f V_f^r$가 된다.

정답해설

ㄴ. (나)에서 A와 B의 부피를 각각 V_A, V_B라 하면
$P(2V)^r = P'(V_A)^r$, $P(V)^r = P'(V_B)^r$가
각각 성립한다.
$P'(V_A)^r : P'(V_B)^r = P(2V)^r : P(V)^r = 2^r : 1 = V_A^r : V_B^r$
이 된다. 두 식을 정리하면
$V_A : V_B = 2 : 1$이 된다.

오답해설

ㄱ. 위의 (1)과 (2)에서 $n_A : n_B = 2 : 3$이다.
ㄷ. 내부에너지 변화량은 $\Delta U = nR\Delta T = \Delta(PV)$가 된다. (나)에서 모래의 질량이 2배 증가하였으므로 (나)에서 압력 $P' = 2P$가 된다. $V_A = 2V', V_B = V'$이라 하면 내부에너지 변화량은 다음과 같다.
- $\Delta U_A = \Delta(PV)_A = (2PV_A - P2V)$
  $= (2P2V' - P2V) = 2(2PV' - PV)$
- $\Delta U_B = \Delta(PV)_B = (2PV_B - PV) = (2PV' - PV)$
따라서 $\Delta U_A > \Delta U_B$이다.

11 정답 ④

자료해석

단열과정에서 기체가 외부에 한 일은 기체 내부에너지 변화량과 같다.

정답해설

ㄱ. 이상 기체 A, B가 평형을 유지한 상태로 금속판이 정지해 있기 때문에 두 기체의 압력은 같다. 따라서 $P_1 = P_2$이다.

ㄴ. 이상 기체 A, B가 평형을 유지한 상태로 금속판에 접촉해 있기 때문에 A와 B의 온도는 같다.
따라서 이상기체 상태 방정식에서 아보가드로 상수를 N_0라 하면 $P_1 V_1 = \dfrac{N_1}{N_0} R T_1$이고, $P_2 V_2 = \dfrac{N_2}{N_0} R T_2$ 인데 ㄱ에서 $P_1 = P_2$이고, $T_1 = T_2$이므로 $\dfrac{V_1}{N_1} = \dfrac{V_2}{N_2}$이다.

오답해설

ㄷ. 문제 조건만으로 $V_1 = V_2$인지 알 수 있는 방법이 없으므로 $N_1 = N_2$인지는 알 수 없다.

12 정답 ①

자료해석

열역학적 과정이 담긴 그래프를 해석하여 열역학 법칙의 여러 물리량을 확인하는 문제이다. 이번 문제는 매년 출제가 되는 $p-V$ 그래프에서 $S-T$ 그래프로 확장이 되어 출제가 된 점이 특이하다. $p-V$ 그래프에서 각 지점의 열역학적 물리량은 이상기체 방정식($pV = nRT$)으로 확인이 가능하고, 열역학 제1법칙($Q = \Delta U + W$)에서 각 과정의 열량 Q와 내부에너지 U의 변화량을 확인할 수 있다.

엔트로피 변화의 정의는 $\Delta S = \displaystyle\int_i^f \dfrac{dQ}{T}$이다. 온도와 열량 변화의 관계를 $S-T$ 그래프에서 해석할 수 있어야 하고, 각 과정이 $p-V$ 그래프에서 어느 과정에 포함되는지 확인할 수 있어야 한다. 열역학적 과정이 온도 T가 일정하거나 열량 Q의 변화가 없다면 엔트로피는 $\Delta S = \displaystyle\int_i^f \dfrac{dQ}{T} = \dfrac{\Delta Q}{T}$ 처럼 단순한 형태로 변환하여 해석하면 된다. A → B 과정은 등온과정으로 기체가 팽창하므로 열을 흡수해야 하고, B → C 과정은 단열과정으로 온도가 감소해야 한다. 또한 C → D 과정은 등온 과정으로 기체가 압축하므로 열을 방출해야 하고, D → A 과정은 단열과정으로 온도가 증가해야 한다.

그림에서 $p-V$ 그래프에 나온 각 지점을 $S-T$ 그래프로 옮겨 본 것이다. $S-T$ 그래프에서 온도가 같은 구간은 열량 Q의 변화가 있고, 엔트로피 S가 같은 구간은 열량 Q의 변화가 없다.

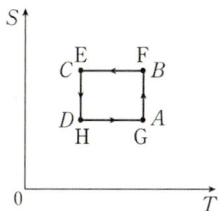

정답해설

ㄱ. B → C 과정은 단열팽창 과정으로 온도가 내려간다. 그림에서 F → E 과정이다.

오답해설

ㄴ. (나)의 H → G 과정은 열량 출입이 없고 온도가 올라가는 (가)에서 D → A 과정이다. 기체는 팽창하지 않고 압축된다.

ㄷ. (나)의 G → F 과정, E → H 과정은 (가)에서 각각 A → B 과정, C → D 과정이다. (가)에서 한번 순환할 때 열역학 법칙을 생각하면 $Q = \Delta U + W$에서 온도 변화가

없으므로 $\Delta U=0$이고, $W>0$이므로 $Q>0$으로 흡수된 열량이 방출된 열량보다 더 크다. 한편 그림 (나)에서 각 과정의 ΔS의 크기가 같으므로 $\frac{\Delta Q}{T}$가 같다. T가 더 큰 G→F 과정의 열량 변화 ΔQ가 더 크다. 따라서 흡수된 열량이 방출한 열량보다 크다.

13

정답 ④

자료해석

열역학 법칙에서 온도와 엔트로피 관계를 묻는 문제이다. 엔트로피 변화량은 $\Delta S=\frac{Q}{T}$이다. 엔트로피가 일정하다는 것은 출입되는 열량이 없다는 것을 뜻한다.

정답해설

ㄴ. b → c 과정은 기체의 부피가 일정한데 온도가 증가하는 과정이다. 열역학 제1법칙은 $Q=\Delta U+W$에서 부피가 일정하므로 $W=0$, 온도가 증가하므로 $\Delta U>0$이므로 $Q>0$으로 열량을 흡수한다. 온도가 증가하므로 기체의 내부에너지는 증가한다.

ㄷ. 폐곡면의 면적은 $T\Delta S$로 열량 Q와 같다

$$\left(Q=\int dQ=\int Tds\right).$$

열역학 법칙에 의해 $Q=\Delta U+W$이고, 순환과정에서 온도 변화는 없으므로 $\Delta U=0$이 되어 $Q=W$와 같게 된다. 따라서 폐곡선 내부의 면적은 흡수한 열량과 같고, 기체가 외부에 하는 일과 같다.

오답해설

ㄱ. 열역학 제1법칙은 $Q=\Delta U+W$이다. a → b 과정은 엔트로피가 일정하고 온도가 증가하는 과정이다. 따라서 $Q=0$, $\Delta U>0$이므로 $W<0$이 되어 기체의 부피는 감소한다.

03　　정답 ②

▌자료해석

음파 측정기가 음원으로 다가간다면 측정된 진동수 f_s는 f_0보다 커진다. (f_s : 관측된 진동수, f_0 : 음원의 진동수)

▌정답해설

ㄷ. 도플러 효과에 관한 식 $f_s = f_0\left(\dfrac{v_{음파} \pm v}{v_{음파}}\right)$에 대입하면,

$1.05 f_0 = f_0\left(\dfrac{v_{음파} + v_a}{v_{음파}}\right)$, $0.90 f_0 = f_0\left(\dfrac{v_{음파} - v_c}{v_{음파}}\right)$

정리하면 $v_a = 0.05 v_{음파}$, $v_c = 0.10 v_{음파}$ ∴ $v_a < v_c$

▌오답해설

ㄱ. 구간 a에서 진동수가 증가했으므로 음파 측정기와 음원 사이의 거리가 가까워지는 경우이다.

ㄴ. 구간 b에선 진동수가 f_0보다 컸다가 작아진다. 측정기와 음원 사이가 가까워지다가 멀어진다는 것을 의미하므로 음파 측정기가 음원 쪽으로 오다가 달아난다는 뜻이다.

04　　정답 ④

▌자료해석

종단속도는 공기의 저항력이 무게 mg와 크기가 같아지는 조건에서 결정된다.

▌정답해설

ㄱ. $f_s = f_0 \dfrac{v_{음파} + v_m}{v_{음파}}$. 따라서 f_0가 클수록 f_s가 크다.

ㄷ. m이 크면 공기의 저항력이 더 커야 하므로 종단속도도 크다. v_m이 클수록 f_s가 크다.

▌오답해설

ㄴ. 음원이 정지하고 있고, 음파측정기가 움직일 때 측정되는 진동수 f_s는 변하지만, 파장은 변하지 않는다.

05

정답 ②

자료해석

반사판과 음파 발생장치 사이에 정상파가 있다고 보고, 반사판이 있는 곳이 마디임을 이용하여 해결한다.

정답해설

공기 진동이 최소인 곳이 정상파의 마디 부분이다.

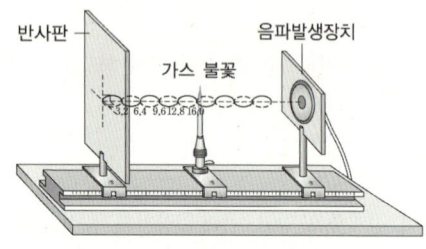

그림에서 파장은 $6.4\text{cm} = 0.064\text{m}$ 이다.

$v = f\lambda$ 이므로 $f = \dfrac{v}{\lambda} = \dfrac{340}{0.064} = 5312.5(\text{Hz})$

06

정답 ④

자료해석

한쪽이 닫힌 관 내부에서 음파의 정상파에 대한 물리적 상황과 두 음파에 의한 맥놀이에 대한 문제이다. 닫힌 관에서 음파의 정상파는 아래 그림과 같이 이루어진다.

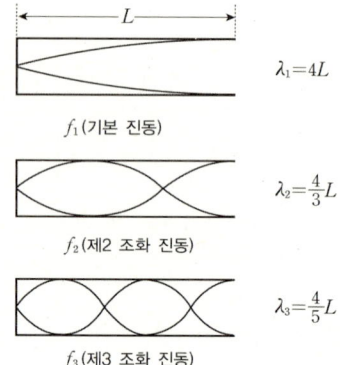

가장 큰 파장 λ_1의 기본 진동에서 λ_2, λ_3 등의 불연속적인 진동 모드를 갖는다. 기본 진동에서 파장은 $\lambda_1 = 4L$, 제2조화 진동 모드에서 파장은 $\lambda_2 = \dfrac{4}{3}L$, 제3조화 진동 모드에서 $\lambda_3 = \dfrac{4}{5}L$으로 된다. 각 진동 모드에서 음파의 속력을 v라 하면 $f_1 = \dfrac{v}{4L}$, $f_2 = \dfrac{3v}{4L}$, $f_3 = \dfrac{5v}{4L}$ ⋯ $f_n = \dfrac{2n-1}{4L}v$ 가 된다.

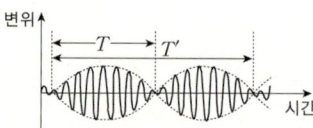

그림은 두 음파가 중첩된 파동을 나타낸 것이다. T는 맥놀이 주기를 나타낸 것이고, T'는 중첩된 파동의 주기를 나타낸다. 일반적인 파동의 주기는 T'이 되고 맥놀이 주기의 경우 최대 진폭이 반복되는 시간을 나타내므로 $T' = 2T$의 관계가 있다.

정답해설

ㄱ. 관에서 형성되는 기본 진동수(제1조화 진동수)는 위의 그림에서처럼 $f_1 = \dfrac{v}{4L}$ 이 된다.

ㄷ. 맥놀이 진동수를 f_b라 하면 f_b의 최솟값은 인접한 두 음파와 관계한다. n모드와 m모드 사이의 맥놀이 진동수는 $f_b = |f_n - f_m| = \left|\dfrac{2n-1}{4L} - \dfrac{2m-1}{4L}\right|v$ 가 되고, 인접한 n, $n+1$ 모드 사이의 맥놀이 진동수는 $f_b = \dfrac{v}{2L}$ 이다.

11. 파동

07 정답 ⑤

오답해설

ㄴ. T의 최댓값은 두 인접한 음파의 맥놀이 주기이므로 $T = \dfrac{1}{f_b}$의 관계가 있다. f_b가 가장 작은 값이어야 T가 최솟값이므로 ㄷ에서 $f_b = \dfrac{v}{2L}$이므로 $T = \dfrac{2L}{v}$이다.

자료해석

임의의 y에 대하여 육지에서 걸린 시간과 물에서 걸린 시간을 모두 합한 다음 y로 미분한 값이 0이 되는 조건을 찾으면 시간이 최소가 되는 위치를 찾을 수 있다.

정답해설

$$t = t_{육지} + t_{물} = \frac{\sqrt{d_1^2 + y^2}}{v_1} + \frac{\sqrt{d_2^2 + (s-y)^2}}{v_2}$$

t가 최소가 되는 지점은 $\dfrac{\partial t}{\partial y} = 0$를 만족시켜야 하므로

$$\frac{2y}{v_1 \sqrt{d_1^2 + y^2}} + \frac{-2(s-y)}{v_2 \sqrt{d_2^2 + (s-y)^2}} = 0$$

08 정답 ③

자료해석

도플러 효과는 음원이나 관측자가 움직이면서 발생하는 현상이고, 관측자가 정지한 음원을 향해 움직이는 경우 관찰되는 음파의 속력이 증가한다.

정답해설

ㄱ. (가)에서 관측자에 도달하는 음파의 파장은 한 주기 동안 음원이 움직이는 속력에 해당하는 거리만큼 감소한다. (나)에서 관측자가 움직이는 경우 관찰되는 음파의 속력이 증가할 뿐 음파의 파장은 변하지 않는다. 따라서 관측자에 도달하는 음파의 파장은 (가)에서가 (나)에서보다 작다.

ㄴ. (가)에서 음원이 정지한 관측자를 향해 다가오고 있으므로 더 높은 진동수를 관찰한다. 따라서 $f > f_0$이다.

오답해설

ㄷ. (가)에서 $f = f_0 \dfrac{v}{v - v_1}$ 이고, (나)에서 $f = f_0 \dfrac{v + v_2}{v}$ 이다.

식을 정리하면 $f_0 \dfrac{v}{v - v_1} = f_0 \dfrac{v + v_2}{v}$ 이므로

$v^2 = (v - v_1)(v + v_2)$ 이다.

$(v_2 - v_1)v = v_1 v_2$에서 v_1에 관하여 정리하면

$v_1 = \dfrac{1}{\left(1 + \dfrac{v_2}{v}\right)} v_2$ 인데 $\dfrac{1}{\left(1 + \dfrac{v_2}{v}\right)} < 1$ 이므로 $v_1 < v_2$이다.

09 정답 ③

자료해석

벽이 있는 위치에 영희가 한 명 더 서있다고 생각하고 두 영희가 듣는 소리의 도플러 효과를 세 가지 경우에 대하여 모두 계산한다.

(f_s : 관측된 진동수, f_0 : 음원의 진동수)

정답해설

$f_s = f_0 \left(\dfrac{v_{음파} + v_0}{v_{음파} - v_s} \right)$ 에서 영희의 속력이나 벽의 속력 v_0는 0이다.

※ 자동차가 벽을 향하여 운동할 때

- 영희가 직접 듣는 주파수 $f_{직접} = f_0 \left(\dfrac{v_{음파}}{v_{음파} + v} \right)$

- 벽에 반사된 음파의 주파수 $f_벽 = f_0 \left(\dfrac{v_{음파}}{v_{음파} - v} \right)$

$f_{맥놀이} = |f_벽 - f_{직접}| = f_0 \left(\dfrac{2 v_{음파} v}{v_{음파}^2 - v^2} \right) = 2(\text{Hz})$

ㄱ. 자동차가 벽을 향해 $2v$로 갈 때, $f_{맥놀이}$의 분모는 작아지고 분자는 커지므로 $f_{맥놀이} > 2(\text{Hz})$

ㄷ. 자동차가 벽을 향해 v로 갈 때($fs' = 1.5 f_0$) $f_{맥놀이}$에서 f_0가 증가하므로 $f_{맥놀이} > 2(\text{Hz})$

오답해설

ㄴ. 자동차가 영희를 향해 v로 갈 때

영희가 직접 듣는 주파수 $f_{직접} = f_0 \left(\dfrac{v_{음파}}{v_{음파} - v} \right)$

벽에 반사된 음파의 주파수 $f_벽 = f_0 \left(\dfrac{v_{음파}}{v_{음파} + v} \right)$

맥놀이주파수 $f_{맥놀이} = |f_벽 - f_{직접}| = 2(\text{Hz})$

10 정답 ⑤

자료해석

기주 공명 장치는 정상파를 관측하기 위한 실험 장치이다. 파동의 속력은 파동의 파장과 진동수의 곱으로 표현되고 기주 공명장치에서 파동의 속력은 음파의 속력으로 생각할 수 있다.

정답해설

ㄱ. 첫 번째로 갑자기 소리가 커지는 수면의 위치의 눈금 y_0에서 두 번째 갑자기 소리가 커지는 수면의 위치의 눈금 y_1까지 정상파에서 배와 마디가 한 번씩 지나가게 되므로 이 위치의 차이는 파장의 절반과 같다. 따라서 $\frac{\lambda}{2} = (y_1 - y_0)$이므로 $\lambda = 2(y_1 - y_0)$이다.

ㄴ. 파동은 수면에서 마디의 모습을 하고 있다. 따라서 수면으로 입사하는 음파와 수면에서 반사되는 음파의 위상차는 180°이다.

ㄷ. 진동수가 f보다 큰 소리굽쇠를 사용하면 음파의 속력은 일정하므로 파장이 감소한다. y_0는 기본 진동과 관계된 값이므로 대략 $\lambda = 4y_0$라고 생각하면 파장(λ)가 감소하므로 y_0도 감소한다.

11 정답 ③

자료해석

빛이 거울에서 반사할 때 법선과 입사광이 이루는 입사각과 법선과 반사광이 이루는 반사각은 서로 같다. (반사의 법칙)

정답해설

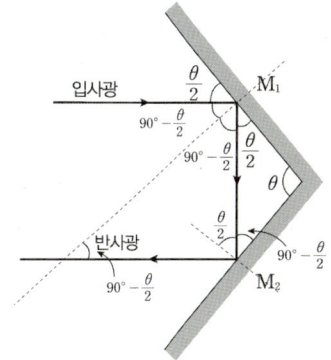

그림에서 입사광과 반사광이 평행하기 때문에 입사광의 법선이 반사광과 만나는 각도는 $90° - \frac{\theta}{2}$이다. 따라서 거울이 접힌 점과 M_1에서 반사되는 위치 그리고 M_2에서 반사되는 위치로 이루어진 삼각형의 내각의 합은 180°이므로 $\frac{\theta}{2} + \theta + 90° - \frac{\theta}{2} = 180°$에서 $\theta = 90°$이다.

12 정답 ③

자료해석
빛이 진공에서 다른 매질로 들어가면 진동수는 변하지 않지만 파장이 짧아지면서 속력이 느려진다. 굴절률이 클수록 속력이 느려지는 정도가 크다.

정답해설
매질의 파장 λ'는 $\lambda' = \dfrac{\lambda}{n}$이다.

ㄱ. 진공($n=1$)에서의 파장을 λ라면 다음과 같다.
$$\lambda_A = \frac{\lambda}{1.3}, \ \lambda_B = \frac{\lambda}{1.8} \ \therefore \ \lambda_A > \lambda_B$$

ㄷ. 길이 20λ의 매질이 λ_A나 λ_B의 몇 배인지 계산해보면 모두 정확하게 정수배이다 $\left(\dfrac{20}{1/1.3} = 26, \dfrac{20}{1/1.8} = 36\right)$.

26과 36은 각 매질에 들어 있는 파동의 수를 나타낸다. 따라서 매질을 통과하여 나오는 파동의 위상이 같다. 이후 경로차가 0이므로 보강 간섭을 한다.

오답해설
ㄴ. 진공($n=1$)에서의 속력을 c라면 다음과 같다.
$$v_A = \frac{c}{1.3}, \ v_B = \frac{c}{1.8} \ \therefore \ v_A > v_B$$

13 정답 ③

자료해석
전반사는 밀한 매질에서 소한 매질로 입사할 경우에만 발생한다. 빛이 진행하다가 더 밀한 매질을 만나면 그 경계면에서 진행 방향이 밀한 매질 쪽으로 꺾어진다.

정답해설

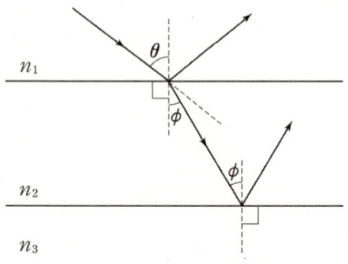

ㄱ. $\dfrac{\sin\theta}{\sin\phi} = \dfrac{n_2}{n_1}$, 그림에서 $\phi < \theta$이다. $\therefore n_2 > n_1$

만일 $n_1 = n_3$이었다면 n_3의 경계면에서 전반사는 일어나지 않았을 것이다. 전반사는 밀한 매질에서 소한 매질로 입사할 경우에 발생하므로 $n_3 < n_1$. 따라서 $n_2 > n_1 > n_3$이다.

ㄷ. 빛의 속력은 굴절률이 클수록 느려진다.

오답해설
ㄴ. n_3 경계면에서 $\phi > \phi_0$ (ϕ_0 : 임계각)일 경우에 전반사가 발생한다면 $\dfrac{\sin 90°}{\sin\phi_0} = \dfrac{n_2}{n_3}$

$\therefore \sin\phi_0 = \dfrac{n_3}{n_2}$

두 경계면에서 $\dfrac{\sin\theta}{\sin\phi} = \dfrac{n_2}{n_1}$, $\sin\phi > \dfrac{n_3}{n_2}$이므로 연립하여 $\sin\phi$를 소거하면 $\sin\phi > \dfrac{n_3}{n_1}$이다.

14   정답 ①

▌자료해석

스넬의 법칙에서 굴절률은 파동의 속력, 파장, 입사하거나 굴절하는 각도의 사인값에 반비례한다. 따라서 단색광이 굴절률이 높은 곳에서는 속력이 작다.

▌정답해설

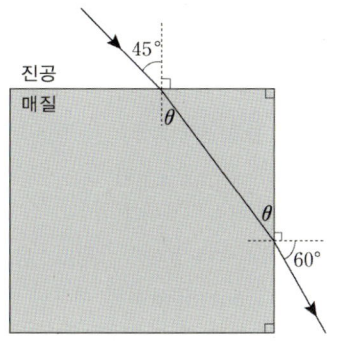

매질 내에서 단색광의 속력을 v라고 하면 진공에서 매질로 입사하는 순간 스넬의 법칙을 적용하면

$\dfrac{\sin 45°}{\sin \theta} = \dfrac{c}{v}$ 이고, 매질에서 진공으로 입사하는 순간 스넬의 법칙을 적용하면 $\dfrac{\sin 60°}{\sin(90°-\theta)}$

$= \dfrac{c}{v}$ 이다.

따라서 $\sin\theta = \dfrac{v}{\sqrt{2}\,c}$ 이고, $\cos\theta = \dfrac{\sqrt{3}\,v}{2c}$ 이다.

$\sin^2\theta + \cos^2\theta = 1$ 이므로 $\dfrac{v^2}{2c^2}$

$+ \dfrac{3v^2}{4c^2} = 1$ 이다. 정리하면 $5v^2 = 4c^2$ 이므로 $v = \dfrac{2}{\sqrt{5}}c$ 이다.

15   정답 ⑤

▌자료해석

내부 전반사와 빛의 굴절 현상에 대한 문제이다. 굴절률에 따른 내부 전반사 조건에 어떻게 변하는지 확인하는 것이 중요하고, 임계각 조건에서 내부 전반사가 일어날 각을 확정하는 것이 필요하다.

그림은 공기 중에서 각 θ_i로 입사하여 굴절각 r로 굴절되고 광섬유 내에서 반사각 θ로 반사가 된 후 액체 영역을 통과할 때 굴절각 θ_r로 진행하는 것을 나타낸 것이다. 광섬유가 공기 중에 있던 액체 영역에 있던 내부에서는 각 θ로 반사되므로 액체 영역을 투과할 때 입사각은 공기 중에서 광섬

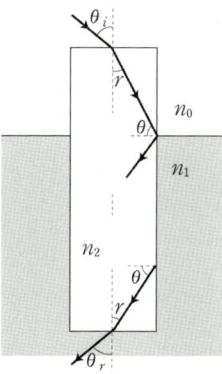

유로 진행할 때 굴절각 r과 같다. j 매질에서 i 매질로 내부 전반사가 일어나기 위해서는

$n_i \sin(\theta_{ic}) = n_j \sin\left(\dfrac{\pi}{2}\right)$를 만족해야 한다.

▌정답해설

ㄴ. 광섬유의 굴절률이 n_2이고, 외부 영역의 굴절률이 n_x이면 임계각은 $\sin\theta_c = \dfrac{n_x}{n_2}$ 가 된다. 공기 영역의 굴절률이 n_0, 액체 영역의 굴절률이 n_1이므로 공기 영역에서 $\sin\theta_c$는 $\dfrac{n_0}{n_2}$ 이고, 액체 영역에서 $\sin\theta_c$는 $\dfrac{n_1}{n_2}$ 이므로 $\dfrac{n_0}{n_2} < \dfrac{n_1}{n_2}$ 의 관계가 있다.

ㄷ. 위의 그림에서 공기 중에서 입사각 θ_i가 증가하면 굴절각 r이 증가하고, 광섬유 내의 반사각 θ는 작아진다. 반사각 θ는 임계각 θ_c보다 항상 커야 광섬유 내부에서 계속 반사된다. 만약 n_1이 감소하면 $\sin\theta_c$는 $\dfrac{n_1}{n_2}$에서 반사각 θ 또한 감소해야 한다. θ가 감소하면 공기 중에서 입사각 θ_i는 증가한다. 따라서 θ_i의 최댓값은 전보다 증가하게 된다.

오답해설

ㄱ. 공기 중에서 광섬유로 진행할 때 굴절각 r과 광섬유에서 액체 영역으로 진행할 때 입사각 r과 같다. 각 영역에서 스넬의 법칙은 다음과 같다.
- 공기와 광섬유 사이 : $n_0 \sin\theta_i = n_2 \sin r$
- 광섬유와 액체 사이 : $n_2 \sin r = n_1 \sin\theta_r$

두 식을 종합하면 $n_0 \sin\theta_i = n_1 \sin\theta_r$ 이 되고, $n_0 < n_1$이므로 $\theta_i > \theta_r$이 된다.

16

정답 ⑤

자료해석

유효숫자의 개념과 표현방법을 묻는 문제이다. 유효숫자의 계산은 다음의 원칙에 의해 처리된다.

1) 0이 아닌 정수는 모두 유효숫자이다.
   예 23578 : 유효숫자 5개   35.86 : 유효숫자 4개
2) 0은 유효숫자가 될 때도 있고, 안될 경우도 있다.
   ① 첫 머리에 있는 0은 유효 숫자가 아니다.
   예 0.0064 : 유효숫자 2개   0.00002 : 유효숫자 1개
   ② 0이 아닌 숫자 사이의 0은 유효숫자이다.
   예 10064 : 유효숫자 5개   6.02001 : 유효숫자 6개
   ③ 숫자의 오른쪽 끝부분에 0이 있는 경우 소수점과 함께 쓰일 때 0은 유효숫자이다.
   예 100. : 유효숫자 3개   1.00 : 유효숫자 3개
3) 유효숫자(significant figure)를 이용한 계산 방법
   ① 덧셈, 뺄셈 : 소수점 이하 자리수가 가장 적은 유효숫자로 제한한다.
   예 $27.19 + 10.275 = 37.465$: 37.47
   ② 곱셈, 나눗셈 : 가장 적은 유효숫자 개수로 제한한다.
   예 $12.34 \times 1.23 = 15.1782$: 15.2
4) 오차를 포함하여 표현할 때 오차부분은 유효숫자가 1자리가 되도록 조정한다. 단, 오차의 유효숫자가 1인 경우 2자리를 쓰도록 한다.
   예 $L = 12.23 \pm 0.63 \rightarrow 12.2 \pm 0.6$ (오차 부분의 유효숫자가 1자리여야 하므로 0.6만 쓴다.
   또한, 오차부분의 유효숫자의 자리와 맞춰 12.23에서도 소수점 이하의 숫자가 1자리만 남겨야 한다.)

정답해설

곡률의 식 $R = \dfrac{a^2}{6h} + \dfrac{h}{2} = \dfrac{60^2}{6 \times 3} + \dfrac{3}{2} = 201.5$이다. R의 표준오차가 0.6320인데, 유효숫자의 처리 원칙에 의해 표준오차는 유효숫자 1자리인 0.6으로 처리되어야 한다.
그러므로 $R = 201.5 \pm 0.6$으로 표시된다.

오답해설

오차부분의 유효숫자는 1자리여야 하므로 $R = ***.* \pm 0.6$으로 표시되어야 한다.

17 정답 ①

자료해석

S가 조금 아래로 내려오면 D_1까지 가는 경로가 D_2까지 가는 경로보다 더 길어진다. 스크린에서 가장 밝은 가운데 무늬는 점점 올라간다.

정답해설

ㄱ. 스크린의 가장 밝은 무늬는 경로차가 0인 지점이므로 D_1에서 스크린까지의 경로보다 D_2에서 스크린까지의 경로가 더 길어져야 하므로 무늬가 위 방향으로 이동한다.

오답해설

ㄴ. $\Delta x = \lambda \dfrac{L}{d}$ 는 변화되는 것이 없다. 단, 이중슬릿에서 스크린까지의 거리 L이 D_1, D_2 사이의 슬릿 간격 d보다 충분히 크다는 전제하에 근사 계산한 결과이다.

ㄷ. D_1, D_2에서 단색광의 위상이 같다면 이중슬릿 오른쪽의 상황은 S를 이동하기 전과 동일하기 때문에 간섭무늬가 이동하지 않는다.

18 정답 ②

자료해석

스넬의 법칙에 따라 매질의 굴절률은 굴절각의 사인값, 속력, 파장에 반비례한다.

정답해설

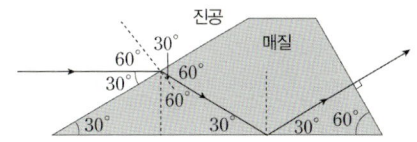

그림에서 입사각은 60°이고, 굴절각은 30°이다. 따라서 스넬의 법칙에 따라 $\dfrac{1}{n} = \dfrac{\sin 30°}{\sin 60°}$ 에서 매질의 굴절률은 $\sqrt{3}$ 이다.

19 정답 ②

자료해석

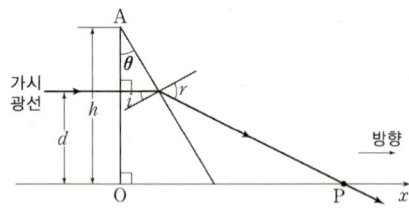

정답해설

빗면에 법선을 그려서 빗면에 대한 입사각 i와 굴절각 r를 표시하여 생각한다. 단, 기하학적으로 $i = \theta$이다.

ㄴ. θ 감소 ⇒ i 감소 ⇒ r 감소 ⇒ P가 멀어짐

오답해설

ㄱ. d 감소 ⇒ P 가까워짐

　이때 프리즘을 투과한 빛은 원래 빛과 평행하다.

ㄷ. λ 감소 ⇒ r 증가 ⇒ P가 가까워짐(분산)

　파장이 감소하면 굴절의 정도가 전보다 증가한다. 즉, 더 많이 꺾이게 된다. 따라서 x축과 만나는 점은 P점보다 더 안쪽에 위치한다.

20 정답 ③

자료해석

그림에서 빛의 경로를 그려보면 P점을 통과한 빛이 Q점보다 위쪽으로 입사되면 선분 BC를 통과하고, Q점보다 아래쪽으로 입사되면 선분 AB를 통과한다.

정답해설

그림에서 Q점보다 위로 통과하는 경우와 아래로 통과하는 경우를 판단하는 문제이다.(그림 참조)

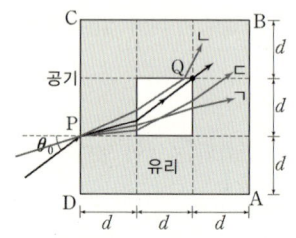

ㄱ. 입사각이 작아지면 구멍으로 입사할 때 약간 아래쪽으로 들어간다. 구멍을 나갈 때에 Q점 아래로 진행하여 선분 AB를 지난다.

ㄷ. 굴절률이 커지면 굴절되는 정도가 더 커지므로 구멍으로 입사할 때 약간 아래쪽으로 들어간다. 구멍을 나갈 때에 Q점 아래로 진행하여 선분 AB를 지난다.

오답해설

ㄴ. 파장이 길어지면 굴절되는 정도가 감소하므로 구멍으로 입사할 때 약간 위쪽으로 들어간다.

　구멍을 나갈 때에 Q점 윗부분으로 진행하여 선분 BC를 지난다.

21 정답 ①

자료해석

빛이 꺾인 방향을 보면 광섬유에서 진행하던 파가 체액에 들어가면서 속력이 빨라졌다. 스넬의 법칙으로 생각하면 진동수만 변하지 않았고, 파장이 길어졌기 때문이다.

정답해설

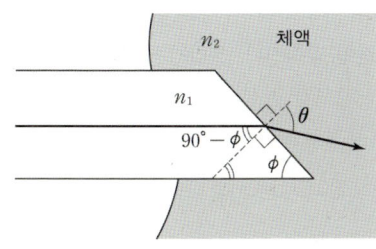

$n_1 > n_2$임을 생각하면서 스넬의 굴절식에서 분모와 분자를 거꾸로 설정하지 않도록 주의하면 정확하게 풀 수 있다.

ㄱ. 굴절률이 클수록 파장은 짧아진다. 스넬의 법칙으로 확인하려면 $\frac{\lambda_1}{\lambda_2} = \frac{n_2}{n_1}$, $\lambda_1 = \frac{n_2}{n_1}\lambda_2$, $\frac{n_2}{n_1} < 1$이다.

∴ $\lambda_1 < \lambda_2$

오답해설

ㄴ. 굴절률이 큰 매질에서 법선에 대한 각이 작다.

- 스넬의 법칙 : $\frac{\sin\theta}{\sin(90°-\phi)} = \frac{n_1}{n_2}$
- $\sin(90°-\phi) = \cos(\phi)$ ∴ $n_1\cos(\phi) = n_2\sin\theta$

ㄷ. 경계면의 입사각이 $90°-\phi_0$일 때 $\theta = 90°$가 되어 전반사하기 시작하였다면

$$\frac{\sin 90°}{\sin(90°-\phi_0)} = \frac{n_1}{n_2}$$

∴ $\cos\phi_0 = \frac{n_2}{n_1}$

전반사가 발생하려면 입사각 $90°-\phi > 90°-\phi_0$ 즉, $\phi < \phi_0$이다. $\cos\phi$함수는 $0 < \phi < 90°$에서 감소하는 함수이므로 ϕ가 작을수록 함수 값이 크다.

∴ $\frac{n_2}{n_1} < \cos\phi < 1$

22 정답 ④

자료해석

볼록렌즈를 통해 빛의 굴절 현상을 확인하고, 굴절률에 따른 빛의 이동 경로를 이해해야 하는 문제이다. 빛이 굴절되는 이유는 매질이 달라져 빛의 속력이 달라지기 때문이고, 이때 매질 사이 면에서 입사각과 굴절각은 매질이 광학적으로 밀한 정도인 굴절률(n)에 따라 달라진다.

그림 (가)는 소한 매질(공기)에서 밀한 매질(렌즈)로 빛이 진행하는 상황이며 렌즈 표면에서 입사각보다 굴절각이 작게 된다. 그림 (나)에서 빛은 밀한 매질(n_m의 매질)에서 소한 매질(렌즈)로 진행하는 것으로 해석할 수 있고, 렌즈 표면에서 입사각이 굴절각보다 작게 된다. 결과적으로 그림 (나)의 경우는 그림 (가)에서 볼록렌즈 대신 오목렌즈를 놓고 실험한 것과 같은 효과를 준다. 아래 그림은 그림 (가)와 (나)의 물체 A의 상이 맺히는 것을 모식적으로 나타낸 것이다.

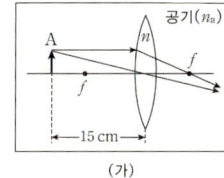 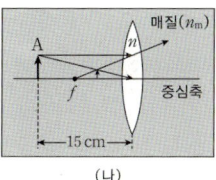

(가)   (나)

정답해설

ㄱ. 그림 (가)에서 물체는 초점 거리와 구심 사이에 위치하기 때문에 상은 렌즈 건너편에 생기는 실상이다.

ㄷ. 그림 (나)에서 상은 그림 (가)에서 볼록렌즈를 오목렌즈로 변경하여 생각하면 된다. A의 상은 물체와 렌즈 사이에 맺히는 허상이다.

오답해설

ㄴ. 그림 (나)에서 빛은 밀한 매질에서 소한 매질로 진행하므로 렌즈를 통과하면 발산하게 된다.

즉, 그림 (가)에서 볼록렌즈 대신 오목렌즈로 실험한 것과 같은 효과를 나타낸다.

23 정답 ③

자료해석

영의 이중 슬릿 실험에 관한 내용이다. 중앙에서는 경로차가 "0"이 되어 보강 간섭을 하지만, 슬릿에 굴절률이 다른 투명판을 설치하면 투명판 내에서의 파장은 각각 다르게 짧아져서 중앙에서 경로차를 발생시키므로 보강 간섭을 하지 않을 수 있다.

정답해설

ㄱ. S_1과 S_2 사이 간격을 s라고 하면

$s\sin\theta \approx s\tan\theta \approx s\dfrac{\Delta x}{L} = n\lambda$에서 $n=1$이므로

$\Delta x = \dfrac{\lambda L}{s}$이다. 따라서 s가 작아지면 Δx는 커진다.

ㄴ. P점에서의 경로차는 "0"이다. S_2P의 길이가 S_1P의 길이보다 길기 때문에 굴절률이 n_1인 투명판 안에서의 파장이 굴절률이 n_2인 투명판보다 더 짧아야한다. 파장과 굴절률은 반비례하기 때문에 $n_1 > n_2$이다.

오답해설

ㄷ. (가)의 P점의 위치로부터 (나)의 옮겨진 P점까지의 거리를 $\Delta x'$이라고 하면 두 투명판을 놓기 전 경로차는 $s\sin\theta \approx s\tan\theta \approx s\dfrac{\Delta x'}{L}$라고 할 수 있다. 이 경로차에 해당하는 파동수는 $\dfrac{s\Delta x'}{L\lambda}$라고 할 수 있다. S_1에서는 파장이 짧아지며 간격 d에 들어 있는 파동수는 $d/(\dfrac{\lambda}{n_1})$이고 마찬가지로 S_2에 들어 있는 파동수는 $d/(\dfrac{\lambda}{n_2})$이다.

둘의 차이가 $\dfrac{s\Delta x'}{L\lambda}$와 같아지면 P점에서 중앙 극대가 되므로 $\dfrac{s\Delta x'}{L\lambda} = \dfrac{d}{\lambda}(n_1 - n_2)$이다.

따라서 $\Delta x' = \dfrac{dL}{s}(n_1 - n_2)$이므로 d가 $2d$로 변하면 $\Delta x'$도 $2\Delta x'$로 변한다.

24 정답 ⑤

자료해석

막에서 발생하는 빛의 간섭 현상에 대한 문제이다. 매질이 달라지는 곳에서 빛이 반사할 때 광학적으로 밀한 정도(굴절률)에 따라 반사의 유형이 달라진다. 소한 매질에서 밀한 매질로 빛이 진행할 때 일어나는 반사는 고정단 반사로 그 위상이 180° 달라지나, 그 반대 방향으로 진행하는 빛은 위상이 변하지 않는다. 위상이 달라지는 조건에 따라 빛의 간섭에서 보강과 상쇄 조건이 달라진다. 출발한 곳에서 위상이 같은 두 빛이 다른 한곳에서 보강 간섭을 일으키려면 두 빛의 경로차(Δ)가 λ, 2λ, 3λ 등으로 되어야 하고, 상쇄간섭을 일으키려면 경로차가 $\dfrac{\lambda}{2}, \dfrac{3\lambda}{2}, \dfrac{5\lambda}{2}$ 등의 값을 가져야 한다. 만약 위상이 180° 다른 빛이 출발한다면 간섭 조건은 위에 설명한 것과 반대가 된다. 보강 간섭을 위해서는 경로차 값이 $\dfrac{\lambda}{2}, \dfrac{3\lambda}{2}, \dfrac{5\lambda}{2}$ 등의 값을 띠어야 한다.

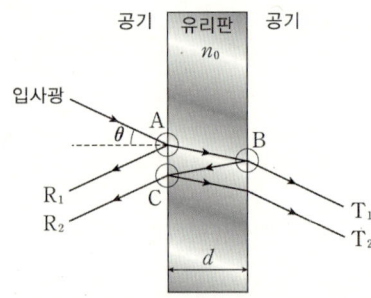

그림에서 R_1의 경로로 반사되는 빛은 A에서 고정단 반사되어 위상이 180° 달라지고, R_2의 빛은 B 지점에서 반사를 일으키기는 하나 밀한 매질에서 소한 매질로 반사이므로 위상이 달라지지 않는다. 또한 T_2의 빛은 B, C에서 두 번의 자유단 반사를 일으켜 위상이 달라지지 않는다.

정답해설

ㄱ. 입사광이 R_1의 경로로 반사되는 빛은 소한 매질에서 밀한 매질로 진행하다 A지점에서 고정단 반사되어 위상이 180° 달라진다.

ㄴ. $\theta = 0°$이면 두 빛 R_1과 R_2의 경로차가 $2d$가 된다. R_1의 경우 A지점에서 고정단 반사로 180° 위상 차이를 보이고, R_2는 위상 변화가 없으므로 두 빛이 상쇄 간섭을 일으키기 위해서는 경로차에 있는(유리 판 내의) 빛의 파장이 λ',

$2\lambda'$, $3\lambda'$ (λ'은 유리판 내에서 빛의 파장으로 $\lambda' = \dfrac{\lambda}{n_0}$의 관계가 있다.) 등 이어야 한다. 참고로 상쇄 간섭을 일으키는 가장 얇은 막은 경로차 $\Delta = \lambda'$에서 $\Delta = 2d = \lambda' = \dfrac{\lambda}{n_0}$이다. 즉, $d = \dfrac{\lambda}{2n_0}$이면 두 빛 R_1과 R_2은 상쇄 간섭을 일으킨다.

ㄷ. ㄴ과 다르게 두 빛 T_1과 T_2는 위상의 변화가 없다. T_2의 경우 B, C 지점에서 두 번 자유단 반사되므로 위상 변화가 없다. 따라서 두 빛은 유리판 내의 빛의 파장(경로차가 있는 곳의 빛의 파장)이 λ', $2\lambda'$, $3\lambda'$ 등이면 보강 간섭을 일으킨다. 가장 얇은 막의 조건 $\Delta = 2d = \lambda' = \dfrac{\lambda}{n_0}$에서 $d = \dfrac{\lambda}{2n_0}$이면 두 빛은 보강 간섭을 일으킨다.

V. 전자기학

01
정답 ③

▌ 자료해석

실의 장력이 0이라면 아래쪽 도체구에서 아래로 작용하는 중력과 위쪽으로 작용하는 전기력의 합이 0이 되어 실을 당기지 않는다는 것을 의미한다.

▌ 정답해설

아래쪽 대전체에 작용하는 힘은 중력과 전기력이 평형상태이므로 그 크기는 $mg = \dfrac{1}{4\pi\varepsilon}\dfrac{Q^2}{L^2}$ 이다.

따라서 $Q = L\sqrt{4\pi\varepsilon mg}$ 이다.

02
정답 ④

▌ 자료해석

전기장의 세기는 전하량에 비례하고 전하로부터 떨어진 거리의 제곱에 반비례한다. (쿨롱의 법칙)

▌ 정답해설

$x < 0$에서 오른쪽의 전하량이 왼쪽의 전하량보다 작기 때문에 전기장이 0인 위치가 존재하지 않는다. $0 < x < a$에서 전기장의 방향이 같기 때문에 전기장이 0인 위치가 존재하지 않는다.

따라서 $x > a$에서 전기장이 0인 위치가 존재하므로 $\dfrac{4q}{4\pi\varepsilon_0 x^2}$

$= \dfrac{q}{4\pi\varepsilon_0(x-a)^2}$ 라고 할 수 있다.

식을 정리하고 $4(x-a)^2 = x^2$에서 x를 구하면 $x = \dfrac{2a}{3}$

또는 $2a$인데 $x > a$ 이므로 전기장이 0인 지점은 $2a$이다.

03   정답 ①

▌자료해석

전기장 E와 전위 V의 관계는 $-\Delta V = \int E dx$ 이고, 힘 F와 전기장의 관계는 입자의 전하량이 q일 때 $F = qE$가 된다.
$E_x = \dfrac{-dV}{dx}$의 관계식은 V-x 그래프에서 중요한 관계식이다. 전위 그래프의 기울기가 전기장의 세기를 뜻하고, 전기장의 방향은 기울기 값에 음(−) 부호를 붙인 것과 같다.

▌정답해설

$F = m\dfrac{d^2x}{dt^2} = -q\dfrac{dV}{dx}$ 이므로 $\ddot{x} = \dfrac{-q}{m} \times 2bx$ 이다.

따라서 $x = B\sin(\omega t)$라고 하면 $\omega^2 = \dfrac{2qb}{m}$ 이다.

주기 $T = \dfrac{2\pi}{\omega} = 2\pi\sqrt{\dfrac{m}{2qb}}$ 이다.

04   정답 ①

▌자료해석

도체 내의 전하 분포에 대한 문제이다. 이 문제의 핵심은 도체 내부에서 전기장은 무조건 0이란 사실이고, 그 사실을 확인하기 위해 가우스 법칙을 응용해야 하는 것이다. 도체는 자유전자가 많이 있으므로 도체 내에서 전기장을 느끼지 못하게(시험 전하가 도체 내에 있을 경우 힘을 받지 않게) 자유 전자가 이동하여 언제나 도체 내의 전기장을 0으로 만든다.
또한 도체가 알짜 전하를 띠면 그 알짜 전하는 무조건 표면에 분포해야 하고, 도체 내 전위는 항상 일정하며 도체 바로 밖에서의 전기장은 도체 표면에 항상 수직해야 한다.

그림은 도체에 분포하는 알짜 전하의 배치를 나타낸 것이다. 도체 내에서 가우스 표면을 임의로 잡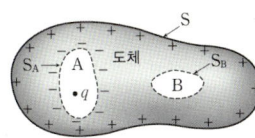
아도 가우스 법칙 $\oint \vec{E} \cdot d\vec{A} = \dfrac{Q_{in}}{\varepsilon_0}$ 은 만족되어야 한다. 도체 내에서 전기장은 0이기 때문에 가우스 표면 내의 전하 Q_{in}은 0이어야 한다. 따라서 S_A 표면에 전하가 분포할 수 있으나, 가우스 표면 안에 전하가 없는 B의 경우에는 S_B 표면에 전하가 발생할 여지가 없다. 또한 도체 밖(S 밖)에서 가우스 표면을 잡으면 알짜 전하는 A의 q가 있어야 하므로 도체 표면에 $+q$의 전하가 배치되어야 한다. S_A의 $-q$는 A의 q와 상쇄되고, 가우스 표면 안에 전하가 있어야 하는데 그 방법은 도체 표면 밖에 없다. 단지 외부 도체가 완전한 구형이면 전하 $+q$가 고르게 배치되지만 그림과 같은 모양이면 곡률반지름이 작은(굽어진 정도가 큰) 영역에 더 많은 전하가 배치된다. 그런 배치 방법이어야 도체 내의 전기장을 0으로 만들기 때문이다.

▌정답해설

ㄱ. S_A 외부에 가우스 표면을 잡고 가우스 법칙을 적용하면 표면 내 알짜 전하가 0이어야 하므로 A 도체 표면에 $-q$가 분포하여야 한다. S_A 표면에 $-q$의 전하가 분포하고, A와 상대적으로 가까운 표면에 전하의 배치 밀도가 크다. (위 그림 참조)

▌오답해설

ㄴ. S_B에는 전하가 배치되지 않는다. (위 자료해석 부분 참조)

ㄷ. S에 분포하는 전하량은 $-q$가 아니라 $+q$이다. (위 자료해석 부분 참조)

V. 전자기학

05
정답 ②

자료해석
폐곡면을 통과하는 전기력선속을 따질 때엔 폐곡면 밖에 있는 전하는 무시해도 된다. 왜냐하면 밖에서 안으로 들어온 전기력선은 항상 어딘가로 빠져 나가기 때문에 들어온 양(−)과 나간 양(+)의 합은 0이 된다.

정답해설
폐곡면 안에 있는 전하량이 $+q+q-q=+q$이므로
$\oint \vec{E} \cdot d\vec{A} = \dfrac{+q}{\varepsilon}$ 이다.

오답해설
땅콩 모양의 폐곡면 외부에 있는 전하에 의한 폐곡면 안으로 들어오는 전기력선속은 다시 나가게 되는 양과 같으므로 외부의 전하는 무시한다.

06
정답 ②

자료해석
길이가 l이고 반경이 r인 원통형 가우스 면을 생각하여 가우스 법칙을 적용하는 문제이다. 이 때 원통의 좌우 면을 통과하는 전기력선은 무한길이 도선에서 들어오는 것과 나가는 것이 서로 상쇄되어 0이다.

정답해설

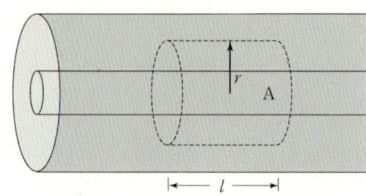

a) $r < d$

$E(2\pi rl) = \dfrac{\rho(\pi r^2 l)}{\varepsilon_0}$ 에서 $E \propto r$ 이다.

b) $d < r < 2d$

$E(2\pi rl) = \dfrac{\rho(\pi d^2 l)}{\varepsilon_0}$ 에서 $E \propto \dfrac{1}{r}$ 이다.

c) $2d < r < 3d$ 에서 $E = 0$ 이다.

도체 내부에 전기장이 있으면 자유전자가 힘을 받아 재빨리 이동하여 전기장이 0이 되도록 재배열한다.

d) $3d < r$

B의 알짜 전하는 0이므로 A의 전하만 고려한다.

$E(2\pi rl) = \dfrac{\rho(\pi d^2 l)}{\varepsilon_0}$ 에서 $E \propto \dfrac{1}{r}$ 이다.

07　　　정답 ⑤

▎자료해석

전하가 고르게 분포한 무한 평면에서 전기장과 전위를 해석하는 문제이다. 그림은 두 도체판 사이에 도체판이 넣어지면서 생성되는 전기장을 나타낸 것이다. 양(+)으로 대전된 도체판에서 가운데 도체판까지 전기장이 생성되고, 가운데 도체판 내부에는 전기장이 0이 된다.

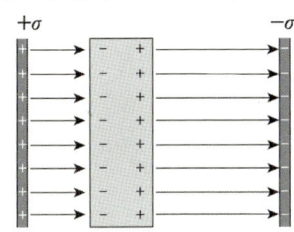

▎정답해설

가우스 법칙에 의해 $+\sigma, -\sigma$로 대전된 도체판 사이의 전기장은 일정한 $\dfrac{\sigma}{\varepsilon}$의 세기를 갖고, 방향은 양(+)도체판에서 음(-)도체판으로 향한다. 전기장이 형성되어 있는 곳에서 전위차는 $\varDelta V = -\int E dx$로 표현할 수 있다. 따라서 전위는 양(+)도체판에서 가장 크고 음(-)도체판으로 가면서 일정하게 줄어든다. 가운데 도체판 내부에서 전기장은 0이므로 이곳에서 전위는 일정한 값을 가진다.

전위와 거리 그래프에서 기울기의 크기가 전기장의 세기를 뜻한다. 전기장이 있는 영역에서는 모두 같은 세기 $\dfrac{\sigma}{\varepsilon}$를 가지므로 ⑤번이 정답이다.

08　　　정답 ②

▎자료해석

점 P에서 무한평면에 의한 전기장은 오른쪽, 도체구에 의한 전기장도 오른쪽이므로 각각 구한 뒤 더하면 된다.

▎정답해설

무한 평면에 의한 전기장의 세기는 위치에 상관없이 $E_{평면} = \dfrac{\sigma}{2\varepsilon}$이다.

도체구 밖의 전기장 세기는 $E_{도체구} = \dfrac{1}{4\pi\varepsilon}\dfrac{Q}{(2d)^2}$이고, $Q = 4\pi d^2 \sigma$이다.

P에서 두 전기장은 같은 방향이므로 그 크기는 모두 더하면 $E = E_{평면} + E_{도체구} = \dfrac{\sigma}{2\varepsilon} + \dfrac{\sigma}{4\varepsilon} = \dfrac{3\sigma}{4\varepsilon}$이다.

V. 전자기학

09
정답 ③

자료해석
충전되는 동안 도체판 a, b에 전하량이 증가한다. 따라서 두 판 사이의 전기장도 증가한다. 전기장 변화는 전류의 흐름처럼 주변에 자기장을 형성한다.

정답해설
ㄷ. 도체판이 충전되면서 도체판 사이의 전위차가 증가하기 때문에 전기장의 세기 $E=\dfrac{V}{d}$는 증가한다.

오답해설
ㄱ. a에서의 자기장 방향은 오른나사 법칙으로 알 수 있는 것처럼 도선을 휘감는 방향이다.
ㄴ. b에서는 전기장의 세기가 점점 증가하므로 전자기유도에 의해 자기장이 발생한다.

10
정답 ④

자료해석
가우스 법칙에 따르면 $\displaystyle\int E \cdot dA = \dfrac{Q_{알짜}}{\epsilon_0}$ 이다.

정답해설
3개의 전하가 모두 원점까지 거리가 d이므로 중심이 원점에 있고 반지름이 $2d$인 구면 내부에 존재한다.
따라서 가우스 법칙에 따라 알짜 전기 선속은
$\displaystyle\int E \cdot dA = \dfrac{(2Q+Q-Q)}{\epsilon} = \dfrac{2Q}{\epsilon}$ 이다.

13. 전기장과 전위

11 [심화이해] 정답 ②

▌자료해석
폐곡면 내부에 있는 전체 전하량이 q이면 폐곡면에 대한 가우스 법칙은 $\oint E \cdot dA = \dfrac{q}{\varepsilon_0}$라고 쓸 수 있다.

여기서 $\oint E \cdot dA$를 전기 선속이라고 한다.

▌정답해설
S_0와 S_1의 폐곡면에 대해 가우스 법칙을 적용하면

$\oint E \cdot dA = \dfrac{q_0}{\varepsilon_0} = \Phi_0$이므로 $q_0 = \Phi_0 \varepsilon_0$이고,

$\oint E \cdot dA = \dfrac{(q_0 + q_1)}{\varepsilon_0} = -2\Phi_0$이므로 $q_0 + q_1 = -2\Phi_0 \varepsilon_0$이다.

따라서 $q_1 = -3\Phi_0 \varepsilon_0$이고 S_2 폐곡면에 대해 가우스 법칙을 적용하면

$\oint E \cdot dA = \dfrac{(q_0 + q_1 + q_2)}{\varepsilon_0} = 0$이므로 $q_0 + q_1 + q_2 = 0$이다.

따라서 $q_2 = 2\Phi_0 \varepsilon_0$이다.

그러므로 $\dfrac{q_2}{q_1} = \dfrac{2\Phi_0 \varepsilon_0}{-3\Phi_0 \varepsilon_0} = -\dfrac{2}{3}$이다.

12 [심화이해] 정답 ③

▌자료해석
절연체구에 전하가 대전되어 있으면 균일하게 전하가 분포하고 도체구에 전하가 대전되면 서로의 척력 때문에 도체구 바깥쪽에 균일하게 전하가 대전된다.

▌정답해설
ㄱ. 절연체구와 도체구 모두 중심에서의 전기장은 전하가 균일하게 분포되어 있다. 따라서 임의의 점으로부터 생성되는 전기장은 반대편에 같은 부호의 전하량이 존재하므로 벡터적인 합은 0이다. 따라서 O와 O'에서 전기장은 모두 0이다.

ㄷ. B를 포함하는 구모양의 곡면을 이용하여 가우스 법칙을 적용하면 B에서 전기장의 크기는

$\int E \cdot dA = \dfrac{q}{\varepsilon_0}$에서 $E = \dfrac{1}{4\pi\varepsilon_0} \dfrac{q}{b^2}$이다.

B'에서 전기장도 가우스 법칙을 적용하면 전기장의 크기는 $\int E \cdot dA = \dfrac{q}{\varepsilon_0}$에서 $E = \dfrac{1}{4\pi\varepsilon_0} \dfrac{q}{b^2}$이다.

따라서 B와 B'에서 전기장의 크기는 같다.

▌오답해설
ㄴ. A에서의 전기장의 크기는 전하량이 균일하게 절연체 내부에 분포하기 때문에 A를 포함하고 중심이 O인 가우스면 내부에 있는 전하량을 q'이라고 하면 $\dfrac{1}{4\pi\varepsilon_0} \dfrac{q'}{a^2}$이다. A'에서 전기장의 크기는 A'를 포함하고 중심이 O인 가우스면 내부에 있는 전하량이 0이므로 0이다. 따라서 A와 A'에서 전기장의 크기는 다르다.

13 정답 ⑤

자료해석

여러 쌍극자가 있으면 쌍극자 모멘트를 그려서 그 벡터 합을 생각하는 것이 정확하다.

정답해설

그림에 전기쌍극자 모멘트의 방향을 그려놓고 생각하면 쉽다.

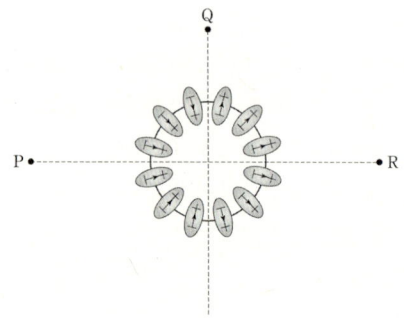

전기쌍극자 모멘트 벡터들의 P, Q, R 방향으로의 성분이 $\cos\theta$에 비례하므로 각 방향의 성분들을 합해 보면 R방향은 (+), P방향은 (−), Q방향은 0이 된다.

오답해설

r이 전기쌍극자의 크기에 비하여 매우 크므로 점 P, Q, R에서 각 전기쌍극자 사이의 거리는 같다고 볼 수 있다. 따라서 전위 $V(r,\theta)$는 전기쌍극자 모멘트의 방향의 단위벡터들의 r 방향 성분($\cos\theta$)에 비례한다.

14 정답 ①

자료해석

전체 회로를 통하여 100 mA의 전류가 흐르게 되었을 때, 전류계에는 4 mA의 전류가 흐르고 나머지 96 mA의 전류는 전류계를 통과하지 않고 저항으로 지나가야 전류계가 파괴되지 않는다.

정답해설

양 끝 단자 사이로 100 mA가 흘러도 전류계가 파괴되지 않을 연결 방법은 (가)이다. 이 때, 전류계의 눈금은 최고가 100 mA 라고 다시 그려주면 된다. (가)에서 전류계에 걸린 전압과 저항에 걸린 전압이 같으므로 $4\text{mA}\times 36\Omega = 96\text{mA}\times R$이다. 따라서 $R = \dfrac{4\text{mA}\times 36\Omega}{96\text{mA}} = 1.5\Omega$이다.

15 정답 ②

자료해석

검류계 G의 값이 0이라는 것은 ε_s나 ε_x와 두 점 A와 H 사이의 전위차가 같다는 것을 의미한다. A와 H 사이의 전위차는 저항의 길이에 비례한다.

정답해설

A와 H 사이의 거리가 80 cm일 경우의 전위차는 $\dfrac{80\,\text{cm}}{100\,\text{cm}} \times V = \varepsilon_s$이다. 마찬가지 방식으로 $\dfrac{40\,\text{cm}}{100\,\text{cm}} \times V = \varepsilon_x$이다. 이 두 식을 연립하여 V를 소거하면 $\varepsilon_x = \dfrac{1}{2}\varepsilon_s$이다.

16 정답 ③

자료해석

축전기가 충전되는 동안 축전기 양단의 전위차는 커지고, 충분한 시간이 흐른 뒤에는 축전기 양단의 전위차가 전지와 같아져서 축전지 쪽으로는 전류가 흐르지 않는다.

정답해설

물리 문제에서 특별한 언급이 없으면 관례적으로 전지의 내부 저항은 0이고 전류에 의한 저항의 온도 상승은 없는 것으로 계산한다.

ㄷ. 완전 충전된 상태에서 R_2에 흐르는 전류 I_{R_2}는 0이므로 R_2에서의 전압 강하량 $V_{R_2} = I_{R_2}R_2 = 0$이다. 키르히호프의 법칙에서 $\varepsilon = V_{R_2} + V_C$이므로 $V_C = \varepsilon - V_{R_2} = \varepsilon$이고, 이는 저항 R_1에 걸린 전지의 전압과 같다.

ㄹ. 축전기에 걸리는 전압 $V_C = \dfrac{Q}{C}$인데, 방전되는 동안 Q가 감소하므로 V_C는 감소한다. 스위치를 열면 회로에 흐르는 전류 $I = \dfrac{V_C}{R_\text{전체}} = \dfrac{V_C}{R_1 + R_2}$도 감소한다. 따라서 R_2에 걸리는 전압 $V_{R_2} = IR_2$는 감소한다.

오답해설

ㄱ. 전지의 내부 저항이 0이라면 축전기가 충전되는 동안 전지의 단자 전압은 기전력 ε을 유지한다. 따라서 R_1에 흐르는 전류 $I = \dfrac{\varepsilon}{R_1}$=일정하다.

ㄴ. 축전기에 걸리는 전압 $V_C = \dfrac{Q}{C}$인데, 충전되는 동안 Q가 증가하므로 V_C는 증가한다.
키르히호프의 법칙에서 $\varepsilon = V_{R_2} + V_C$이므로 $V_{R_2} = \varepsilon - V_C$가 감소함을 알 수 있다.

17   정답 ③

┃자료해석

축전기에 직렬 전원 장치를 연결하면 연결하는 순간 저항이 0인 도체처럼 전류가 흐르고 일정 시간이 지나 충분한 전하량이 충전되면 저항이 무한대인 부도체처럼 전류가 흐르지 않는다.

┃정답해설

위쪽 축전기에 걸리는 전압은 전원장치에 직접 연결되어 있고, 축전기에 연결된 저항에 전류가 흐르지 않으므로 V이다. 따라서 충전된 전하량은 $Q_1 = CV$이다. 아래쪽 축전기에 걸리는 전압은 왼쪽 두 개의 저항중 하나에 병렬로 연결되어 있기 때문에 $\dfrac{V}{2}$이다.

따라서 충전된 전하량은 $Q_2 = C\left(\dfrac{V}{2}\right) = \dfrac{1}{2}CV$이다.

따라서 두 축전기에 충전된 전하량의 합은
$Q_1 + Q_2 = CV + \dfrac{1}{2}\, CV = \dfrac{3}{2}CV$이다.

18   정답 ②

┃자료해석

축전기가 포함된 회로에서 시간이 오래 흐르면 축전기에 전하가 충전되고, 축전기가 있는 회로에는 더 이상 전류가 흐르지 않는다는 것이 핵심이다.

┃정답해설

시간이 오래 흐르면 축전기 $5\mu F$로 전류가 흐르지 않으므로 두 저항을 통해서만 전류가 흐른다. 이때 흐르는 전류를 I이라 하면 키르히호프 법칙에 의해 $+20 - 2I - 3I - 10 = 0$에 의해 $I = 2A$가 된다.

19 [심화이해]   정답 ②

▎자료해석

저항만으로 이루어진 복잡한 직류회로에 대한 해석 능력을 평가하는 문제이다. 회로에서 a와 b를 도선으로 연결하여 검류계를 달면 휘트스톤브릿지 회로로 바뀐다. 휘트스톤브릿지 회로에서 a와 b 사이에 전위차가 없을 때 미지의 가변 저항 R값은 쉽게 계산될 수 있다. a와 b 사이에 전위차가 없다면 저항 R은 20Ω이어야 한다.

▎정답해설

본 문제를 가장 쉽게 해결하는 방법은 휘트스톤브릿지를 응용하여 a와 b 사이의 전위차가 0이 되는 R값이 20Ω가 되는 사실에서 정답을 ②와 ④ 중에 하나로 선택할 수 있고, $R=0$Ω일 때 a와 b 사이의 전위차가 4V에서 정답을 ②으로 선택할 수 있다. 정량적으로 ②번의 그래프가 정답인지를 확인하기 위해 V_{ab}값을 구해보면 다음과 같다. V_b 값은 8V임을 쉽게 알 수 있다. 10Ω와 20Ω의 저항은 모두 12V를 나눠가져야 하는데 그 비율은 저항 값에 비례하기 때문에 20Ω에 8V의 전압이 걸려있으므로 V_b는 8V이다. 마찬가지로 V_a 값은 저항 R과 40Ω가 $R:40$으로 12V를 나눠가져야 하므로 40Ω에 걸려 있는 전압 V_a는 $\dfrac{40}{R+40} \times 12V$이다.

따라서 $V_{ab} = \dfrac{480}{R+40} - 8$이므로 ②번이 정답이다.

20 [심화이해]   정답 ⑤

▎자료해석

축전기에 유전체를 채우면 전기 용량이 유전율에 비례하여 변한다. 또한 축전기의 전기 용량은 단면적에 비례하고 간격에 반비례한다.

▎정답해설

ㄱ. A의 전기 용량 $C_A = \dfrac{3Q_0}{V_0}$이고,

B의 전기 용량 $C_B = \dfrac{Q_0}{V_0}$이므로 $C_A > C_B$이다.

그런데 $C_A = \varepsilon_A \dfrac{S}{d}$이고, $C_B = \varepsilon_B \dfrac{S}{d}$이므로 $\varepsilon_A > \varepsilon_B$이다.

ㄴ. 전압이 V_0일 때 A의 전하량은 $3Q_0$이므로 A에 저장된 에너지는 $E_A = \dfrac{1}{2}(3Q_0)V_0$이고 전압이 V_0일 때 B의 전하량은 Q_0이므로 B에 저장된 에너지는 $E_B = \dfrac{1}{2}Q_0V_0$이다. 따라서 $E_A > E_B$이다.

ㄷ. ㄱ에서 $\varepsilon_A = 3\varepsilon_B$이다. 따라서 $C_A = \varepsilon_A \dfrac{S}{d} = 3\varepsilon_B \dfrac{S}{d}$이다. 그런데 B의 판의 간격이 $\dfrac{d}{3}$이면 $C_B = \varepsilon_B \dfrac{S}{(d/3)} = 3\varepsilon_B \dfrac{S}{d}$이다. 그러므로 $C_A = C_B$이다.

21

정답 ③

┃자료해석

자기장 속에 대전입자가 운동할 때 입자가 받는 자기력에 대한 해석 문제이다. 자기력은 $\vec{F}=q\vec{v}\times\vec{B}$의 형태로 주어지고 입자의 운동 방향 v에 항상 수직하게 작용한다.

┃정답해설

ㄱ. $t=0$일 때 전자는 $+x$방향으로 운동하므로 $\vec{F}=q\vec{v}\times\vec{B}$를 해석하면 힘 F의 방향은 전하의 부호가 음($-$)이므로 $\vec{F}=-q\vec{v}\times\vec{B}$가 되어 $-y$ 방향이다.

ㄷ. 전하가 받는 자기력의 크기는 $F=qvB$에 해당한다. 이때 자기장은 $B=\dfrac{\mu_0 I}{2\pi x}$의 형태로 거리 x에 반비례하므로 $F=\dfrac{qv\mu_0 I}{2\pi x}$가 된다. 따라서 거리 x에 반비례한다.

┃오답해설

ㄴ. $t=0$일 때 전하는 $+x$방향으로 운동하고, 전하가 방향이 바뀔 때마다 입자에 작용하는 힘은 항상 운동방향에 수직하게 작용한다. 운동 방향에 수직하게 작용하는 힘은 입자의 속력을 변화시키지 않고, 방향만 변화시키는 역할을 한다. 따라서 입자는 $t=0$이후 속력은 처음 속력 그대로 유지하므로 운동에너지는 일정하게 유지된다.

22

정답 ②

┃자료해석

먼저 오른손 법칙을 이용하여 전류에 의한 자기장의 방향을 생각한 뒤, 자기장의 세기는 거리에 반비례함을 고려하여 수평 도선에 의한 자기장과 수직 도선에 의한 자기장의 합을 계산한다.

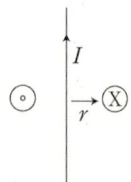

전류가 그림처럼 흐를 때 오른쪽에는 지면에 수직한 방향으로 자기장이 들어가게 되고, 도선 왼쪽에는 그와 반대 방향을 갖는다. 도선으로부터 거리 r이 증가할수록 자기장의 세기는 r에 반비례한다.

┃정답해설

ㄴ. p점에서 가로방향의 도선에 의한 $B_{가로}$와 세로 방향 도선에 의한 $B_{세로}$가 서로 반대 방향이다. 그러나 q점에선 두 방향이 일치하므로 $B_p < B_q$이다.

┃오답해설

ㄱ. p점에서 $B_{가로}$와 $B_{세로}$는 서로 반대방향이다. 엄밀하게 생각하면 가로와 세로 방향 도선이 모두 가로나 세로 방향으로 무한히 긴 도선이 아니므로 도선의 각 부분(dl)들로부터의 거리를 적분의 방식으로 고려할 때, 가로 방향 도선으로부터의 거리가 조금 더 가깝다. 따라서 p에서의 자기장의 방향은 지면에서 나오는 방향이다.

ㄷ. r에서는 $B_{가로}$와 $B_{세로}$가 같은 방향이기 때문에 합이 0이 되지 않는다.

23 정답 ④

자료해석

직선 도선에 의한 자기장의 크기와 방향은 암페르 법칙을 적용하여 계산할 수 있다. 즉 균일한 전류가 흐르는 도선 주위에 암페르 곡선을 그리면 $\int B \cdot ds = \mu I$로 나타낼 수 있다.

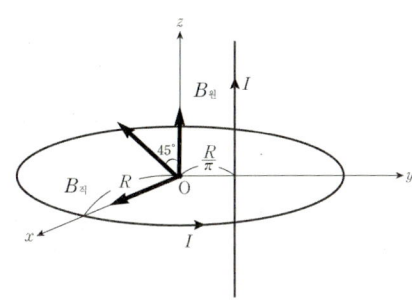

그림에서 두 도선에 의한 자기장의 방향은 z축과 $45°$를 이루고 있기 때문에 원형 도선에 의한 자기장($B_{원}$)과 직선 도선에 의한 자기장($B_{직}$)이 같다.

그런데 암페르 법칙을 적용하면 $\int B_{직} \cdot ds = \mu I$이므로 $B_{직} \times 2\pi\left(\dfrac{R}{\pi}\right) = \mu I$이다. 따라서 $B_{직} = \dfrac{\mu I}{2R}$이다. $B_{원} = B_{직}$이므로 원형도선에 의한 O에서의 자기장의 크기는 $\dfrac{\mu I}{2R}$이다.

24 정답 ①

자료해석

물체 1, 2의 충돌에서 운동량 보존법칙의 식을 세워 물체 2의 충돌 후 속력을 계산한다. 자기장에서 운동전하가 받는 힘이 등속 원운동하도록 하는 구심력이므로 또 하나의 식을 세울 수 있다.

정답해설

ㄱ. 충돌 전후에 운동량은 보존되므로 물체 2의 충돌 후 속력을 v'이라 하면 다음의 식이 성립한다.
$mv = m\left(-\dfrac{1}{3}v\right) + 2mv'$ $\therefore v' = \dfrac{2}{3}v$

오답해설

ㄴ. 자기장 속에서 운동 전하가 받는 힘의 방향을 고려하면 물체 2는 충돌 후 반시계 방향으로 등속 원운동한다.

ㄷ. 등속 원운동하는 물체의 구심력은 식 $m\dfrac{v^2}{r}$인 관계를 만족시키므로 $qBv' = (2m)\dfrac{v'^2}{r}$이다.

$\therefore r = \dfrac{2mv'}{Bq} = \dfrac{4mv}{3qB}$

25   정답 ④

자료해석

전자기력은 $\vec{F} = q\vec{v} \times \vec{B}$로 구할 수 있고 자기장 영역에서 입자에 작용하는 힘은 속도 방향과 수직한 방향이므로 구심력으로 작용한다. 따라서 입자는 등속 원운동을 한다.

정답해설

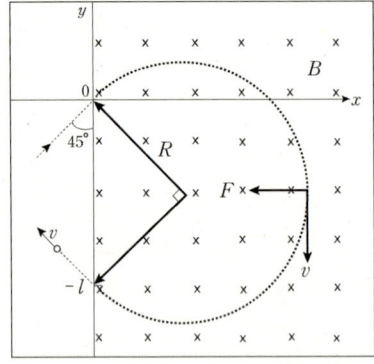

ㄴ. 자기장 속에서 입자의 속도 방향에 작용하는 전자기력의 방향이 항상 수직한 방향이기 때문에 속력을 변화시키지 못하고 입자의 운동 방향만 변화시킨다. 따라서 자기장 속에서 입자의 속력은 v이다.

ㄷ. 그림에서 원궤도의 반지름을 R이라고 하면 $l^2 = R^2 + R^2$이므로 $R = \frac{1}{\sqrt{2}}l$이다.

따라서 $Bqv = \frac{mv^2}{R}$이므로 $m = \frac{BqR}{v} = \frac{qlB}{\sqrt{2}v}$이다.

오답해설

ㄱ. $\vec{F} = q\vec{v} \times \vec{B}$에 의해서 그림처럼 나타내기 위해서는 q의 부호가 (−)로 대전되어야 한다.

26   정답 ③

자료해석

실이나 미지의 물체 때문에 기울어진 ㄷ자 판이 자기장에서 전류가 받는 힘 때문에 다시 수평을 유지할 수 있었다. 이는 양쪽 힘에 의한 토크가 같다는 것을 의미한다.

정답해설

ㄱ. 과정 (3)에서 수평이 된 이유는 ㄷ자 판에 작용하는 자기력이 실에 작용하는 중력과 같이 아랫방향이기 때문이다.

ㄷ. 힘의 세기 $Bil = mg$에서 $m = \frac{Bl}{g}i$이므로 그래프의 기울기는 $\frac{Bl}{g}$이다. 솔레노이드에 흐르는 전류를 증가시키면 자기장 B가 증가하므로 그래프의 기울기가 커진다.

오답해설

ㄴ. 그래프의 한 점 (20, 0.10)을 $mg = Bil$에 대입하면 $\frac{Bl}{g} = \frac{0.1}{20} = \frac{1}{200}$ [mg/mA]이다. 전류가 30 mA이면 물체의 질량 $m = \frac{Bil}{g} = \frac{1}{200}$ [mg/mA] × 30 [mA] = 0.15 [mg]

27
정답 ②

자료해석
절연판이 수평이 되었을 땐 구리띠 cd에 작용하는 자기력에 의한 토크와 무게 mg인 철사줄에 의한 토크가 크기는 같고 방향은 반대이어야 한다.

정답해설
절연판은 축 ab를 중심으로 좌우의 질량이 다르다. 그 주된 이유는 그림에서 중심축의 좌측에 구리띠가 있기 때문이다. 그래서 과정(1)에서 절연판이 수평이 되도록 조절나사를 중심에서 멀리 보내어 보정한 것이다. 따라서 절연판의 질량 M에 의한 효과는 없다고 볼 수 있다.

오답해설
솔레노이드 안의 cd부분엔 아랫방향의 자기력이 작용하므로 수평을 유지하기 위한 돌림힘(토크)이 0이 되려면 다음과 같은 식이 성립해야 한다. $BIl \times L_1 = mg \times L_2$가 된다. 따라서 μ값을 알아내려면 ①, ③, ④, ⑤는 모두 알아내야 한다. 절연판의 질량 M은 필요없는 물리량이다.

28
정답 ③

자료해석
입자가 반대편에 도달하기 위해서 거리 d는 원운동 궤도의 반지름이다.

정답해설
입자는 자기력을 운동 방향에 수직으로 받기 때문에 구심력으로 작용하고 입자가 b면에 도달하기 위해 d는 원궤도의 반지름이다. 따라서 $Bqv = \dfrac{mv^2}{d}$ 이므로 $v = \dfrac{qBd}{m}$ 이다.

29 정답 ①

자료해석

전류가 흐르는 무한 도선 주변에는 자기장이 생기고, 자기장 속에 전류가 흐르는 도선이 있으면 그 도선은 자기장의 영향으로 힘을 받는다. 진공에서 무한 도선에 전류 I가 흐르고 도선으로부터 거리가 d인 지점의 자기장은 $\frac{\mu_0 I}{2\pi d}$이다. 또한 자기장 B가 있는 곳에 전류 I가 흐르는 도선이 있을 때 도선의 길이 l인 지점이 받는 힘은 $\vec{F}=I\vec{l}\times\vec{B}$이다.

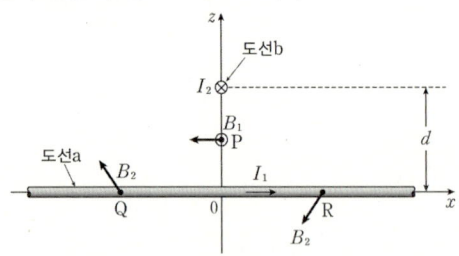

그림은 도선 a가 만드는 P점에 자기장 B_1을 동심원으로 표시한 것이고, 도선 b가 만드는 자기장 B_2를 P, Q, R 지점에 벡터 화살표로 나타낸 것이다. 이때 B_1의 방향은 $-y$방향을 나타낸다.

정답해설

ㄱ. P에 a와 b가 만드는 자기장 B_1과 B_2는 공간이 진공이라 할 때 각각 $\frac{\mu_0 I_1}{\pi d}$, $\frac{\mu_0 I_2}{\pi d}$이다.
따라서 자기장은 두 자기장을 벡터 합한 값이므로 $\sqrt{I_1^2+I_2^2}$에 비례한다.

오답해설

ㄴ. 그림에서 보는 것과 마찬가지로 Q와 R에서 자기장 B_2의 방향은 서로 반대가 아니다. 단지 크기는 공간이 진공일 경우 $\frac{\mu_0 I_2}{2\sqrt{2}\pi d}$로 서로 같다.

ㄷ. 도선 b가 도선 a의 $x<0$인 영역에 작용하는 힘은 $\vec{F}=I\vec{l}\times\vec{B}$에서 방향을 확인하면 $-y$ 방향이다.

30 정답 ⑤

자료해석

외부에서 힘을 가하여 대전된 두 개의 도체구를 접촉시키게 되면 두 도체구의 전위가 같아지는 순간까지 전하가 이동하여 평형을 이룬다. 그리고 균일한 자기장에 대전된 입자를 자기장과 수직한 방향으로 입사시키면 입자는 등속 원운동을 한다.

정답해설

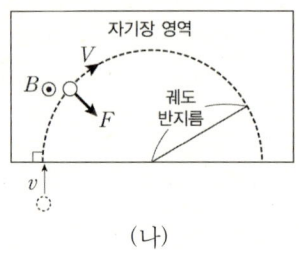

(나)

ㄴ. 자기장의 방향은 양전하로 대전된 입자가 원운동을 하기 때문에 위 그림에서처럼 종이면에서 나오는 방향이다.

ㄷ. a의 전하량을 Q_A라고 하고, b의 전하량을 Q_B라고 하면 $Q_A+Q_B=Q$이고, a의 표면에서 전위는 $\frac{1}{4\pi\varepsilon_0}\frac{Q_A}{R}$이고, b의 표면에서 전위는 $\frac{1}{4\pi\varepsilon_0}\frac{Q_B}{2R}$이다. 따라서 전위가 같아진후 a, b를 분리하기 때문에 두 전위가 같다. 정리 하면 $\frac{1}{4\pi\varepsilon_0}\frac{Q_A}{R}=\frac{1}{4\pi\varepsilon_0}\frac{Q_B}{2R}$라고 할 수 있고 $Q_B=2Q_A$이다.

로렌츠의 힘에서 $Bqv=\frac{mv^2}{r}$에서 $r=\frac{mv}{Bq}$이므로 $r_a=\frac{mv}{BQ_A}$이고, $r_b=\frac{mv}{2BQ_A}$이다. 따라서 r_a는 r_b의 2배이다.

오답해설

ㄱ. ㄷ 참조

31 정답 ⑤

자료해석

도체를 이동하는 자유전자(전하 운반체)가 자기장에 의한 힘을 받아서 a쪽으로 몰리게 된다. 따라서 a, b 사이엔 전위차가 생기고, a쪽 전위가 더 낮다.

정답해설

ㄴ. 자기장의 방향이 지면 안쪽을 향할 때는 전류의 방향이 오른쪽이기 때문에 자기장 속에서 이동하는 전하 운반체는 (+), (−) 상관없이 a쪽으로 힘을 받게 된다(오른 손바닥 : $F=Bqv$). 자기장 방향이 바뀌면 힘을 받는 방향이 반대가 되므로 전위가 높은 곳은 낮아지게 되어 $\Delta V = V_a - V_b$의 부호는 바뀐다.

ㄷ. 전하량 q인 전하 운반체가 받는 힘은 $F_{자기장} = F_{전기장}$이므로 $Bqv = q\dfrac{\Delta V}{w}$, $v = \dfrac{\Delta V}{Bw}$이다.

$\left(\because E = \dfrac{V}{d}\text{에서 } E = \dfrac{\Delta V}{w}\right)$

오답해설

ㄱ. 전류의 방향이 오른쪽이기 때문에 자기장 속에서 이동하는 (−) 전하 운반체는 a쪽으로 힘을 받게 된다.
따라서 $V_a < V_b$이다.
$\therefore \Delta V = V_a - V_b < 0$

32 정답 ①

자료해석

막대도선 안의 전자의 운동으로 바꾸어 생각하는 것이 쉽다. 그림에서 전자(막대)가 오른쪽으로 운동하면 전자는 b쪽으로 힘을 받아 몰린다. 따라서 전위는 a가 b보다 높아진다.

정답해설

ㄱ. 막대도선 안에 있는 전자들은 b쪽으로 힘을 받는다(오른 손바닥 : $F=Bqv$). 따라서 b쪽의 전위가 낮아진다.

오답해설

ㄴ. 막대도선이 O를 통과할 때가 속력이 제일 빠르다. 따라서 a, b 사이의 전위차가 제일 크다.

ㄷ. 탄성력에 의해 단진동하는 물체의 주기 $T = 2\pi\sqrt{\dfrac{m}{k}}$이므로 진동수 제곱은 $f^2 = \dfrac{1}{T^2} = \dfrac{k}{4\pi^2 m}$이다. 막대도선 내부의 전하 운반체는 $F_{자기장} = F_{전기장}$인 상태에서 이동하게 되므로 $Bqv = q\dfrac{\Delta V}{l}$이 된다.

$\therefore \Delta V = Blv$ (단진동시 속력 v는 각 진동수 ω에 비례하므로 f에 비례한다.)

33 정답 ⑤

자료해석

ㄷ자형 도선에서의 전자기유도이지만 도선 A에 의한 자기장이 균일하지 않고 거리에 반비례한다는 점에 유의한다. 막대가 오른쪽으로 이동하면서 받는 자기장은 점점 감소한다.

정답해설

$E = Blv$, $B = k\dfrac{I}{x}$ 이므로 $E = \dfrac{kI}{x}lv \propto \dfrac{1}{x}$ 이다.

오답해설

ㄷ자 도선 밖에선 금속 막대에 전류가 흐르지 않으나 기전력 E는 존재한다.

34 정답 ⑤

자료해석

코일 1은 단순히 막대자석이라고 생각하고, 막대자석의 운동에 따른 코일에서의 전자기유도라고 생각할 수 있다.

정답해설

ㄱ. 코일 1의 N극이 a에서 b로 이동하는 동안 코일 2에는 왼쪽이 N극이 되는 방향으로 전류가 발생한다(렌츠의 법칙). 따라서 왼쪽이 엄지손가락이 되도록 오른손을 감아쥐어 보면 전류 방향은 $c \to R \to d$임을 알 수 있다.

ㄴ. 코일 2의 유도기전력 최댓값 ε_{max}는 $\varepsilon_{max} = -N\dfrac{\Delta\phi}{\Delta t}$ 이므로 N에 비례한다.

ㄷ. 코일 2의 위치가 $x = A\sin\omega t$이라면 속력 $v = A\omega\cos\omega t$이고, 최대 속력은 $v_{max} = A\omega = A \times 2\pi f \propto f$이다. 유도 기전력의 최댓값은 v_{max}가 클수록 크므로 f가 클수록 크다.

35
정답 ③

자료해석
전자기 유도에 대한 문제이다. 전자기 유도 현상은 어떤 영역을 통과하는 자기 선속이 시간에 따라 변해야 발생한다. 이때 유도되는 기전력은 $V=-N\dfrac{d\phi}{dt}$로 쓸 수 있다.

N은 감은 수, $\phi = \int BdA$로 자기 선속을 뜻한다.

교류 발생기에서 전류는 $I_0 \sin\omega t$의 형태를 가질 수 있고, 시간에 따라 계속 변하는 값이다. A에서 발생하는 자기장은 솔레노이드로 생각하면 A 내부에서 $B = \mu_0 n I$로 쓸 수 있다. n은 A에 도선이 감은 수를 뜻한다. 교류발생기에 A가 연결이 되어 있으므로 A내부에서 자기장은 $B = \mu_0 n I_0 \sin\omega t$의 형태를 생각할 수 있다.

물론 이 값은 A내부이므로 B 위치에 A가 만들어내는 자기장은 A와 B 사이의 거리가 멀면 멀수록 감소하게 된다.

B에 유도되는 기전력은 $V = -N\dfrac{d\phi}{dt}$이므로 이 값이 커지게 하기 위해서는 N이 증가하거나, $\dfrac{d\phi}{dt}$가 증가해야 한다.

정답해설
ㄱ. A와 B를 가까이 하면 A 고리에 전류가 흐를 때 고리 B에 발생하는 자기장이 증가한다. 따라서 $\dfrac{d\phi}{dt}$이 증가하므로 기전력의 크기는 증가하게 된다.

ㄴ. B의 감은수 N을 증가시키면 $V = -N\dfrac{d\phi}{dt}$ 또한 증가한다.

오답해설
ㄷ. A와 B의 중심축이 수직이 되게 하면 A에서 발생하는 자기장이 B의 고리에 전보다 적은 양이 통과하게 된다. 따라서 $\dfrac{d\phi}{dt}$이 감소하므로 기전력 또한 감소한다.

36
정답 ③

자료해석
교류 RC 직렬회로에 대한 문제이다. 회로에 흐르는 전류의 위상이 저항 R과 축전기 C에 걸리는 전압 V_R, V_C과 동일한지 유무에 따라 위상자 도표에 나타내면 아래 그림과 같다.

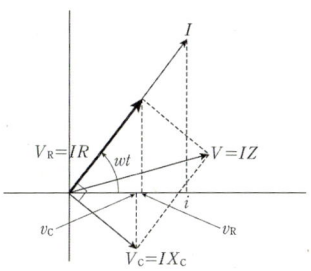

전류는 $i = I\cos\omega t$의 형태를 가지며, 진폭은 I이다. 저항에 걸린 전압 v_R은 전류와 위상이 같고

그 값은 $v_R = iR = RI\cos\omega t$이고, 전압 진폭(최대 전압)은 $V_R = IR$ 값을 가진다. 축전기에 걸린 전압

$v_C = \dfrac{q}{C} = \dfrac{1}{C}\int i dt = \dfrac{1}{\omega C}\sin\omega t = \dfrac{1}{\omega C}\cos(\omega t - 90°)$를

갖는다. 따라서 v_C의 위상은 i와 v_R에 비해 $90°$ 늦다.

또한 축전기에 걸리는 최대 전압(진폭)은 $V_C = \dfrac{I}{\omega C} = IX_C$이고, 용량 리액턴스 $X_C = \dfrac{1}{\omega C}$로 정의된다. 교류 회로에 걸린 순간 전위차 v는 $v_R + v_C$와 같고, 최대 전압 V는 V_R과 V_C의 벡터합한 결과의 크기에 해당된다.

즉, $V = \sqrt{V_R^2 + V_C^2} = I\sqrt{R^2 + X_C^2}$의 관계를 보인다. 이때 회로의 임피던스 Z는 $Z = \sqrt{R^2 + X_C^2}$로 정의된다.

정답해설
ㄷ. 축전기 양단에 걸리는 전압의 진폭 $V_C = \dfrac{I}{\omega C} = IX_C$는 진동수 ω가 커질수록 감소한다.

오답해설
ㄱ. 회로에 흐르는 전류 i와 축전기 양단에 걸린 전압 v_C는 $90°$의 위상차를 보이고, v_C가 i에 비해 늦다.

ㄴ. 회로에 흐르는 전류의 진폭 I는 진동수 ω가 커질수록 감소하지 않고 증가한다. ω가 커지면 X_C가 작아지고, 결국 I는 증가한다.

37 정답 ①

자료해석

교류전원 장치에 RLC회로가 연결되면 저항은 저항에 걸리는 전압과 전류의 위상이 같지만 축전기는 전류의 위상이 축전기에 걸리는 전압보다 90° 앞서고, 코일은 전류의 위상이 코일에 걸리는 전압보다 90° 지연된다.

정답해설

ㄱ. $V_R = I_R R$이므로 저항에 흐르는 전류의 위상과 저항 양단에 걸리는 전위차의 위상은 같다.

오답해설

ㄴ. $X_L = \omega L = \dfrac{1}{\sqrt{2LC}} L = \sqrt{\dfrac{L}{2C}}$ 이고,

$X_C = \dfrac{1}{\omega C} = \dfrac{1}{\dfrac{1}{\sqrt{2LC}} 2C} = \sqrt{\dfrac{L}{2C}}$ 이므로 임피던스는

$z = \sqrt{R^2 + (X_L - X_C)^2} = R$이다.

ㄷ. 저항 양단에 걸리는 전위차의 최댓값은 ㄴ에서 임피던스 $z = R$이므로 V_0이다.

38 정답 ①

자료해석

RLC 직렬 회로에서 공명 진동수는 코일과 축전기의 합성 임피던스가 0이 되는 진동수이다.

정답해설

1) $f = 10^4 (\text{Hz})$에서 주기 $T = \dfrac{1}{f} = 10^{-4}(\text{s})$이므로

$t_0 = \dfrac{T}{2} = 5 \times 10^{-5}(\text{s})$이다.

2) $f_{공명} = \dfrac{1}{2\pi\sqrt{LC}}$ 에서 $C = \dfrac{1}{4\pi^2 f_{공명}^2 L} = \dfrac{1}{4\pi^2} \times 10^{-6}(\text{F})$

$= \dfrac{1}{4\pi^2}(\mu\text{F})$이다.

16. 전자기유도와 교류

39 [심화이해] 정답 ⑤

자료해석

자기선속(φ)은 자기장의 크기와 해당 면적의 곱을 더한 값으로 계산된다.

정답해설

ㄱ. 고리의 중심이 O를 지나는 순간 도선을 중심으로 자기장은 크기는 같고 방향이 반대인 대칭형태로 형성된다. 따라서 고리를 통과하는 도선이 만드는 자기장에 의한 알짜 자기 선속은 0이다.

ㄴ. 만일 무한히 긴 직선 도선의 전류의 방향이 위쪽이라고 가정하면 P를 지날 때 지면에서 나오는 방향의 자기장이 증가하기 때문에 고리의 자속 변화는 지면에서 나오는 방향이다. Q를 지날때 지면으로 들어가는 자기장이 감소하기 때문에 고리의 자속변화는 지면에서 나오는 방향이다. 따라서 고리에 유도되는 전류의 방향은 모두 시계방향이고, 만일 긴 직선 도선의 전류의 방향이 반대이면 전류의 방향도 모두 반시계방향이기 때문에 고리에 유도되는 전류의 방향은 고리의 중심이 P를 지날 때와 Q를 지날 때가 서로 같다.

ㄷ. 만일 ㄴ에서처럼 무한히 긴 직선 도선의 전류의 방향이 위쪽이라고 가정하면 P에서 고리의 왼쪽 도선이 받는 자기력의 방향은 오른쪽으로 받는다. 또한 고리의 오른쪽 도선이 받는 자기력의 방향은 왼쪽으로 받는데 도선에 가까운 오른쪽 도선이 받는 자기력이 더 크기 때문에 P에서 자기력의 방향은 왼쪽이다. Q에서 고리의 왼쪽 도선이 받는 자기력의 방향은 왼쪽으로 받는다. 또한 고리의 오른쪽 도선이 받는 자기력의 방향은 오른쪽으로 받는데 도선에 가까운 왼쪽 도선이 받는 자기력이 더 크기 때문에 Q에서 자기력의 방향은 왼쪽이다. 만일 긴 직선 도선의 전류의 방향이 반대이면 비슷한 방법으로 고리가 받는 알짜 자기력의 방향은 왼쪽이다. 따라서 고리의 중심이 P를 지날 때와 Q를 지날 때 고리가 받는 알짜 자기력의 방향은 서로 같다.

40 [심화이해] 정답 ④

자료해석

교류전원에 연결된 저항과 축전기의 임피던스는 $Z=\sqrt{R^2+\left(\dfrac{1}{\omega C}\right)^2}$ 로 계산할 수 있다.

그리고 $V_{출력}$은 각각 축전기와 저항에 걸리는 전압이다.

정답해설

ㄴ. $\omega = 2\pi \times \dfrac{1}{2\pi RC} = \dfrac{1}{RC}$ 이므로,

$$X_C = \dfrac{1}{\omega C} = \dfrac{1}{\dfrac{1}{RC}C} = R$$

이다. 따라서 (가)와 (나)에서 임피던스는 모두 $Z=\sqrt{R^2+R^2}=\sqrt{2}R$이므로 전류의 진폭은 $I=\dfrac{V_0}{\sqrt{2}R}$ 이다. 따라서 (가)와 (나) 모두

$$V_{출력}=I\times R=\left(\dfrac{V_0}{\sqrt{2}R}\right)\times R=\dfrac{V_0}{\sqrt{2}}$$ 이다.

ㄷ. $\omega \ll 2\pi \times \dfrac{1}{2\pi RC} = \dfrac{1}{RC}$ 이므로

$$X_C \gg \dfrac{1}{\omega C} = \dfrac{1}{\dfrac{1}{RC}C} = R$$ 이다. 그리고 (가)에서

$$V_{출력}=\dfrac{V_0}{\sqrt{X_C^2+R^2}}\times X_C$$ 이고 (나)에서

$$V_{출력}=\dfrac{V_0}{\sqrt{X_C^2+R^2}}\times R$$ 이다. 따라서 회로 (나)에서 대부분의 전압이 축전기에 걸리므로 $V_{출력} \ll V_0$ 이다.

오답해설

ㄱ. $X_C=\dfrac{1}{2\pi fC}$ 이므로 f가 증가하면 X_C는 감소한다. (가)에

$$V_{출력}=\dfrac{V_0}{\sqrt{X_C^2+R^2}}\times X_C$$ 이므로 다시 쓰면

$$V_{출력}=\dfrac{V_0}{\sqrt{1+\dfrac{R^2}{X_C^2}}}$$ 이라고 쓸 수 있고,

X_C가 감소하므로 분모 부분이 증가한다. 따라서 $V_{출력}$은 감소한다.

V. 전자기학

41 [심화이해] 정답 ⑤

▎자료해석

위상자 그림을 그려서 V_R보다 전원의 위상이 빠르다면 V_L의 크기가 V_C의 크기보다 더 크다는 것을 알아낸다.

▎정답해설

(나)에서 V_R이 ε보다 위상이 늦다. 이는 위상관계가 다음과 같다는 것을 의미한다.

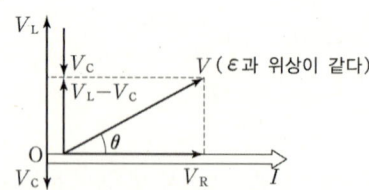

즉, $\varepsilon = \sqrt{V_R^2 + (V_L - V_C)^2}$ 이고, $V_L > V_C$이다.

ㄱ. $V_L > V_C$에서 $IZ_L > IZ_C$이고 $2\pi f L > \dfrac{1}{2\pi f C}$이므로 $f > \dfrac{1}{2\pi\sqrt{LC}}$, 즉 $f_{공급} > f_{공명}$이다.

ㄴ. $\varepsilon = \sqrt{V_R^2 + (V_L - V_C)^2}$에서 $V_R^2 = \varepsilon^2 - (V_L - V_C)^2$ 인덕턴스가 증가하여 V_L만 증가한다면 V_R은 감소한다.

ㄷ. $V_R^2 = \varepsilon^2 - (V_L - V_C)^2$에서 전기용량 C가 증가하면 $V_C = I \times \dfrac{1}{2\pi f C}$은 감소하여 V_R도 감소한다.

42 [심화이해] 정답 ⑤

▎자료해석

회로에 공명 진동수에 해당하는 교류 전원이 공급되면 임피던스는 저항값이다.

▎정답해설

ㄱ. 스위치를 a에 연결하였을 때, 저항에 걸리는 최대 전압은 80V이고, 코일에 걸리는 최대 전압은 60V이며, 교류 전원의 최대 전압은 100V이므로 축전기에 걸리는 전압은 $100V = \sqrt{80^2 + (60 - V_C)^2}$ 에서 $V_C = 120V$이다.

따라서 $X_L = 30\Omega$이고, $X_C = 60\Omega$이다.

스위치를 b에 연결하면 진동수만 2배로 증가하므로 $X_L' = 60\Omega$이고, $X_C' = 30\Omega$이다.

따라서 임피던스는 스위치를 a와 b에 연결하였을 때와 같기 때문에 회로에 흐르는 전류의 최댓값은 a에서와 b에서가 같은 $\dfrac{100V}{\sqrt{40^2 + (60-30)^2}} = 2A$이다.

ㄴ. 스위치를 b에 연결하였을 때 흐르는 전류의 최댓값은 $2A$이고 $X_L' = 60\Omega$이므로 코일 양단에 걸리는 전압의 최댓값은 $120V$이다.

ㄷ. $2\pi f_0 L : \dfrac{1}{2\pi f_0 C} = 1 : 2$이므로 $LC = \dfrac{1}{8\pi^2 f_0^2}$이다.

따라서 회로의 공명 진동수는 $\dfrac{1}{2\pi\sqrt{LC}} = \sqrt{2} f_0$이다.

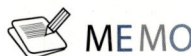

Ⅵ. 현대물리학

01
정답 ③

자료해석

광전 효과에서 광자의 에너지는 hf로 측정하고 이 광자의 에너지는 전자가 금속판에서 나오는 데 필요한 일함수와 광전자의 최대운동 에너지로 쓰인다.

정답해설

ㄱ. A에서 진동수가 $3f_0$인 빛을 비추었을 때, 최대 운동 에너지가 E_0이므로 $h \times (3f_0) = W + E_0$이다. 그런데 그래프에서 일함수($W$)는 한계 진동수가 f_0이므로 $W = hf_0$이다. 따라서 $3hf_0 = hf_0 + E_0$이고, 정리하면 $h = \dfrac{E_0}{2f_0}$이다.

ㄴ. ㄱ에서 일함수는 $hf_0 = \phi_0$이다. 따라서 B의 일함수는 B의 한계 진동수가 $3f_0$이므로 $h \times (3f_0) = 3hf_0 = 3\phi_0$이다.

오답해설

ㄷ. B에 진동수 $6f_0$의 빛을 비출 때 $h \times (6f_0) = 3hf_0 + E_k$이므로 $E_k = 3hf_0$이다.

ㄱ에서 $h = \dfrac{E_0}{2f_0}$이므로 $E_k = 3 \times \dfrac{E_0}{2f_0} \times f_0 = \dfrac{3}{2}E_0$이다.

02
정답 ⑤

자료해석

(나)에서 λ_1은 $\theta_1 = 45°$의 경우이고, λ_2는 $\theta_2 = 90°$의 경우이다. 왜냐하면 $\lambda_2 > \lambda_1$이므로 식에서 $\theta_2 > \theta_1$이어야 하기 때문이다. 파장 λ'가 커질수록 충돌 과정에서 에너지를 많이 잃고, 산란광의 각 θ도 증가한다.

정답해설

ㄴ. 스펙트럼 A가 B보다 파장이 짧다. 이는 운동량이나 에너지를 상대적으로 적게 잃었다는 뜻이다. $\theta = 45°$인 검출기 1에서 얻은 자료이다. 즉, $\lambda' = \lambda_1$인 경우이다.

ㄷ. 검출기에서 나온 광자 에너지는 흑연의 전자에게 에너지를 잃고 파장이 길어지는 것이다.

오답해설

ㄱ. $\lambda_2 - \lambda_1 = \dfrac{h}{mc}(\cos\theta_1 - \cos\theta_2)$이다. 즉 λ와 무관하다.

03   정답 ①

자료해석

드브로이 파장은 $\lambda = \dfrac{h}{p} = \dfrac{h}{mv}$ 이다. 등속 원운동하는 입자의 속력 v는 $F_{자기력} = m\dfrac{v^2}{r}$ 을 만족시킨다.

정답해설

구심력이 $Bqv = m\dfrac{v^2}{r}$ 이므로 $mv = Bqr$ 이다. 따라서 드브로이 파장은 $\lambda = \dfrac{h}{p} = \dfrac{h}{Bqr}$ 이다.

04   정답 ⑤

자료해석

입자의 물질파를 $\psi(x) = A\sin(k(x+L))$ 라고 생각하고 적용시켜 본다. 입자는 $-L < x < L$에서 갇혀 있고, 이 구간에서 입자는 운동 에너지를 갖는다.

정답해설

(가) $x = \pm L$일 때 $\psi = 0$이므로 $k = \dfrac{n\pi}{2L}$ 이다.

따라서 $k\lambda = 2\pi$에 의해 $\lambda = \dfrac{2\pi}{k} = \dfrac{4L}{n}$ 이 된다.

입자는 $-L < x < L$에서 정상파 조건을 만족한다.

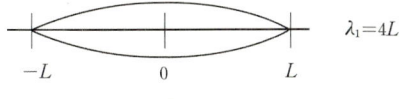

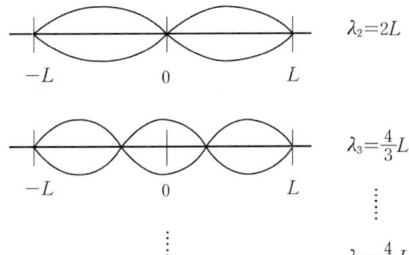

(나) $p = \dfrac{h}{\lambda} = \dfrac{nh}{4L}$ 이므로 $E = \dfrac{p^2}{2m} = \dfrac{n^2h^2}{32mL^2}$ 이다.

05

정답 ②

자료해석

역학적 에너지는 운동에너지와 위치에너지의 합이므로 $x>0$인 영역에서는 운동에너지가 $36\,\text{eV}$ 만큼 감소한다. 운동에너지는 운동량과 관계하고, 운동량은 전자의 물질파 파장과 관계한다.

정답해설

ㄷ. 물질파 파장 $\lambda = \dfrac{h}{p}$ 이므로 운동량이 큰 $x<0$인 지역에서 파장이 짧다.

오답해설

ㄱ. $x>0$인 영역에서 운동에너지는 $100\,\text{eV} - 36\,\text{eV} = 64\,\text{eV}$ 이다.

ㄴ. 운동에너지 $\dfrac{1}{2}mv^2 = \dfrac{p^2}{2m}$ 이므로 두 영역에서의 운동에너지가 다르면 운동량도 다르다.

06

정답 ①

자료해석

물질파의 파장은 운동량에 반비례한다.

정답해설

ㄱ. 파장이 λ인 물질파는 $\lambda = \dfrac{h}{p}$ 인데 $E = \dfrac{p^2}{2m}$ 이므로 두 식을 정리하면 $E = \dfrac{h^2}{2m\lambda^2}$ 이므로 $m = \dfrac{h^2}{2E\lambda^2}$ 이다.

따라서 $m_A : m_B = \dfrac{1}{2} : 1$ 이므로 $m_B = 2m_A$ 이다.

오답해설

ㄴ. $p = \sqrt{2mE}$ 이고 운동에너지는 E_0로 균일하므로 $p_A : p_B = \sqrt{\dfrac{1}{2}} : 1$ 에서 $p_B = \sqrt{2}\,p_A$ 이다.

ㄷ. $v = \dfrac{p}{m}$ 이므로 $v_A : v_B = \dfrac{2}{\sqrt{2}} : 1$ 에서 $v_B = \dfrac{1}{\sqrt{2}}v_A$ 이다.

07 정답 ④

자료해석

흑체복사에 대한 플랑크의 양자가설이 양자역학을 탄생하게 하는 역할을 하였다는 점에서 흑체복사 현상에 대한 자료 해석은 중요하다.

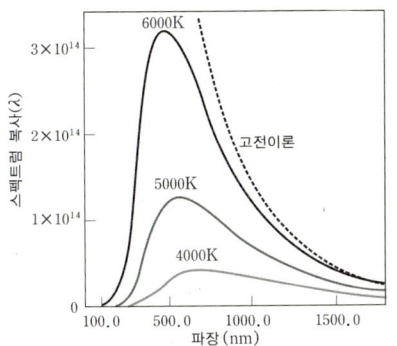

그림은 파장에 따른 스펙트럼 복사(spetral emittance)의 세기($I(\lambda)$, 면적당 파장 당 세기)를 나타낸 것이다. 흑체복사에 대한 연구는 이 실험 결과를 만족하는 함수를 찾는 것이었다. 물체의 온도가 높아지면 가시광선 영역의 경우 물체는 붉은색에서 노란색으로 파장이 짧아지는 것을 볼 수 있다. 물체는 여러 종류의 파장을 가진 빛을 방출하지만 우리에게 보여주는 색을 여러 파장 중 가장 세기가 큰 빛인 $\lambda_{\max}$의 빛을 보여준다. 주어진 온도 그래프에서 흑체복사의 전체 에너지는 곡선의 밑넓이와 관계한다. 그래프에서 온도가 높아지면 전체 복사에너지도 증가하는 경향을 보이는데 이것을 스테판-볼츠만 법칙이라 한다. 곡선의 밑넓이($I = \int_0^\infty I(\lambda) d(\lambda)$)를 계산해 보면 온도 T^4에 비례한다. 관계식을 $I = \alpha T^4$으로 쓸 수 있고, 이때 I는 면적당 세기를 뜻한다(그래프의 y축 값인 $I(\lambda)$와 다른 값이다.).

흑체의 온도가 높아지면 가장 센 복사에너지를 내는 파장은 짧아진다. 이것은 빈의 변위 법칙으로 관계식은 $\lambda_{\max} T = C_0$ (C_0는 상수)이다. 그래프에서 보면 흑체의 온도가 올라갈수록 $\lambda_{\max}$가 짧아지는 것을 볼 수 있다. 이것으로 온도가 높을수록 붉은색에서 노란색으로 색이 변하는 것을 설명해 준다.

그래프에서 점선으로 표시된 고전이론은 레일리-진스 공식 $\left(I(\lambda) = \dfrac{2\pi ck T}{\lambda^4}\right)$을 나타낸다. 흑체 복사의 긴 파장 쪽은 이 공식으로 잘 설명이 되나, 짧은 쪽에서는 설명되지 않는다.

즉, 복사 곡선의 최댓값 왼쪽 부분(파장이 짧은 부분)은 $\dfrac{1}{\lambda^4}$에 비례하지 않으므로 설명되지 않는 것이다. 쉽게 말해서 양자적인 성질을 보이는 것은 파장이 짧아지는 영역이고, 이 영역에 대한 함수는 양자역학의 탄생에 기여한 플랑크에 의해 발견된다.

플랑크는 레일리가 가정한 에너지 균등 분배 원리(열역학에서의 등분배 원리, T에 비례하므로 연속적인 에너지 값을 가짐)와는 다르게, 에너지는 진동수 f에 비례한다($E_n = nhf$, 불연속인 에너지 값을 가짐)는 것을 가정하면서 고전이론으로 설명되지 않던 파장이 작은 영역도 제대로 설명하였다. 플랑크 공식에 등장하는 플랑크 상수 h에 대한 해석이 양자역학을 탄생시키는데 결정적인 역할을 한 것이다.

정답해설

ㄴ. $\lambda_{\max} T = C_0$에 의해 온도가 높아지면 $\lambda_{\max}$는 짧아진다. (위 자료분석 참조)

ㄷ. 그래프의 밑면적($I = \int_0^\infty I(\lambda) d\lambda$)은 $I = \alpha T^4$의 관계를 보이고, T^4에 비례한다. (위 자료 분석 참조)

오답해설

ㄱ. λ_1과 λ_2는 $I(\lambda)$(파장 당 면적 당 복사에너지)가 같지만 각 파장을 가진 광자 한 개의 에너지까지 같은 것은 아니다. 그래프에서 y축의 값은 복사에너지 세기에 파장을 나눈 값이다. 따라서 파장이 작은 λ_1의 광자의 에너지가 더 크다. 한편, 광자 한 개의 에너지는 $E = hf = h\dfrac{c}{\lambda}$와 관계하므로 파장이 짧을수록 에너지가 크다.

VI. 현대물리학

08 심화이해 정답 ④

자료해석

X선 스펙트럼의 날카로운 모양은 포격 전자에 의해 표적 금속의 전자가 제거된 자리를 더 높은 에너지 준위의 전자가 채우면서 빛이 방출된 것이다. 이것이 고유 X선 K_α, K_β로 나타난다.

정답해설

ㄴ. 전자 빔에 의한 몰리브덴 원자의 고유 X선 K_α와 K_β는 전자가 튀어나온 자리가 K껍질인 경우에 해당한다. 외부의 전자빔이 몰리브덴 원자의 $n=1$에 있는 전자를 방출시켜 빈 공간이 생기고, 이곳에 들뜬 상태의 전자가 전이한다.

ㄷ. $\lambda_{\min}$은 전자가 가지고 있는 에너지를 최대한 X선 광자에게 주었을 때 광자의 파장을 나타낸 것이다. 이 값은 가속 전압과 관계하고, 표적 물질의 종류와는 상관없다.

오답해설

ㄱ. $E = hf = \dfrac{hc}{\lambda}$이므로 파장이 더 큰 K_α가 K_β보다 에너지가 작다.

K_α는 $n=2$의 전자가 $n=1$ 껍질로 전이하면서 생기는 것이고, K_β는 $n=3$의 전자가 $n=1$의 껍질로 전이하면서 생긴다.

09 심화이해 정답 ③

자료해석

X선의 충돌 전후 파장이 달라진 것에서 파동성이 아닌 입자성을 띤다고 볼 수 있다. 정지해 있던 전자가 에너지를 얻었으므로 X선 광량자의 에너지 $E = hf = \dfrac{hc}{\lambda}$는 감소했다.

정답해설

ㄱ. 광량자의 에너지 $E = hf = \dfrac{hc}{\lambda}$이다. 전자가 운동에너지를 얻고도 광량자의 파장이 더 작은 경우는 총 에너지가 늘어나야만 가능하다. 이것은 에너지 보존 법칙에 위배된다.

ㄴ. $\Delta\lambda$의 식에 광량자의 에너지와 관계된 f, λ가 없다. 즉, 광량자의 에너지와 무관하다.

오답해설

ㄷ. $-1 < \cos\theta < 1$이므로 $\theta = 180°$일 때 $\Delta\lambda$가 최대이다.

10 정답 ④

자료해석

빛의 이중 슬릿에 대한 간섭 실험은 빛의 파동성을 증명하는 중요한 것이다. 입자(전자)도 이중 슬릿에서 간섭 무늬를 보인다는 것은 드브로이가 말한 물질파를 증명하는 것으로 입자도 파동성을 나타낸다고 볼 수 있다.

그림은 이중 슬릿에서 슬릿을 통과한 두 빛의 경로차 $\Delta = d\sin\theta$를 나타낸 것이다. a점이 첫 번째 어두운 무늬(전자가 적게 도달한 지역)가 되려면 $\Delta = \frac{\lambda}{2}$가 되어야 한다.

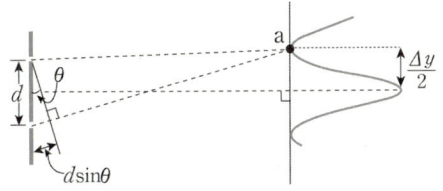

문제에서 스크린과 이중 슬릿 사이의 거리를 L이라 할 때 $L \gg d$가 성립하므로 $\sin\theta \approx \theta \approx \tan\theta$가 성립한다.

따라서 $\Delta = \frac{d(\Delta y/2)}{L} = \frac{\lambda}{2}$가 된다.

정답해설

ㄱ. 전자가 전위차 ΔV에 의해 가속되므로 전자가 얻은 운동에너지는 전위차 ΔV 사이에서 잃은 위치에너지와 같다.

따라서 $e\Delta V = \frac{p^2}{2m}$이 되고, 물질파 조건은 $p = \frac{h}{\lambda}$가 되므로 $e\Delta V = \frac{h^2}{2m\lambda^2}$가 된다. 따라서 $\lambda = \frac{h}{\sqrt{2me\Delta V}}$이다.

ㄴ. 위의 그림 설명에서 a는 첫 번째 어두운 무늬 조건이므로 $\Delta = d\sin\theta = \frac{\lambda}{2}$이다.

오답해설

ㄷ. ΔV를 증가시키면 운동량 p가 증가하고 물질파 파장 λ가 감소하므로 Δy는 감소한다.

11 정답 ④

자료해석

파동함수의 제곱은 입자의 존재 확률 분포를 나타낸다. $|\psi(x)|^2$은 확률밀도를 나타내고 x축 구간과 $|\psi(x)|^2$가 이루는 그래프 면적은 구간에서 입자가 발견될 확률을 뜻한다.

정답해설

$|\psi(x)|^2$이 입자의 존재 확률밀도를 나타낸다.

ㄱ. $0 < x < L$이외의 지역에서는 $\psi^2(x) = 0$
따라서 $0 < x < L$이외의 지역에서 입자가 발견될 확률이 0이므로 입자는 $0 < x < L$에 갇혀 있다.

ㄷ. $|\psi(x)|^2$의 면적이 구간에서의 존재 확률이다. $0 < x < B$ 보다 $B \leq x < L$에서 그래프 $|\psi(x)|^2$의 밑면적이 크다.

오답해설

ㄴ. 확률밀도($|\psi(x)|^2$의 값)가 최대인 위치는 $|\psi(x)|$가 최대인 $x = C$이다.

VI. 현대물리학

12 심화이해   정답 ④

자료해석

무한 퍼텐셜 우물 속에 갇혀 있는 입자는 정상파의 조건에 따라 각기 다른 양자수를 갖고 이에 따라 다른 파동함수 형태를 보인다.

정답해설

ㄱ. 입자의 드브로이 파장은 $2L = n\lambda_n$에서 $\lambda_n = \dfrac{2L}{n}$이다. 따라서 $n = 1$일 때가 $n = 2$일 때의 2배이다.

ㄷ. 입자의 에너지 준위는 ㄱ을 이용하여 $E_n = \dfrac{P_n^2}{2m} = \dfrac{h^2}{2m\lambda_n^2}$
$= \dfrac{h^2}{8mL^2}n^2$라고 할 수 있다.
따라서 $E_3 = 9E_1$이다.

오답해설

ㄴ. 입자가 $x = \dfrac{L}{2}$에서 발견될 확률 밀도는 $n = 2$일 때 0이고, $n = 3$일 때 0이 아니다. 따라서 입자가 $x = \dfrac{L}{2}$에서 발견될 확률 밀도는 $n = 2$일 때와 $n = 3$일 때가 같지 않다.

13 심화이해   정답 ②

자료해석

1차원 유한 퍼텐셜 우물에 놓인 입자는 터널링 효과에 의해 장벽 밖에서 발견될 확률이 존재한다.

정답해설

ㄴ. 장벽 우물의 퍼텐셜이 증가할수록 전자의 터널 효과는 줄어 들어 장벽 밖에서 발견될 확률은 감소한다. 따라서 V_0이 클수록 $|x| \leq L$에서 전자를 발견할 확률은 커진다.

오답해설

ㄱ. 터널링 효과에 의해 $|x| > L$에서 전자를 발견할 확률은 0이 아니다.

ㄷ. 전자의 에너지는 초기 상태이므로 퍼텐셜과 관계가 없다. 따라서 V_0이 무한대인 경우와 입자의 초기 에너지는 관계가 없다.

14 정답 ④

자료해석

이 모형에선 쿨롱의 힘(전기력)이 등속 원운동의 구심력 $m\dfrac{v^2}{r}$ 을 만족시킨다.

정답해설

가. 전기력 $=k\dfrac{e^2}{r^2}$ (쿨롱의 법칙), 등속 원운동의 구심력 $=m\dfrac{v^2}{r}$

다. 방출되는 광량자의 에너지는 f가 진동수일 경우, hf이다.
$hf = E_i - E_f$

오답해설

나. 수소원자에서 안정된 궤도는 궤도 길이 $2\pi r$이 전자의 드브로이 파장 $\dfrac{h}{p}$의 정수배일 때이다. $2\pi r = n \times \dfrac{h}{mv}$
따라서 $mvr = \dfrac{nh}{2\pi}$ (n값에 따라 불연속)이다.

15 정답 ②

자료해석

전자의 각운동량은 $L = mvr = \dfrac{nh}{2\pi}$ 이고, 에너지는 $E_n = -\dfrac{E_1}{n^2}$ 이다.

정답해설

ㄷ. $E = hf = \dfrac{hc}{\lambda}$ 이므로 에너지가 큰 λ_2가 파장이 짧다.

오답해설

ㄱ. $L_3 - L_2 = \dfrac{(3-2)h}{2\pi} = \dfrac{h}{2\pi}$

ㄴ. $E_3 - E_2 = -E_1\left(\dfrac{1}{9} - \dfrac{1}{4}\right) = \dfrac{5E_1}{36}$

$E_2 - E_1 = -E_1\left(\dfrac{1}{4} - \dfrac{1}{1}\right) = \dfrac{3}{4}E_1$

$\therefore E_2 - E_1 > E_3 - E_2$

16

정답 ②

자료해석

수소 원자가 매우 높은 온도에서 합쳐지면 헬륨 원자로 되는데, 이 과정에서 질량결손이 발생하고, 사라진 질량 m만큼 $E=mc^2$의 에너지가 방출된다.

정답해설

반응식의 좌변에 ^1_1H만 있게 하기 위해선 세 개의 식을 합쳤을 때 ^2_1H와 ^3_2H가 소거되어야 한다. 이는 $2\times$(가)$+2\times$(나)$+$(다)를 하면 된다. 따라서 발생한 에너지의 총량은
$2\times 0.42 + 2\times 5.49 + 12.86 = 24.68(\text{MeV})$이다.

17

정답 ②

자료해석

핵반응 시 나오는 방사선은 α, β, γ 세 가지 종류이며 각각 전하량과 질량수 등의 차이가 있다.

정답해설

ㄴ. (나)는 질량수가 4이고 원자번호가 2인 a선이다. 그리고 (가)는 핵반응에서 질량수와 원자 번호가 0인 γ선이다. 따라서 (나)는 (가)보다 투과력이 약하다.

오답해설

ㄱ. ㄴ 참조
ㄷ. (다)의 핵반응에서 반응 전과 후 질량수는 그대로이고 원자번호가 감소하였으므로 양성자가 중성자로 변한 것을 알 수 있다. 양성자가 중성자로 변하기 위해 나온 방사선은 $(+)$전하를 띠고 있다.

18 [심화이해] 정답 ⑤

자료해석

보어의 수소 원자 모형에서 전자는 물질파의 파장에 정수배에 해당하는 원 궤도에서만 존재할 수 있다. 따라서 원주의 길이는 물질파의 정수배($n = 1, 2, 3, \cdots\cdots$)에 해당하는 값으로만 생각할 수 있다.

정답해설

ㄴ. $2\pi r_n = n\lambda$이고, $\lambda = \dfrac{h}{mv}$이다. 두 식을 정리하면 $2\pi r_n = n\dfrac{h}{mv}$이다. 따라서 $v = \dfrac{nh}{2\pi m r_n}$인데 $\dfrac{1}{4\pi\varepsilon_0}\dfrac{e^2}{r_n^2} = \dfrac{mv^2}{r_n}$이므로 대입하여 정리하면 $r_n = \dfrac{h^2\epsilon_0}{\pi m e^2}n^2$이다. 그러므로 전자에 작용하는 쿨롱의 힘은 r_n^2에 반비례하고 (가)에서가 (나)에서보다 r_n이 작기 때문에 전자에 작용하는 쿨롱 힘의 크기는 (가)에서가 (나)에서보다 크다.

ㄷ. 전자의 운동에너지는 $\dfrac{1}{2}mv^2$인데 $\dfrac{1}{4\pi\varepsilon_0}\dfrac{e^2}{r_n^2} = \dfrac{mv^2}{r_n}$에서 $\dfrac{1}{2}mv^2 = \dfrac{1}{8\pi\varepsilon_0}\dfrac{e^2}{r_n}$이므로 r_n에 반비례한다. 따라서 전자의 운동에너지는 (가)에서가 (나)에서보다 크다.

오답해설

ㄱ. 전자의 각운동량 크기는 mvr_n인데 $2\pi r_n = n\dfrac{h}{mv}$에서 $mvr_n = \dfrac{h}{2\pi}n$에서 n에 비례한다.

(가)에서 $n = 2$이고, (나)에서 $n = 3$이므로 전자의 각운동량의 크기는 (가)에서가 (나)에서 보다 작다.

19 [심화이해] 정답 ④

자료해석

불안정한 원자핵의 50%가 붕괴하는 데 걸리는 시간이 반감기이다. 비례상수가 a로 주어졌지만 N은 시간이 지남에 따라 감소하므로 붕괴율 $\dfrac{dN}{dt} = -aN$라고 해야 문제가 풀린다.

정답해설

이 붕괴율 식을 만족시키면서 $t = 0$일 때 $N = N_0$인 식은 $N = N_0 e^{-at}$이다.

ㄱ. 위 식에 $t = T$일 때 $N = \dfrac{1}{2}N_0$를 대입하여 정리하면 반감기는 $T = \dfrac{\ln 2}{a}$이다.

ㄷ. $N_1 = N_0 e^{-at_1}$이므로 $t_1 = \dfrac{1}{-a}\ln\left(\dfrac{N_1}{N_0}\right) = \dfrac{1}{a}\ln\left(\dfrac{N_0}{N_1}\right)$이다.

오답해설

ㄴ. $t = 3T$는 반감기가 3번 지난 것이므로 $\left(\dfrac{1}{2}\right)^3 = \dfrac{1}{8}$ 배로 입자수가 감소한다.

20 심화이해

정답 ①

자료해석
핵을 이루는 양성자와 중성자 사이에 결합 정도가 철(Fe)에서 가장 크다. 이러한 사실은 다른 종류의 핵들이 철 원자로 되는 과정에서 에너지를 방출한다는 것을 의미한다.

정답해설
ㄱ. 그래프의 세로축 값을 비교하여 알 수 있다. 세로축의 값이 클수록 핵자당 결합에너지는 증가한다.

오답해설
ㄴ. 핵반응으로 인하여 핵자당 결합에너지가 증가한다는 것은 핵이 더 안정적으로 되었다는 것이며 그 에너지 차이가 외부로 에너지를 발생하는 것이다. 수소가 헬륨이 되는 것보다 결합에너지 차가 더 큰 원소가 없다. 문제에서 ^1H 핵과 ^{236}U의 질량이 같다는 조건에서 핵자당 결합에너지를 비교하면 된다.

ㄷ. 핵자당 결합에너지가 클수록 핵반응에서 핵을 변환시키는 데 필요한 에너지가 크다. 따라서 붕괴하기 어렵다. 핵자당 결합에너지가 클수록 핵은 안정화되어 있고, 붕괴하기 어렵다.

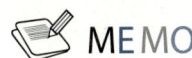

1등의 책임감 mega MD | www.megamd.co.kr

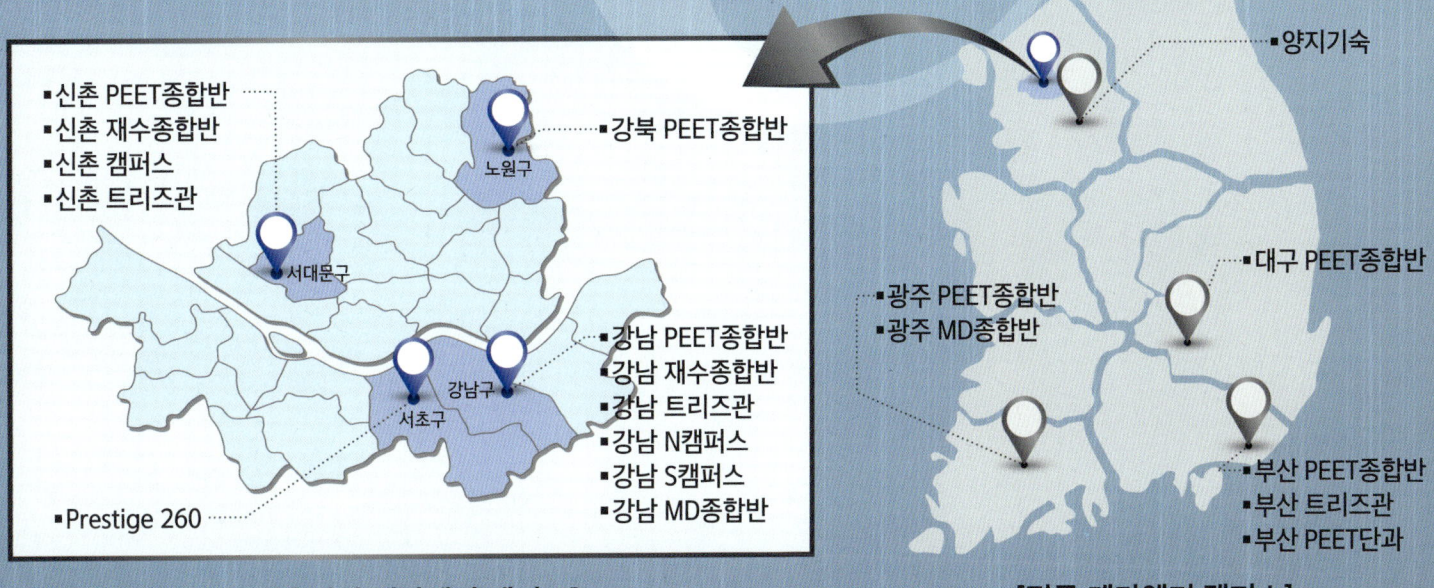

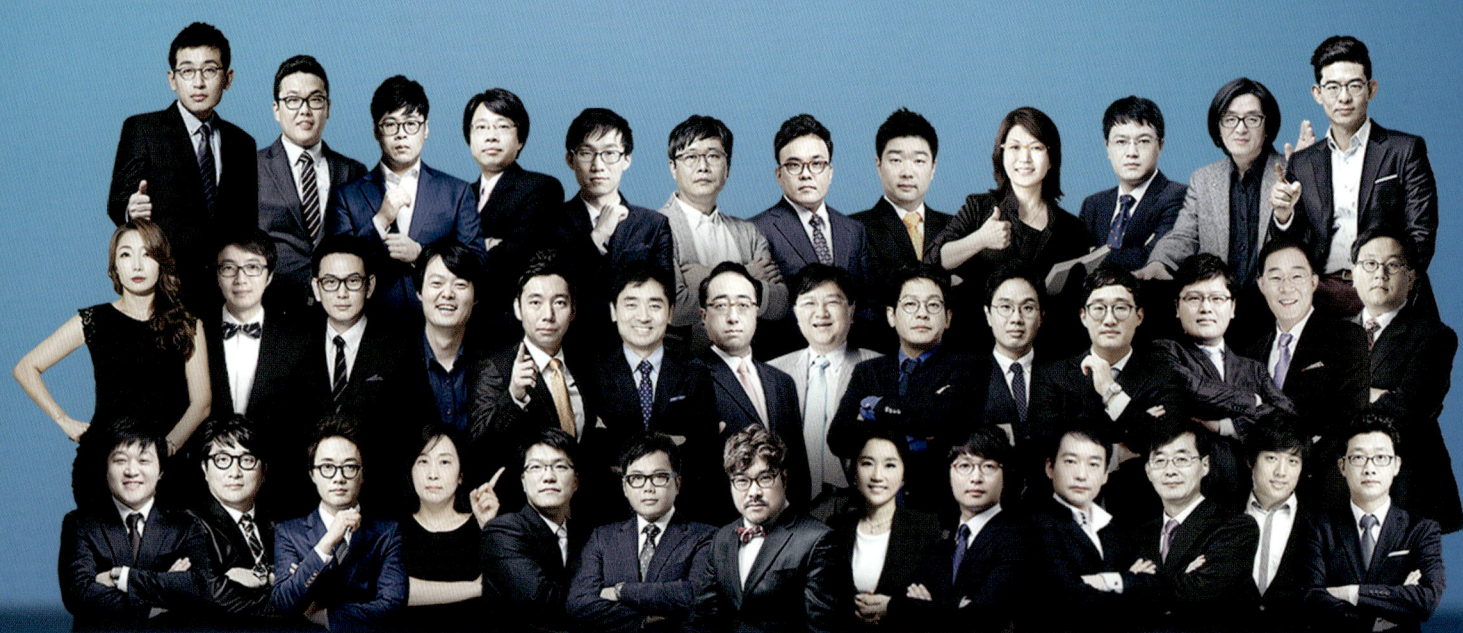

'합격'이 목표라면 알아야 할 정보도, 준비해야 할 전략도 달라야 합니다.
메가엠디 인강, 1위가 만들면 다릅니다.

전략으로 완성하는 맞춤 대상별 ZONE

Black Label Zone
특정 과목의 학습성취도가 이미 확보되어 있고, 최상위권을 목표로 하는 PEET 수험생을 위한 PEET 고득점 목표, 고난도 강좌들을 확인할 수 있는 섹션

White Label Zone
약대 진학이 목표인 PEET 초시생을 위해 PEET 시험의 기본과 학과수업까지 모두 커버하는 강좌를 확인 할 수 있는 섹션

Rebuilding Zone
재도전 수험생이 가장 혼동하는 영역별 핵심이론 특강과 메가엠디 출신 합격생이 전하는 멘토링 영상을 무료로 제공하고, N수생 전용강좌를 확인할 수 있는 섹션

유료강좌를 무료로 체험하는 Special FREE ZONE

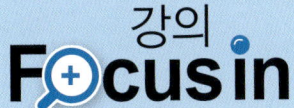
강의 Focus in
맛보기 강의만으로 강좌 구매를 결정하기 어려웠다면? 메가엠디에서 유료로 판매되고 있는 강좌에서 선별한 무료공개 강의와 교재 파일을 FREE 체험 가능한 섹션
(※체험 후 무료공개 기간 내 해당 강좌 구매 시 10% 지원 쿠폰 제공)

무료특강
메가엠디 전문 강사진의 영역별 파트, 또는 수험생에게 유익한 꿀팁 무료특강을 무제한 수강할 수 있는 섹션

온라인 강의 그 이상의 것을 제공하다! 관리서비스의 진화

수강생 밀착관리
전 강사 교수카페 운영으로 교수님과 수강생의 1:1 학습Q&A, FAQ+, 학습자료 제공 등으로 수강생 밀착관리를 통한 학습케어시스템 구축

축적된 합격생의 합격노하우
메가엠디 출신의 MDP 전국 수석 1등 스토리를 제공하여 과목별 학습법부터 수험생활 팁 등의 다양한 정보 제공

MDP 분석/전략 Report
변경된 입시제도, 과목별 출제경향, 채점결과 및 합격자 분석 등의 다양한 분석자료 제공

'폼'나는 혜택! 메가엠디 Premium Membership

멤버십 회원이 누리는 혜택, 올패스 수강자라면 누구나 기대하셔도 좋습니다

- **학습 지원 서비스**
  - 기프티콘 이용 포인트 제공
  - 수강기간 연장권 제공
  - 수강 중 강의 배수 연장
  - 전국모의고사 무료 응시
  - 메가엠디 대표 교재 증정
  - 멤버십 전용 온라인 상담실 운영

- **부가 서비스**
  - 교재 배송비 무료
  - 배송 지연 보상 서비스
  - 합격수기집 제공
  - 설명회 우선 입장 혜택
  - 1:1 배치 상담을 위한 멤버십 Day

- **보상 혜택**
  - 합격 시, 멤버십 가입비 환급
  - 본고사 성적에 따라 장학금 차등 지급

- **Secret 멤버십 + 추가 혜택 이벤트**
  (메가엠디 홈페이지에서 확인하실 수 있습니다.)

  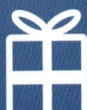

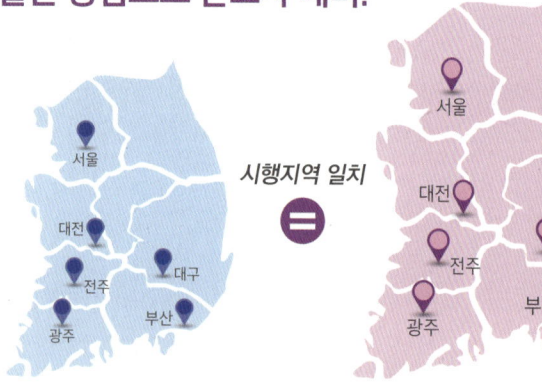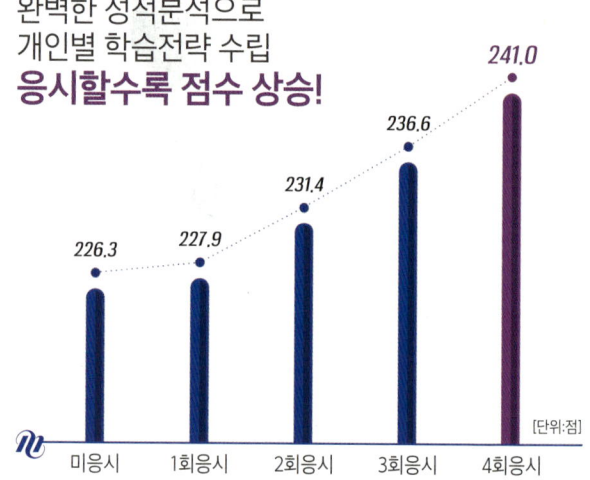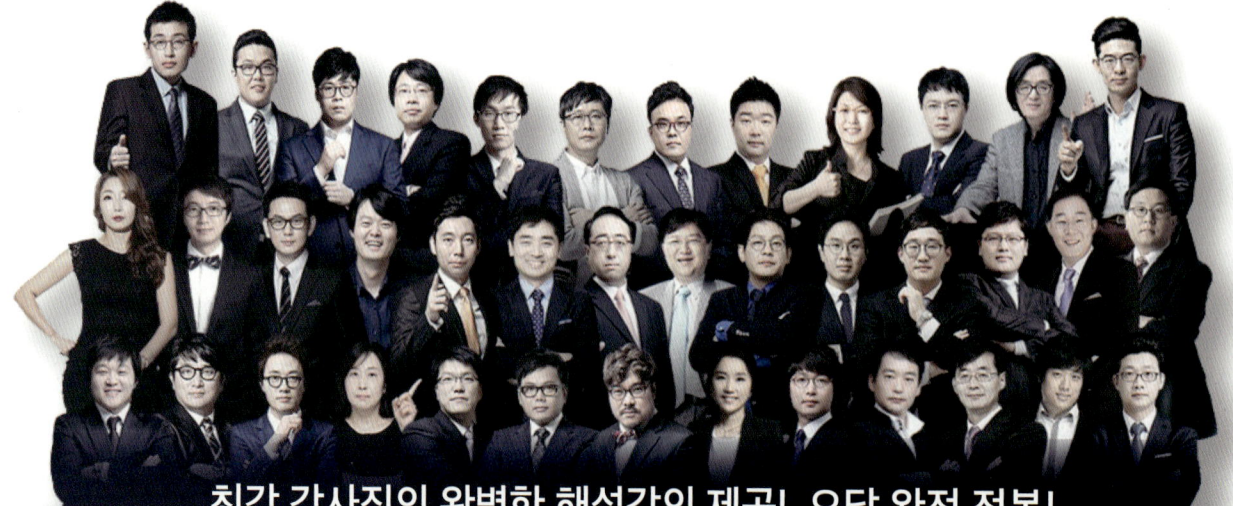

나의 미래를 바꾸는 **가치있는 도전**

메가와 함께
25,911명의
미래가 바뀌었습니다

mega MD

약학대학·의치전원 입시 독보적 1위

2015년 금융감독원 공시 합계 5개 학원 매출액 기준.

메가로스쿨

메가로이어스

법조인이 되기 위한 단 하나의 브랜드

메가엠디·메가로스쿨·메가로이어스가
여러분의 도전을 응원합니다!

www.MEGAMD.co.kr | www.MEGALS.co.kr | www.MEGALAWYERS.co.kr

2018학년도 대비
**PEET에 적합한
M·DEET 기출문제집**

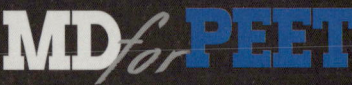

PEET 고득점 완성을 위해
메가엠디 자연과학추론연구소가
M·DEET를 만났다!

- PEET 출제 유형에 맞는 M·DEET 문제 선별 수록
- 개인별 학습 진도에 따라 활용 가능한 난이도/단원별 구성

검증된　　PEET　　난이도/　　완벽한
M·DEET + 출제 유형 + 단원별 + 해설
활용　　　선별　　　구성

MEGA 431
CURRICULUM 4. PEET 문제풀이 완성 I
SUBJECT 3. Physics
REVISION 1. 신규발간

4528

고객센터 1661-8587
www.megamd.co.kr

정가 15,000원
(본책+해설편)
ISBN 978-89-6634-398-0